メンタルヘルス
時代の
精神医学入門

こころの病の理解と支援

松本卓也・野間俊一 編著

Introduction to psychiatry in the mental health era

ミネルヴァ書房

ま え が き

　本書は，近年ますます注目が高まっているメンタルヘルス（こころの健康）
についての基本的な知識を読者に提供するために編まれたものである。同じよ
うな目的をもつ書籍はいくつかあるが，編者としては，本書の最もおおきな特
徴は，精神医学のなかでも特に「精神病理学」と呼ばれる領域の長い伝統をも
つ京都大学医学部附属病院精神科神経科に関係する書き手を中心に編まれた点
にあると考えている。

　近年，様々な精神疾患（精神障害）の脳科学的な基盤が解明されてきたこと
や，以前のものに比べて副作用のすくない薬剤（向精神薬）が開発されてきた
こと，そして，社会や企業の要請によって，精神疾患に罹患した人々がなるべ
く時間をかけずに社会復帰をすることが求められるようになってきた。しかし
他方で，精神疾患をもつ人々が困っている症状や，さらには彼ら・彼女らの心
のより内密な部分を聞き取り，ケアをしていくという時間のかかる実践がおざ
なりにされているきらいがある。精神科や心療内科のクリニックで「医師がぜ
んぜん話を聞いてくれない」「自分のつらさを伝えても，ぜんぜんわかっても
らえなかった」という体験をしたことがある人や，そのような話を聞いたこと
がある人も多いのではないだろうか。

　「5分診療」と揶揄されることもあるそのような臨床実践が一般化してしま
ったことの背景には，上に記した様々な要因だけでなく，精神疾患をもつ人々
の言葉を詳細に聞き取るための前提となる知識や，その苦しみを「わかろうと
する」という最も重要な態度がかえりみられなくなったことがあるのではない
だろうか。端的に言って，それは精神病理学が軽んじられてきたということに
ほかならない。

　詳しくは本書の第1章で解説するが，精神病理学とは，日本の代表的な精神
病理学者である松本雅彦（1937～2015）によれば，「コトバを通して病める心の

ありようを《わかろうとする》学問」（松本雅彦（1987）『精神病理学とは何だろうか』星和書店）である。「わかろうとする」ためには，「共感」的な態度が必要であることはもちろんだが，それだけでなく，治療者（医師やカウンセラー）の側が精神疾患をもつ人々の言葉を一つひとつ丁寧に自分の心に写し取り，吟味するという作業が必要である。それは世間一般でいわれるところの「共感」的な態度——たとえば，「やさしい気持ちで相手の話を聞く」などと表現されるようなもの——というよりも，むしろある程度の期間をかけた訓練を必要とする「技能」であり，そして一定量の「知識」を必要とするものであるように思われる。

　医学部教育のなかでも，診察においては「共感」が最も重要であることが何度も繰り返し教えられる。冗談のような話ではあるが，私が学生のときに見せられた医療面接のビデオ教材では，患者さん役の人が「こんな症状があって，こんなふうに困っている」という話をしたら，医師役の人が「はー，それはおつらいですねぇ」と返答することが「模範例」とされていた。実際の臨床現場でそのようなやりとりがあったとしたら，せっかく勇気をだして病院やクリニックのドアをくぐった人々を大いに落胆させてしまうかもしれないことは明らかであろう。

　もっとも，何らかの「つらさ」を抱えてやってきた人々の「つらさ」をまずは無条件に承認する，という機能にも重要なところがあることはたしかである。しかし，精神病理学的な態度，つまり「わかろうとする」態度は，その「つらさ」がいったいどのような性質のものであるのか，どのようにしてその「つらさ」が生み出されてきたのかを丁寧に聞き取り，一つひとつ治療者の側の心のなかで吟味することを必要とする。そのような態度をもって行われた聞き取りでは，「それはおつらいですねぇ」と言う代わりに，たとえば「そういったことがあるとすると，○○といった気持ちになることもあるのではないでしょうか？」や「もっと思い詰めたときには，ときどき○○という感じになったりすることもある？」といったように，話を横にずらすように聞き返すこともできるようになるだろう。それは，治療者が自分の心をつかって，患者さんの状態

をいわば「シミュレート」する（わかろうとする）からこそ可能になることである。もっとも，それは「シミュレーション」なのであるから，あたっていないこともあるだろう。しかし，患者さんが「そういうのはないんです」と言ったら，「ああ，むしろこういうことですか？」というふうに対話を重ねていくことができる。すると，患者さんが自分の「つらさ」を表現するために使っている一つひとつの言葉の広がりが──いま存在している「つらさ」同士の横のつながりと，その「つらさ」が生み出されてきた経緯が刻まれた縦のつながりが──見えてくるようになる。このとき，治療者の側が患者さんのことをよりよく「わかる」ことができるようになるとともに，患者さんの側でも，これまで自分でもうまく整理できておらずただただ圧倒されているだけであった自分の「つらさ」の輪郭をつかむことができるようになっているかもしれない。だとすれば，「わかろうとする」ことはそれ自体が「治療」の一部であると言ってもよいであろう。

　このような「わかろうとする」実践のためには，患者さんの訴えを既存の理論の枠にあてはめて事足れりとするだけでは不十分ではあるが，他方では，同じような「つらさ」を抱えた人々の心に起こるある種の「類型」を熟知しておくことも必要不可欠である。個々の患者さんのもつ「病」はひとそれぞれの個別のものであるが，その個別性というものは，逆に普遍的な「類型」を知っていなければ見えてこないものなのである。言い換えるなら，精神疾患についての「辞書」を持ち，そのなかに患者さんをそれなりに位置づけることができなければ，「わかろうとする」ことはできないのである。

　上記のことは，医療現場で働こうとする人だけにとって重要なわけではない。精神疾患のために医療機関に受診したり入院したりする患者の数が年々増加しつづけ，児童虐待や雇用の不安定化や超高齢社会といった現代の日本社会の問題がメンタルヘルスに与える影響が広く認識されつつある昨今，ある意味ではメンタルヘルスに関わることのないひとは存在しないともいえるからである。そこで本書では，京都大学で行われている主として1・2年生を対象とした講

義をもとに，精神病理学に基づいた精神疾患についての基礎的な知識を，大学生や一般読者にむけて提供することを目的としたのである。

＊

　第Ⅰ部では，上述した精神病理学の基本と，現代においてデファクト・スタンダードとして用いられている診断基準について総論し（第1章），ついで，精神病理学をふくむ精神医学がどのように生まれ，どのように展開してきたのかを概観する（第2章）。

　第Ⅱ部では，統合失調症（第3章），気分障害（第4章），神経症・心身症・パーソナリティ障害（第5章），心的外傷と解離症（第6章），認知症・高次脳機能障害（第7章），発達障害（第8章），依存症（第9章）といった，それぞれの精神疾患についての知識を体系的に提供する。第3〜8章までは，京都大学医学部附属病院精神科神経科の関連の先生方の筆によるものだが，第9章については近年の精神医療において大いに注目されている「当事者」からの発信として，依存症当事者の自助グループを京都で運営している加藤武士さんに執筆をお願いした。

　もっとも，読者のなかには，これまであまり精神疾患というものに馴染みがなく，わがこととしてピンときにくい人もいるかもしれない。そこで第Ⅲ部では，いわば「応用編」として，よく知られた傑出人（画家や作家，あるいは漫画家など）における精神疾患と創造性の関係を題材とすることによって，精神疾患をより身近なものとして「わかろうとする」ための仲立ちとすることを試みた。第10章は総論であり，第11章では漫画家のつげ義春を取り扱う。第12章では，画家ジョヴァンニ・セガンティーニにおけるうつ病と創造性の関係を参照しながら，精神分析の理論にアプローチする。このような学問領域は，精神医学のなかでは「病跡学」と呼ばれており，一般の読者層からもしばしば注目されることがあり，一部のひとにとってはとっつきやすいようである。

＊

　なお，各章は独立した論考としても読めるようになっているため，どこから読み始めてもらっても構わない。全体を通して，精神疾患を「よくわからない

もの」「自分とは関係のないもの」と考えるのではなく，私たちの身近にあり，「わかろうとする」ことができるものだという視点を身につけてもらえることが，編者の願いである。また，本書には姉妹編として『メンタルヘルスの理解のために』がある。そちらでは，メンタルヘルスが単に医学的な，あるいは生物学的な問題であるだけでなく，社会問題や精神障害者の処遇の歴史とも不可分な関係にあり，社会や歴史との関係から精神障害について考える人文社会科学的なアプローチや，精神障害者に対する偏見や差別と闘ってきたある種の社会運動の視点からのアプローチが不可欠であることを学び，さらに視野を拡げることができるため，併読をおすすめする。

2020年8月

編者　松本卓也

メンタルヘルス時代の精神医学入門
——こころの病の理解と支援——

目　次

まえがき

第Ⅰ部　精神医学とは何か

第Ⅱ部　精神疾患各論

第 I 部

精神医学とは何か

第1章

精神医学総論

1　精神医学とは何か

　精神医学（psychiatry）とは，精神疾患（mental disorder）を診断し，治療することを主な目的とする医学の一分野である。医学の一分野であるといっても，内科学や外科学のような他の医学の分野が古代から存在したのに対して，現代において「精神医学」と呼ばれる分野は近代（およそ18世紀半ば以降）に初めてはっきりとした形をとって現れたと考えられている。それは，精神医学が人間の身体ではなく「精神」を扱うものであり，「精神」についての科学的な理論と実践が行われるようになるためには，「人間」にとって「精神」というものがいかなるものであるのかが検討されるようになるのを待たなければならなかったと考えられるからである。もちろん，近代において精神医学が誕生する以前にも，今日において精神障害者とされる人々に対する実践は行われていたが，その歴史については特に第2章で説明していく。

　さて，精神医学は医学の一分野であり，つまりは科学の一分野である。科学の一分野であるということは，当然，解剖学や生理学や分子生物学，あるいは遺伝学などのいわゆる「サイエンス」（＝「理系」的な知）の方法論をもちいて研究がなされるべき領域であることは言うまでもない。ところが，精神医学は，その根幹において哲学や思想のような「人文知」（＝「文系」的な知）により基礎づけられることによって初めて医学の一分野として確立させられてきたという歴史がある。

　精神医学は，どうして人文知によって基礎づけられなければならなかったの

3

だろうか。その答えは，やはり精神医学が「精神」に生じる事柄を対象として扱う科学であることに由来する。このことは，「血圧」という対象を扱う循環器内科学と精神医学を比較してみるとよくわかるだろう。

　循環器内科学が扱う「血圧」という対象は，心拍出量（心臓が一定時間内に送り出す血液の量）と末梢血管抵抗（血管の側の血液への抵抗）の掛け算の結果として定義される。ちょうど，蛇口につないだホースから水を流す場合のように，水の量（拍出量）を多くするか，あるいはホースの先を押さえることによって抵抗（末梢抵抗）を大きくすれば，ホースから噴出する水の勢い（水圧）が大きくなるのと同じように，血圧は心拍出量か末梢血管抵抗という2つのパラメーターを操作することによって変化させることができる。このような概念規定は，もちろん治療にも直結する。実際，低血圧を治療するためには，まずは点滴などを行って血液の量を増やすことによって心拍出量を大きくする方法もあれば，薬剤を投与することによって末梢血管抵抗を高めるという方法もあり，両者を組み合わせた方法も用いられる。このような考えの背景にあるのは，もちろん水圧に関する物理学の知識である。

　精神医学における対象を，この「血圧」の例と同じように考えてみよう。精神医学といえば，幻覚や妄想，あるいは抑うつや不安を治療すると考えられている。すると，循環器内科学が「血圧」という対象を定義することによって血圧を操作することを可能にしたのと同じように，精神医学は「幻覚」や「妄想」といった対象を定義しなければならないことになるだろう。ところが，「幻覚」や「妄想」といった対象を定義することは非常に難しい。たとえば，「誰もいないのに声が聞こえてくる」という訴えは，それだけを聞けば異常なものであり，「幻覚」であると考えられるかもしれない。しかし，「母親が亡くなった後に，ときおり母親が自分を呼ぶ声が聞こえる」という体験や，「大好きだった猫がいなくなった後から，ふとしたときにその猫の鳴き声が聞こえるようになった」という体験，あるいは「職場で上司から何度も怒鳴られたときの声が何度も頭のなかに聞こえてくる」という体験は，異常なものであるというよりも，どこか私たちの日常的な体験と通じているようにも思える。「妄想」

についても同じである。「政府から迫害されて一日中嫌がらせを受けている」という訴えは，やはりそれだけを聞けば「妄想」であると考えられるかもしれないが，たとえば政治犯や亡命者が同じ訴えをした場合には，それを「妄想」と呼ぶ根拠はずっと少なくなってしまうのである。

　これは，精神医学が扱う対象については，客観と主観の分離がしばしば問題となるということでもある。客観的（objective）であるとは，対象（object）をある程度距離をとって観察する態度のことである。たとえば，血圧という対象は，観察者である医師にとって客観的な対象として現れているが，患者さん本人にとっても同じく客観的な対象として現れている。ところが，「幻覚」や「妄想」は，観察者である医師にとって観察可能な「対象」として現れる以前に，患者さん本人にとっては自分自身がそのなかを生きているものでもあり，すなわちそれは客体＝対象である以前に主体的＝主観的（subjective）なものでもある。言い換えれば，精神医学が扱う対象は，私たちが経験するものの次元において現れるとともに，それを超越した次元においても現れるのである。このような二重性は，人間が「精神」という現象を扱う際に避けて通れない特徴である。

　だとすれば，精神医学には，大きく分けて 2 つの課題が存在することになる。ひとつは，内科学のような他の医学と同じように，分子生物学や遺伝学の手法をつかって，精神疾患やその症状の形成のメカニズムと治療の方法を客観的（objective）に研究するという課題である。このような課題を検討する方向性は，精神医学においてしばしば生物学的アプローチ（biological approach）と呼ばれる。

　もうひとつの課題は，他の医学の分野とは異なる精神医学の独特の性質に関わるものである。すなわち，生物学的アプローチに基づいた研究を行うに先立って，まずは主観と客観のあいだの関係や，そもそも「精神疾患」とは何であるのか，「異常」や「症状」とは何であるのかという問いを立て，それを探求するという課題である。この課題には，そもそも自分ではない他者（患者）の心のなかで起こっていること（思考や感覚や感情）を観察者（医師やカウンセラー）がどのようにして「わかる」ことができるのか，というきわめて根本的な

問いの解明も含まれる。このような難問を考えるために有効なのは——すくなくとも精神医学が成立した時代においては——間違いなく哲学や思想のような人文知であったのである。

　そして，人文知を参照しつつなされ，精神医学の基盤をつくった研究分野は，後に「精神病理学」（psychopathology）と呼ばれるようになった。次節でより詳しく説明していくのは，この精神病理学についてである。なお，このような研究分野は，より広範な分野を含めて心理社会的アプローチ（psychosocial approach）と呼ばれることもある。

　なお，本書の第Ⅱ部では，代表的な精神疾患について，生物学的アプローチと精神病理学をふくむ心理社会的アプローチの両方の側面から解説がなされる。

2　精神病理学

　さて，前節で紹介したように，精神病理学は精神医学の基盤となる重要な研究分野である。しかし，ひとくちに精神病理学といっても，実はその内部はいくつかの立場にわかれている。ここでは，代表的な議論として，カール・ヤスパースの記述現象学的な考え方と，木村敏に代表される間主観性（「あいだ」）の現象学の考え方の二つを紹介しておこう。

（1）記述現象学

　ヤスパースは，多くの人々にとっては実存主義の哲学者として知られている人物だと思うが，実は医学部を卒業しており，精神科医としてその学問的キャリアを開始した人物である。もっとも，彼はもともと哲学のような人文知に親和性がある人物でもあり，生来の病弱のために医師の激務を続けることができなかったこともあり，心理学の教員に転じ，後に哲学の教員となったのである。

　ヤスパースは，1910年代前半に書かれた「精神病理学における現象学的研究方向」，ならびに『精神病理学総論』等の一連の論文や著作において，精神医学に初めて明確な方法論をもちこんだ人物である（Jaspers, 1965）。彼は，精神

医学が，客観的な（観察者である医師やカウンセラーによってその存在を客観的に確認できる）症状を扱うだけでなく，主観的な（すなわち，単なる客観的な観察だけではその存在を確認できない）症状や体験をも扱っていることに注目した。前者の客観的な症状は，前節でふれた「血圧」の例のように，誰が見ても（医師が見ても患者本人が見ても）同じものである。しかし，後者の主観的な症状や体験を扱おうとする場合には，観察者は「血圧」の場合と同じような観察だけを行うわけにはいかない。

　精神科の診察室で，あるいはカウンセラーの面接室で，患者さんが自分の心のなかに生じている体験を話す場面を想像してみよう。その時，聞き手である観察者（医師やカウンセラー）は，患者さんが語っている主観的な体験を自分の心のなかに写し取ってみるという作業を行う。そして，自分の心のなかに写し取ったその体験がいったいどのようなものなのかを吟味する。このような作業によって，その患者さんに生じている主観的な体験が，他の人が体験しているものと同じ種類のものなのか違うものなのかがわかるようになる。すると，その体験について「不安」や「憂うつ」のような名前をつけて区別することができるようになる。そして，観察者はその結果をカルテなどに書くのであるが，これが「記述」といわれる行為である。

　さて，このようにして患者さんの主観的な体験を自分のなかに写し取ることができるようになると，その体験に対して観察者が感情移入（Einfühlung）できるかどうかが問題となる。たとえば，頭痛をもつ患者さんが「頭の後ろのほうがズキズキと痛み，吐き気までしてくる」と訴えるのを聞いた場合，観察者である私たちは，その体験をまるで自分の身に起こったものとしてありありと想像することができるだろう。これが，了解（Verstehen）ができるということである。ところが，統合失調症の患者さんが，「自分の思考が誰かによって操られている」と訴えるのを聞いた場合，私たちはほとんどの場合，それを自分の身に起こったものとして想像することができない。端的に言って，「どういうことなのかよくわからない」のである。ゆえに，このような体験は了解不能（unverständlich）であると評される。

　ところで，このような了解は，簡単なようにみえて，実際に意識的にやってみると通常考えられているよりもずっと難しいものであることがわかる。実際，ヤスパースも，了解は先入観に絡め取られてしまいやすいものであり，それを克服する努力を絶えずつづけていくことなしには，安易な了解になってしまうことに注意を促している。

　また，了解にはこのような静態的了解（statisch Verstehen）だけでなく，発生的了解（genetisch Verstehen）と呼ばれるものもある。静態的了解は，患者さんに生じている主観的な体験を観察者が了解できるかどうかを問題とするものであったが，発生的了解は，患者さんのある主観的な体験から別の主観的な体験が発生していることを観察者が了解できるかどうかを問題とするものである。たとえば，過去に「攻撃を受けた」という体験をした者に生じた「立腹」という現在の感情や，過去に「恋人に浮気された」という体験をした者に生じた，現在にまで持続する「嫉妬深い」という性格特徴などは，発生的に了解することができると評価するのである。

　そして，特に統合失調症のような精神疾患の場合，感情移入によってはもはや（静態的に）了解できず，患者さんのこれまでの体験や人格のあり方からみても（発生的に）了解することができない独特な主観的体験が新たに生じていることがある。言い換えれば，統合失調症においては，患者さんの人生のある時点において，それまでの人生にとって異質な，人生の連続性を切断するような不可逆的な変化が新たに発生していると考えられるのである。統合失調症にみられるこのような経過の特徴を，ヤスパースは病的過程ないし過程（Prozess）と呼んでいる。それゆえ，ヤスパースにとっての統合失調症の診断は，（静態的）了解という方法によって析出する「わからなさ」を手がかりに，もはや発生的了解が不可能な一次性の体験を見つけ，そこに「過程」の特徴を見出すことによってなされることになる。

（2）間主観性（「あいだ」の現象学

　ところで，ヤスパースはこのような一連の議論を，現象学者のエトムント・

フッサールや解釈学者のヴィルヘルム・ディルタイの人文知的な議論を参考にしながら行い，自らの立場を「現象学的」と評していた。しかし，彼の議論には厳密な現象学の立場からは疑問がないわけではない。というのも，本来の（特に中後期の）フッサールの議論においては，他者の意識（心）というものは簡単に自分の意識に写し取れるようなものではなく，現象学はまず自分自身の意識の研究から出発するしかないと考えられているからである。

　だとすると，精神病理学は，やはり患者さんの主観的体験そのものを取り扱うことができず，主観と客観のあいだの壁を超えることができないということになってしまうのであろうか。日本を代表する精神病理学者である木村敏らは，このような難点を解消するために間主観性（「あいだ」）の現象学を導入した。

　間主観性（「あいだ」）の現象学について簡単に説明していこう。私たちは，日常生活のなかで「間が悪い」といった表現を使うことがあるが，そのような表現が使われるときには，自分と他者のどちらかに属せしめることができるような「悪さ」が問題になっているのではなく，まさに自分と他者の「あいだ＝間」の悪さが問題とされている。そして，「間が悪い」といった表現を私たちがすんなりと理解できるということは，自分と他者が何らかの「間＝あいだ」を共有しているからにほかならない。だとすれば，このような「あいだ」こそが，自分と他者をつないでいるものであり，この「あいだ」によってこそ，乗り越え不可能と思われた主観と客観のあいだの壁を乗り越えることが可能となるはずである。

　たとえば，統合失調症の患者さんと相対したときのある種の感覚を「プレコックス感」（Praecox Gefühl）と呼ぶことがある。この言葉は，患者さんが診察室に入ってきたときの空気であるとか，こちらが患者さんに目を合わせて何かを語りかけたときの感覚であるとか，あるいは面接を進めていくうちに2人のなかで起こる相互反応において気づかれる，独特な感触のことであり，「統合失調症くささ」とも言い換えられるものである。このプレコックス感は，患者さんが直接自分の言葉で訴えている事柄のなかにあるものではないし，観察者である医師の側の単なる思い込みでもない。むしろ，この感覚は，医師が患者

さんの心的体験に「了解」的なしかたで入り込もうとしたときに感じられる「壁」のようなもの，跳ね返されるような感覚であり，それは間主観性（「あいだ」）の現象学の立場からは，患者さんと医師の「あいだ」で生じたものであると考えることができるのである。そして，この感覚が「あいだ」で生じたものであるということは，医師が感じ取った違和感としてのプレコックス感は，同時に患者さんが世界に対して感じている疎外感に対応していることになる。間主観性（「あいだ」）の現象学は，このような方法論によって，患者さんの主観的体験をしなやかに取り扱おうとするのである（木村, 2005）。

3　精神分析（力動精神医学）

　次に，精神分析（psychoanalysis）に関しても簡単に説明しておこう。精神医学を理解するうえで，精神分析を完全に避けて通ることは難しい。というのは，精神分析は，ジークムント・フロイトという一人の人物によって19世紀末から20世紀初頭にかけて「発明」されたものであり，その来歴からいって精神医学とは異なる潮流に属するものであるにもかかわらず，後に精神医学のなかに少なからず取り入れられていき，精神医学に大きな影響を与えた理論かつ治療実践であるからだ。

　前節で紹介した精神病理学，ひいては精神医学が，患者さんの意識に上っている事柄だけを対象としていたとすれば，精神分析は，患者さんが意識しておらず自分でも気づいていないような心の動きを対象とする。海に浮かぶ氷山にたとえるならば，人間がふつうに意識している心の動きはまさに「氷山の一角」にすぎず，水面下ではより複雑で豊かな心の動きがあると精神分析は考えるのである。

　精神分析では，この水面下でうごめく心の部分を無意識（unconscious）と呼んでいる。この無意識においては，様々な観念や欲動がうごめき，ほかの観念や欲動とぶつかりあっており，一方の力が他方の力を抑え込もうとしたときに様々な病理的な現象が水面上の表面へと現れてくる。だとすれば，患者さんの

意識（表面）に上っているものだけを観察していてはいけないことになるだろう。また，力と力の間のぶつかりあいに注目するということは，その力の大小によって，その関係や表面への現れ方が刻一刻と変化することになる。このように考えることによって，診察室や面接室のなかでの患者さんの状態を刻一刻と変化するものとして捉えることが可能になり，ひいてはそれに対して 動 的^{ダイナミック}な対応を行うことも可能になる。それゆえ，精神分析の考え方は臨機応変な対応を必要とする精神療法ないし心理療法（psychotherapy）にとってきわめて重要な基礎理論の一つとしての価値をもつと考えられているのである。実際，精神分析の考え方は，後述する操作的診断基準の導入以前のアメリカにおいて積極的に精神医学に導入されており，精神分析を取り入れた精神医学の立場はしばしば力動精神医学（dynamic psychiatry）と呼ばれている。

　フロイトが無意識という存在を確固たるものとしえたのは，失錯行為，夢，症状について彼が行った研究の成果でもある。失錯行為とは，言い間違いや聞き間違い，あるいは度忘れなどのことであり，たとえばある会議を開会する際に議長が「これより閉会を宣言します」と言ってしまったという例がそれにあたる。このような言い間違いは，偶然（たまたま）そうなってしまった，と考えられたり，身体の生理（昨日，夜更かしをして疲れていた等）に還元して考えられたりすることが常であるが，フロイトはこの言い間違いはこの議長が実際には議会を早く終わらせたかったことと関係していると考える。また，夢は単に荒唐無稽で無意味なものなのではなく，日中に経験した事柄や思考などを構成する言葉が，無意識において象徴的な加工（夢作業）を施され，さらにそれが視覚的なイメージへと変換されたものであり，端的にいって意味をもったものである。そのような特徴に注目することによって，夢を通じて無意識のメカニズムを解き明かすことができるとフロイトは考えた。さらに，夢についての検討によって明らかになった無意識のメカニズムは，ヒステリーや強迫神経症といった種々の神経症の症状の発生にも適用され，夢が意味をもつものであったのと同じように，神経症の症状もまたひとつの意味をもっていると考えられるようになる。すると，症状とは単に取り除かれるべき異物なのではなく，症状

それ自体が「（患者本人の代わりに）何かを言おうとしている」ものであると考えられるようになるのである（Freud, 1917）。

　フロイトの精神分析は，いくつかの試行錯誤を経て，被分析者（患者）が寝椅子の上に横たわり，その傍ら（患者から見えない位置）に分析家（治療者）が座るという状況を基本として行われるようになった。そして，被分析者が自分の頭のなかに浮かんだことをどんなことでも（人に話すのが恥ずかしいと思うようなことや，それを話すことによって聞き手が傷つくかもしれないと思うようなことでも）自己検閲せずに話す，という方法で行われるようになった。このような方法を自由連想法（free association）と呼ぶ。もちろん，ただ単に被分析者が自分のことを話すだけではなく，ときおりその自由連想の語りに対して分析家が解釈を与えることも精神分析の重要な技法の一つであり，フロイトはこのような技法を駆使しながら被分析者の過去（幼児期）を（再）構成することを目指した。

　このような方法で精神分析を行っていくなかで，フロイトは多くの被分析者がある決まった心の動きをみせることに気づくようになった。多くの被分析者が，自分の幼年期における父親や母親といった重要な人物とのあいだの過去の関係を，分析家であるフロイトとのあいだの現在の関係として反復するようになったのである。言い換えるなら，被分析者は，過去に存在した父親や母親と自分との関係という原版を，まるでコピーするかのようにして現在の分析家との関係のなかに再現したのである。

　このような現象は，フロイトによって転移（transference）と名付けられ，以後，精神分析の治療においてきわめて重要な要素として扱われるようになる。実際，ジェームス・ストレイチーが定式化したように，転移が生じたときには，被分析者にとっての超自我（幼児期に形成された，自分を裁く審級）の位置に分析家が置かれているが，分析家が補助的超自我として被分析者に解釈を施すことによって，被分析者は現実の分析家と自分が空想のなかで想定している超自我との違いを洞察することができるようになる。このような作業によって，被分析者は以前より破壊的ではない新しい超自我を取り入れ，その結果として心の

変容が生じることが可能になるのである（Strachey, 1934）。また，このような技法においては，解釈は過去の再構成のために行われるよりも，現在の転移状況の解釈のために行われた方が効果的であると考えられるようになった。こうして，精神分析はフロイト的な過去の「あの時あの場所で」（there and then）よりも現在の「今ここで」（here and now）に注目するようになったのである。

　さらに，後の分析家であるメラニー・クラインの理論と実践に由来するクライン派，あるいはその周辺を含む対象関係論（object-relations theory）と呼ばれる精神分析の潮流においては，（内的）対象関係が重視されるようになる。

　クラインは，乳幼児期に形成される，個人の心の内部における対象や，その対象についての空想を重要視した。たとえば，乳幼児の観察研究によれば，生後すぐから3〜4カ月までの乳児は，母親をひとりの人間として捉えることができておらず，自分の生存を保証してくれる良い乳房（乳汁が十分にでる乳房）と，自分を迫害し死に追いやろうとする悪い乳房（乳汁が出ない乳房）という2つの部分対象（partial object）をそれぞれまったく別のものとして捉えている。もちろん，この2つの乳房は実際には同じものなのだが，乳児はそのことを理解できておらず，悪い乳房に対しては攻撃性を向けている。次いで，生後4〜6カ月頃になると，乳児はようやくそれらの対象がひとつの同じ乳房であり，ひとりの母親という人間に属するものであることに気づくようになる。すると，乳児は自分がこれまで攻撃性を向けていた悪い乳房が，実は良い乳房でもあり，自分が攻撃性によって母親の乳房を傷つけてしまっていたことに気づくようになり，罪責感をもつようになる。このような2つの段階をとって現れる内的対象に対する関係の布置を，クラインはそれぞれ妄想分裂ポジション（paranoid-schizoid position），抑うつポジション（depressive position）と呼んだ（Klein, 1952）。

　この2つのポジションに含まれる内的対象関係は，乳幼児期においてのみ機能しているのではなく，成人後の私たちが外界の対象（人や物）を認識するときにも大きな影響を与えている。私たちは外界の対象を見るときに，自分の内的対象についての空想を投影（projection）してしまうことが多々あるのである。とりわけ，精神分析の臨床における分析家との転移関係のなかではこのような

内的対象関係が華々しく展開されることになる。それゆえ，クライン派では，精神分析の現場において治療者と患者のあいだに生じるすべての事柄が転移という観点から捉えられ，乳幼児期に形成された内的対象関係が現在の分析状況において再現されているとみなされるようになる。さらに，分析家の被分析者に対する転移——これを逆転移（counter-transference）と呼ぶ——を，被分析者の心の状態を把握するための指標として利用するという技法論上の考えも認められるようになっている。転移と逆転移を重要なものとみなすこのような考え方もまた，前節で触れた主観と客観のあいだの越えがたい壁を乗り越えることを可能にするものであると言ってもよいだろう。

　このように，精神分析の理論と実践はフロイト以後様々に変化してきたが，フランスではジャック・ラカンが「フロイトへの回帰」をスローガンとし，無意識が言語のように構造化されていること，主体の歴史の再構成というフロイトの考えを構造主義的な思考法から再考することの重要性を指摘した。さらに彼は，クライン派のように転移—逆転移にみられるような二者関係を中心として分析を進めるだけでは不十分であり，象徴的な他者を含む三者関係を中心として捉えるべきであることを主張した。ラカンは，前者の二者関係を想像界（l'imaginaire）と呼び，攻撃性が支配する不安定なものと考え，後者の三者関係を前者を乗り越えるものとしての象徴界（le symbolique）と呼び，後者が前者よりも優位にあるべきだと主張した（Lacan, 1966）。ただし，後に彼も自らの理論に大幅な変更を加えていき，他者との関係よりも，自らの身体に刻まれた享楽との関係から精神分析を再定式化し，「自分の症状とうまくやっていく」ことを精神分析の終結と捉えるようになった。また，ラカンの理論は同時代のフランスの現代思想にも大きな影響を与えており，現在でも世界中で精力的な研究がなされている。

　さて，前述したように，精神医学の基盤には，主観的な体験を重視するこのような少し難解な理論があるのだが，とりわけ現代の臨床では，エヴィデンス（科学的な証拠）に基づいた医療（evidence-based medicine）という考え方に基づ

いて，診断（や治療）にも客観的とされる基準が導入されている。次に，その
ような診断基準の一つとして，「操作的診断基準」というものを紹介したい。

4　精神医学における操作的診断基準

（1）操作的診断基準とは

　操作的診断基準とは，精神医学において使用されている診断のためのツール
である。操作的診断基準は，精神医学を科学化しようという運動のなか現れ，
現在の精神科診断のほとんどがこの操作的診断基準に則ってなされている。

　具体的に，どのようなものであるかは後程詳述するが，いわゆる〇×式の診
断基準だと考えてよい。たとえば，統合失調症なら5つの症状が列挙され，特
定の症状を含む2つに該当すれば，その診断が下される。

（2）操作的診断基準登場の背景

　多くの学術がそうであるように，精神医学の黎明期は，ギリシャ時代に求め
られる。しかしパラダイムが異なりすぎているのでここでは割愛する。

　精神医学が，次に大きく進展するのは，19世紀を待たねばならない。この時
期，精神疾患の確立に寄与した国は，フランスとドイツであった。フランスで
は，精緻な症候の観察から様々な精神疾患が同定・命名された。その結果，近
年に至るまで，急性妄想病，慢性妄想病，慢性幻覚性精神病，解釈妄想病，空
想妄想病，熱情性精神病などの多様な病名が，フランスにおいて使用されてい
た。ドイツは，それら様々な精神疾患，精神症状を，統合し体系化する道をた
どった。そして，1896年エミール・クレペリンは，躁うつ病と早発性痴呆の二
大精神病を提唱した。次いで，1911年オイゲン・ブロイラーは，早発性痴呆の
かなりの部分を覆う形で精神分裂病という疾患単位をまとめあげた。

　19世紀後半から20世紀初頭にかけて，フランスのヴァランタン・マニャンの
変質理論と精神疾患分類体系は，ヨーロッパで広く信奉されたとはいえ，隣国
であるドイツとフランスでさえ，精神疾患の分類は大きな違いがあったのであ

る。それは，フランスの精神科医とドイツの精神科医が円滑なコミュニケーションをとるうえで障害となっていた。加えて，ドイツ，フランス以外の国にも，その国独自の精神疾患があった。日本に例をとれば，森田療法で有名な森田正馬により提唱された対人恐怖症も，近年まで欧米では知られることの少ない疾患であった。

　このような状況下で，各国まちまちであった精神疾患の診断分類を統一し，精神科医の間での意見交換を円滑にしようという胎動が起こったのは，当然ともいえる。つまり，精神医学の共通語を作らねばならなかった。

　他方，20世紀になると精神医学を科学的なものにしなければならないという気運が起こる。この気運は，ウィトゲンシュタインの初期思想の影響で成立したウィーン学団による統一科学運動により，醸成された。この運動は，全科学を，物理学をモデルにした自然科学的な方法によって，基礎づけようとするものであった。

　精神医学を科学的にするために，まず，診断の妥当性と信頼性の向上が目指された。精神疾患は，客観的な検査データによる診断が困難で，症状を語る患者の主観，それを聞いて判断する精神科医の主観がその診断に大きな役割を果たす。主観を排除できない精神科の診断の妥当性と信頼性は，以前より疑問に付されていたからである。

　つまり，20世紀の精神医学には，精神医学の共通語を作るという問題と診断の妥当性，信頼性を向上させるという問題があり，それに対する解決策として操作的診断基準が導入された。

5　操作的診断基準の実際

　今日，広範に使用されている操作的診断基準には，先頃公表されたICD-11とDSM-5がある。

　ICD-11（International Classification of Diseases 11th Revision：国際疾病分類第11版）は，WHO（World Health Organization：世界保健機関）が作成したもので，

2018年 6 月18日に公表され，すべての疾病を分類整理している。その 6 章が精神疾患に割り当てられている。その他，通常精神科で治療されている睡眠の問題は 7 章に記載されている。

　一方，DSM-5（Diagnostic and Statistical Manual of Mental Disorders 5th Edition：精神疾患の診断・統計マニュアル第 5 版）は，アメリカ精神医学会の作成した操作的診断基準であり，精神疾患のみを対象としている。ここではこのDSM-5 のなかの統合失調症の診断基準を実例として，操作的診断基準の実際を見てみよう。

■統合失調症（Schizophrenia）

A．以下のうち 2 つ以上（またはそれ以上），おのおのが 1 カ月間（または治療が成功した際はより短い期間）ほとんどいつも存在する。これらのうち少なくとも 1 つは(1)か(2)か(3)である。
　(1)　妄想
　(2)　幻覚
　(3)　まとまりのない発語（例：頻繁な脱線または減裂）
　(4)　ひどくまとまりのない，または緊張病性の行動
　(5)　陰性症状（すなわち情動表出の減少，意欲欠如）
B．障害の始まり以降の期間の大部分で，仕事，対人関係，自己管理などの面で 1 つ以上の機能のレベルが病前に獲得していた水準より著しく低下している（または，小児期や青年期の発症の場合，期待される対人的，学業的，職業的水準にまで達しない）。
C．障害の持続的な徴候が少なくとも 6 カ月間存在する。この 6 カ月の期間には，基準Aを満たす各症状（すなわち，活動期の症状）は少なくとも 1 カ月（または，治療が成功した場合はより短い期間）存在しなければならないが，前駆期または残遺期の症状の存在する期間を含んでもよい。これらの前駆期または残遺期の期間では，障害の徴候は陰性症状のみか，もしくは基準Aにあげられた症状の 2 つまたはそれ以上が弱められた形（例：奇妙な信念，異常な知覚体験）で表されることがある。
D．統合失調感情障害と「抑うつ障害または双極性障害，精神病性の特徴を伴う」が以下のいずれかの理由で除外されていること。
　(1)　活動期の症状と同時に，抑うつエピソード，躁病のエピソードが発症していない。
　(2)　活動期の症状中に気分エピソードが発症していた場合，その持続期間の合計は，疾病の活動期および残遺期の持続期間の合計の半分に満たない。
E．その障害は，物質（例：乱用薬物，医薬品）または他の医学的疾患の生理学的作用によるものではない。
F．自閉スペクトラム症や小児期発症のコミュニケーション症の病歴があれば，統合失調症の追加診断は，顕著な幻覚や妄想が，その他の統合失調症の診断の必須症状に加え，少なくとも 1 カ月（または，治療が成功した場合はより短い）存在する場合にのみ与えられる。

出所：APA, 2013/2014

　上記のA−Fの総体が統合失調症の操作的診断基準であるが，時間軸に横断的な症状により統合失調症を規定しているのがAである。よって，Aだけで統合失調症がどのような病気であるかを，概ね理解することができる。冒頭で操作的診断基準のことを，「いわゆる○×式の診断基準」と書いたのは，主にAを念頭においてのことである。

　DSM−5では，すべての精神疾患について，このような○×式の診断基準が設けられている（なお，本書では第Ⅱ部のそれぞれの疾患について，基本的にこのDSM−5のA項目のみを記載し紹介する）。

6　操作的診断基準の採用とその科学性

　こうした○×式の操作的診断基準が，精神医学に採用されたのは，以下の事情による。

　精神医学の科学化に大きな力を及ぼしたのは，哲学者カール・ヘンペルである。ヘンペルはウィーン学団に属し，ウィーン学団は，パーシー・ブリッジマンの操作主義を採用していた。ブリッジマンの操作主義では，概念は，それに対応する一種の操作と同義語であるとされる。たとえば，「長さ」という概念を理解していることは，長さを測定する操作（物差しをあてる等）を知っていることと同義となる。

　ヘンペルは，操作主義を精神医学へ導入しようとしたが，精神疾患を診断するための操作を，見出すことができなかった。そこで，「操作」ということの大幅な拡大解釈が行われた。つまり，観察者間である程度の一致がみられるものに限り，直接の観察も「操作」に含めることができるとしたのである。

　このために，精神医学の操作的な診断基準には，「妄想がある」とか「幻覚がある」とかいう，明らかに操作ではなく医師による観察と考えられる項目が並ぶことになった。

＊

　こうした，大幅な拡大解釈により成立した操作的診断基準は，当初よりその

科学性が疑問視されてきた。

　まず，各精神疾患を規定する症状の選択が，恣意的であるとの批判がある。医師間で高い一致がみられる症状を選択したのだとしても，それはその症状選択の実在性・妥当性を意味しない。人間の現象認識の根底に，共通の認知パターン，認識バイアスが存在することの反映にすぎない可能性もある。また，操作的診断基準により診断の信頼性は増したようにみえるが，妥当性が犠牲にされているという批判も繰り返されている。

　結局，本来医学の主流であるべき生物学的精神医学が未発達であったため，操作的診断基準が，科学的という見せかけの衣をまとって成立したのである。ただし，科学自体が，元々かなりあやふやな専門家間の合意に基づいていることを考えれば，操作的診断基準を一概に非科学的と退けることもできないだろう。

　本章で見てきたように，精神医学は科学の一分野として，科学的な方法論を用いて研究されるべきものであるが，扱う対象が「精神」という科学化が困難なものであるため，「人文知」の参照が不可欠であった。そうした「人文知」からは，精神病理学や精神分析学などが生まれ，精神医学に大きな貢献をした。一方，科学的な方法論からは，生物学的精神医学や操作的診断基準などが成立した。精神医学が科学である以上，今後とも生物学的精神医学がその主流であり続けることに疑いはない。現在のところ批判も多い操作的診断基準も，精神疾患の解明が進めば，より科学的になるだろう。

　しかし，だからといって，近い将来，精神医学に「人文知」が不要になるとは考えられない。妄想や幻覚とは何か，精神疾患とは何か，逆に正常とは何か，そうしたことに生物学的精神医学だけで答えを出せるようになるのはかなり先のことになるだろうし，問いによっては原理的に回答不能かもしれないからである。「人文知」により暫定的にでも，妄想とは何か，精神疾患とは何かなどに答えを与えなければ，それらについての生物学的研究に踏み出すことすらできない。

　今しばらく精神医学は，科学と「人文知」の交錯する困難だが刺激的でもある道をたどることになるだろう。

第2章

精神医学の歴史

1　近代以前

（1）はじめに

　ドイツの医師であったヨハン・クリスチャン・ライル（1759〜1813）はギリシア語の「プシケー（Psyche：魂，精神）」と「イアトロス（Iatros：医学）」をつなぎあわせて，1803年に初めて精神医学（Psychiatrie）という用語を使用した。

　それ以前の時代における，まだ輪郭の定まらない精神医学を取り扱うことは，医療の枠を超え信仰や道徳，哲学といった幅広い領域を網羅する膨大な作業となるため，残念ながら今回は行えない。ここではそれに代えて，現代の精神医学用語のなかで近代以前に起源をもつものをいくつかあげ，解説する。

　この解説を通じて理解していただきたいことは，言葉のもつ意味は社会や文化の移ろいとともにかなり大きく変化するということである。異なる時代や文化のもとでは，なじみのある用語が私たちの意図するものとは異なる対象をさしていることが頻繁にある。このことに起因する言葉の意味の取り違えは度々生じて，時に致命的な解釈の誤りにつながる。耳慣れた用語が登場しても，読み手は自身の価値観や知識をすぐに持ち込もうとせずに，一旦解釈を保留しておく必要がある。

　このような混乱を防げるという点では，時代ごとに呼称が刷新されている概念の方が時代を跨ぐものよりも優れているといえるかもしれない。同時代の者には話題作り程度に受け取られていたような呼称変更が，歴史の振り子が一往復する間に考案者たちの意図を超えた大きな意味をもつようなことも起こり得

るのである。

（2）近代以前の精神医学的診断

①　メランコリーとマニー

　今でも意味の通じる最も古い精神医学的診断としては，「メランコリー」と「マニー」がある。いずれもギリシャのヒポクラテスの時代（紀元前4〜5世紀）から記載がみられる。メランコリーはうつ病（メランコリーの特徴を伴ううつ病），マニーは躁病エピソード（マニックエピソード）として今も使用されている用語であるが，いずれもかつて「メランコリー」と「マニー」と呼ばれていた状態とは別のものと考えておいた方がよい。

　ギリシャ時代のメランコリーは低活動と悲哀に特徴づけられる一病態であり，当時の医学を支配していた四体液説に基づく「胆汁」の異常がその本質であると考えられていた。この「胆汁」も現代医学用語の胆汁とは異なり，消化液の一つではない。四体液説における「胆汁」は身体をめぐるエレメント（要素）の一つという意味合いがあり，メランコリーもそのエレメントの異常として捉えられていた。また，ギリシャ時代のマニーは今で言うような過活動と上機嫌を特徴とする躁状態ではなく，興奮と錯乱を呈する病態を幅広くさす用語であった。

　ギリシャ時代の疾患概念にはそもそも現代のような身体と精神の区別はなく，発熱を伴う感染症など，身体の疾患により意識がもうろうとした状態で生じた興奮，錯乱状態（今でいうせん妄状態）もしばしばマニーと呼ばれていたと考えられる（Healy, 2008）。カントにより「発熱を伴う狂気」と「伴わない狂気」が仕分けられたのはそのずっと後，18世紀に入ってからであるという（小俣, 2005）。

　近代に入って医学が四体液説と決別した後もメランコリーとマニーという言葉は生き残ったが，その意味合いは時代や地域によってばらつきが大きいため，メランコリーは低活動と悲哀を，マニーは著しい興奮や錯乱を呈する状態といった程度で大まかな把握にとどめておく方が無難だろう。

　また，現在では幻覚や妄想を伴わない病態でもうつ病，躁病と呼ばれるが，これは歴史のなかでは例外的なことである。近代以前のメランコリーとマニーは単なる気分の異常ではなく，妄想や幻覚といったいわゆる精神病症状を伴うものをさしていた。

②　メスメルと動物磁気説

　1770年頃，ウィーンの裕福な医師であった（モーツァルトやハイドンと親交があったともいわれる）フランツ・アントン・メスメルは体内の健康をつかさどる「流体」と，それに干渉する「動物磁気」の存在を提唱し，手をかざすことなどによって患者の訴える症状を改善させた。治療は評判となり，彼の診療所には多くの患者が訪れたといわれている。

　メスメルは初期には磁石を用いて治療を行っていたようだが，やがて磁石なしに自身の体を流れる「動物磁気」により施術を行うようになった。動物磁気とは宇宙を司る引力のようなもので，科学的な用語としての磁気とは関連の薄いものであった。メスメルの引き起こした治癒は実際には暗示効果にすぎなかったと思われるものの，信仰や道徳を理論の中心に据えていた同時代の多くの治療者とは異なり，流体と磁力といった科学的なイメージを持ち込んだところにメスメルの先進性があったと考えられている（Ellenberger, 1970）。

　また，上記のことが記録として残されていることから，当時精神病院に収容されていた人々とは別に，精神科領域の治療を求める比較的裕福で軽症の人々が存在したことがわかる。現在この 2 群は精神医学というおなじカテゴリーで扱われるが，かつては背景にある理論も治療の場も全く異なっていた。前者は狂人として，後者は身体の病，信仰や道徳の問題等として取り扱われた。

③　神経症

　神経症という診断名は長い期間を生き延びたが，その意味は発案時から現在に至るまでの間に正反対といえるほどに変化した。

　「神経症（neurosis）」という呼称は1776年，英国エディンバラ大学の教授で

あったウィリアム・カレンによって初めて用いられた。四体液説と決別し，病因を神経に定めたこの疾患概念を打ち出したことが彼の大きな業績であった。カレンのいう神経症は炎症を伴わない神経疾患全般をさすきわめて広い概念であり，そのなかには先述のメランコリーやマニーも含まれていた（Shorter, 2005）。

　それに対して現代の神経症は神経や脳よりもむしろ「心理」の領域の病態をさす言葉であり，身体や神経系に異常がなく，心理的ストレスによって不安や抑うつ，あるいは身体，感覚器の不調が引き起こされる病態をさすことが多い。

　神経症という呼称は徐々に使用されることが減りつつあるが，臨床では今でも用いられており，国際的な診断基準であるICD-10にも「神経症性障害」としてその名を残している。

（3）収容所としての「アサイラム」

　「アサイラム」という名称は現代ではアメリカンコミックスなどのポップカルチャーのなかで見かけるのみだが，本来はかつて欧州各地に存在した大規模な収容所をさしていた用語である。近代以降のアサイラムは大規模精神病院とほぼ同義であるが，近代以前のそれはまた違ったものであったと考える方がよい。近代以前のアサイラムは慈善と社会防衛がごちゃまぜになったような施設であり，精神病患者以外にも浮浪者，放蕩者（ほうとうもの）が区別なく収容，管理されていた。最古のアサイラムといわれる英国のベスレム王立病院（別名ベドラム）は1247年に設立された修道院に起源をもち，フランスのサルペトリエール／ビセートルは1656年に病院として設立された。設立時の形態は異なるものの，機能的な収斂が生じた結果，双方で被収容者の処遇に大きな差はなくなっていた。

　当時，アサイラム観覧は今で言う動物園めぐりのような娯楽の一つであり，アサイラムは貴族からの入館料を重要な資金源として運営されていた。当時のアサイラムの様子を描いた絵画は数多く知られているので（フランシス・デ・ゴヤ「精神病院の中庭」（1793～94年）や「精神病院」（1812～19年；図2-1参照），ウィリアム・ホガース「放蕩一代記（8．精神病院）」（1732～35年）），多少の演出が込め

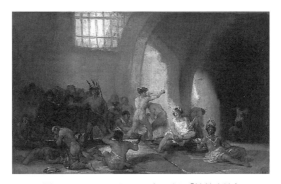

図 2 - 1　フランシス・デ・ゴヤ「精神病院」

られている可能性はあるものの参考になるだろう。

2　近代の精神医学

（1）治療的アサイラムの登場

　精神医学の誕生と時期を同じくして，アサイラムの役割は収容から治療へと変化した。フィリップ・ピネルの命により1793〜95年にかけて，フランスのサルペトリエール／ビセートル病院において精神病患者達が鎖から解き放たれたことはアサイラムの転換を象徴する出来事としてよく知られている。それまでは収容，管理されるだけであった「狂人」たちを「患者」として捉え直したことがピネルの行った改革の骨子だといえる。

　ただし，このような「収容的アサイラム」から「治療的アサイラム」への転換は欧州において同時多発的に生じたものであることは意識しておく必要がある。

　法整備の早さからみてもフランスの取り組みが他の国々に比べ先進的であったことに疑いがないものの，イタリアではヴィンチェンツォ・キアルージが，ドイツではクリスチャン・ライルが同じような取り組みをしている。収容的アサイラムの有りようが問題となったのは近代化とともに啓蒙思想が高まりゆくなかの必然であったといえる。

　そのなかでピネルが精神障害者解放の第一人者であったように語られるのは，彼の弟子であるジャン・エティエンヌ・ドミニク・エスキロールの功績によるところが大きい。小俣はサルペトリエールにおいて，ピネルに先んじてエスキロールの銅像が建てられている事実を指摘している（小俣, 2002）。

（2）フランス精神医学（病院精神医学）の時代（19世紀初頭〜中頃）

①　精神医学的診断の誕生と発展──ピネルとエスキロールの診断体系

　精神障害者が医療という視点から捉え直され，治療の対象として，大規模な観察が行われたことで初めて「狂気の仕分け」が行われることとなった。この時代にそれまであいまいであった精神疾患の分類ならびに診断が大きく発展することになる。

　ピネルは1801年の自著のなかで世界初ともいえる精神疾患の基礎的な分類を行い，弟子のエスキロールもそれに続いていくつかの新しい病的なカテゴリーを提唱し，1838年に著した「精神疾患論（Maladies Mentales）」のなかでまとめている。

　エスキロールが提唱した病態概念のなかでも最も知られたものとして「モノマニー」と「リペマニー」があげられる。マニーが今でいう精神運動興奮，錯乱状態のような行動と言動のまとまりが全体的に失われた病態をさしていたのに対して，モノマニーは「知性の障害（あるいは支離滅裂さ）を伴わない狂気」をさす。現在でいえば妄想性障害や重症強迫性障害の一部などがこれにあたるだろう。リペマニーは感情の障害を主とした病態で，現在の内因性うつ病に近いと考えられる。これらの分類はその後エミール・クレペリンの分類が登場するまで50年にわたる精神医学的分類の標準であった。

　この時期の精神医学的分類は疾患単位というよりは症候論に近く，症状の横断像をどう分類するかに労力が費やされた。「精神病は多彩な症状を呈する，共通の病変から生じた疾患である」という，この考え方は単一精神病論と呼ばれ，19世紀を通して支配的な仮説であった。

②　進行麻痺

　現在からは想像がしにくいことであるが，脳への梅毒感染が引き起こす進行
性の中枢神経障害である「進行麻痺」は精神医学で扱われる病であった。進行
麻痺（もしくは神経梅毒）と思われる病態は18世紀後半に急激に増加し，1800年
代半ばの記録によれば精神科男子病棟の少なくとも20～30％は進行麻痺の患者
が占めていた（Shorter, 2005）。

　進行麻痺では初期に躁状態などの気分，行動の異常を呈し，病態が進展し
脳・脊髄が侵されるにつれて麻痺や認知障害が生じる。ここから得られた「同
じ疾患であっても病期によって症状が異なる」という知見は，19世紀の精神医
学に大きな影響を与えた。表出症状にのみ着目するのではなく，経過をみるこ
との重要性が認識され，ここから経時的縦断像に基づく「疾患単位」というア
イデアが生まれている。

　進行麻痺への病原体の関与は経験的に疑われてはいたものの，1894年にジャ
ン・アルフレッド・フルニエが進行麻痺で生じた脊髄癆（ろう）と梅毒感染の関連を報
告するまではっきりとしないままであった。1905年にドイツのフリッツ・シャ
ウディンとエリッツ・ホフマンが梅毒患者の皮膚病変からトレポネーマ（梅毒
の病原体である真正細菌）を，1913年に野口英世が進行麻痺の患者の脳でそれを
確認し，進行麻痺が梅毒の神経感染であることが確定した。

　1910年にサンバルサン治療，1917年にマラリア発熱療法が考案され，それぞ
れ一定の効果を示したものの，確実性の高い治療薬であるペニシリンが実用化
されたのは1942年であり，進行麻痺の患者は第二次世界大戦の後にようやく減
少を始め，やがて精神科の病棟から姿を消すこととなった。

③　経過による疾患単位の提唱

　19世紀後半には，蓄積された症候学を基礎として，まずは進行麻痺が特徴的
な経過をたどる一つの疾患単位として，「狂気」の一群から分離されつつあっ
た。そのことに触発され，その後次々と個別の疾患単位が提唱され始める。

　従来の単一精神病論的な考え方とは異なった，縦断経過に着目した新しい疾

患単位の登場は，のちにクレペリンが引き起こす精神科診断における大転換の萌芽といえる。この動きはまずフランス，続いてドイツから起こった。

〈循環精神病と二重精神病〉

1850～54年にかけて，サルペトリエール病院のジャン＝ピエール・ファルレとジュール＝ガブリエル＝フランソワ・バイヤルジェは経過のなかで交替して訪れるメランコリーとマニーをひとまとまりの疾患として捉え，「周期的に訪れる狂気」をそれぞれ循環精神病／二重精神病として報告した。躁状態とうつ状態の交替については19世紀前半から記載があるが，それらを単一の疾患とみなした点において，これが現在の双極性障害（過活動と抑うつを周期的に繰り返す精神疾患。第4章参照）に対応する最初の報告といえる。余談であるが，上司と部下の関係にあった二者はこの発見の先取権をめぐって激しく争うことになる（中谷，1999：Healy, 2008）。

〈早発性痴呆〉

フランスのベネディクト＝オーギュスタン・モレルは1860年の著書のなかで若年時に出現する進行性の性格変化，意欲低下を報告し，早発性痴呆と名付けた。その後この名称は経過を重んずるクレペリンの診断体系に取り入れられることになる。ただし，モレルの早発性痴呆は家族内発生と変質性（負の獲得形質遺伝）によって特徴づけられており，経過を重視したクレペリンの早発性痴呆とは相違がある。

〈緊張病と破瓜病〉

ドイツのゲルリッツにある神経クリニックの医師であったカール・ルードヴィヒ・カールバウムは数多くの患者診察を通して，1874年の著書で独特な身体運動の低下を呈し，様々な症状を呈しながら痴呆状態に至る「緊張病（Katatonie）」という独立した疾患単位を提唱した（Kahlbaum, 1874）。彼の助手であったエーヴァルト・ヘッカーはカールバウムの着想のもと，まとまりのない行動

や言動によって特徴づけられやがて痴呆状態に至る思春期発病の一群を「破瓜病（hebephrenie）」として1871年の論文に記載した（Hecker, 1871）。この２つの疾患単位は予後不良という共通点によって後にクレペリンの「早発性痴呆」としてまとめ上げられることになる。

　現在では緊張病症状を呈していても統合失調症に属さないケースも多いことが知られており，後にクレペリンが緊張病をすべて早発性痴呆（現在の統合失調症）に分類した点については批判もある（Fink & Taylor, 2003）。

④　性的指向／嗜好と精神医学

　ドイツのリヒャルト・フォン・クラフト＝エビングはアサイラムで医療を経験した後に，大学を主な活動の場としながら新しい形の診断体系を提唱した。大きな特徴は現在で言うところのフェティシズムや同性愛について詳細に記載したことである。1886年に初版が発行された彼の代表作『性の精神病理（Psychopathia Sexualis）』は1913年に日本で『変態性欲心理』として発刊され，非専門家の間でも話題を呼びベストセラーとなった（Krafft-Ebing, 1886）。このことから本邦における「変態」という用語の始祖はクラフト＝エビングであるといえる。また，マニーや進行麻痺といった明らかな重症症例のみではなく，パーソナリティ障害や性的指向の逸脱が健常と精神病の中間とみなされ，精神医学が適用されるようになっていたことがわかる。

⑤　シャルコーと神経変性疾患

　サルペトリエールは1800年代を通してフランス精神医学の中心であり続けた。19世紀前半の主役はピネルとエスキロールで，後半のスターはジャン・マルタン＝シャルコー（1825～1893）だろう。シャルコーはサルペトリエールの入院患者を対象とした研究により，数多くの神経変性疾患の発見者，第一報告者として知られる。彼が報告したパーキンソン病，ALS，シャルコー・マリー・トゥース病などは今では脳神経内科疾患として知られており，シャルコーは神経科医（今の脳神経内科医）であったが，当時の神経科と精神科の区別はまだ曖

昧であった。たとえば，特定の脳領域の損傷と失語を結びつけたカール・ウェルニッケや，アルツハイマー型認知症を提唱したアロイス・アルツハイマーは精神科医であるし，シャルコーのキャリアの後半は次項のヒステリー研究に費やされた。

⑥　シャルコーとヒステリー

　神経学の分野でめざましい成果を残したシャルコーの関心は次第に「ヒステリー」と呼ばれる病態に移ってゆく。ヒステリーという診断名は「興奮して金切り声をあげている状態」をさす俗語として使用されることで混乱が生じやすいが，現代の精神医学領域ではほぼ用いられることはない。

　医学用語であった頃のヒステリーは子宮を病巣とした身体疾患として定義され，心的ストレスによって身体機能の一部が一過性に失われるような病態をさしていた。シャルコー自らの催眠誘導による，発作誘発のドラマティックな実演はショー的要素もあり，シャルコーのスター性をさらに高めるが，捉えどころのないヒステリーの病態から得られる成果は乏しく，催眠の心理学的機序を主張するナンシー学派（アンブロワーズ＝オーギュスト・リエボーやヒポライト・ベルネームらにより創始された）からの批判などによってシャルコーの業績は次第に行き詰まり始める（Trillat, 1986）。

　しかしそれでもなお，彼のヒステリー研究が後に残した影響はきわめて大きい。ドイツ／オーストリアのアカデミアのアウトサイダーであったジークムント・フロイトはサルペトリエールで学んだヒステリー研究に影響を受け，後に精神医学界を席巻する精神分析を生み出すことになる。

　また，フランス精神医学に影の差した1900年代前半にも，シャルコーの後を継いだピエール・ジャネの行った傑出したヒステリー，神経症論考が存在する。フロイトよりも先に無意識を提唱していたともいわれるジャネの業績もシャルコーのヒステリー研究なくしては存在しなかっただろう。

（3）ドイツ精神医学（大学精神医学）の時代（19世紀後半〜20世紀初頭）

① 生物学的精神医学の隆盛

　フランス国内の政治的混乱も影響し，精神医学の中心は病院から大学に，フランスからドイツに移り，19世紀後半から20世紀初頭にかけてのドイツ精神医学は百花繚乱の時代を迎える。

　19世紀前半には肉眼で観察可能な行動と運動の症候学，長期経過に基づいて新たな診断が提唱されていったのに対して，19世紀後半は情報の蓄積と家系研究による遺伝学，標本作製と顕微鏡の技術革新によりもたらされた脳組織病理学が中心となった。現代まで続く生物学的精神医学の勃興期といえるだろう。

② グリージンガーと脳組織病理

　19世紀後半のドイツ精神医学における重要人物の一人が，1845年に出版，1861年に改訂された教科書の冒頭で「精神疾患は脳の病気にもとづいている」と述べたヴィルヘルム・グリージンガーである。病因論についてはまだほとんど何もなかったといえるなかで，精神医学をしっかりと脳の医学として位置づけたことにはきわめて大きな意義があった。

　フランスが症候学と小脳・基底核の解剖学を深めていった一方で，グリージンガーの定義に触発され，ドイツでは大脳を中心とした脳組織病理学研究が発展を遂げる。19世紀後半から20世紀前半にかけてのドイツにおいて，精神科医と神経科医がほぼ同義であったのはこのグリージンガーの影響が大きいといわれている。

　多レンズ式顕微鏡・ミクロトームや細胞固定・包埋（ほうまい）・染色法といった技術的発展によりこの努力は報われ，ウェルニッケ，マイネルト，ニッスル，アルツハイマー，レヴィ，クロイツフェルト，ヤコブといった，今も各所に名を残す精神医学者たちによる脳組織病理学的な発見が相次ぎ，ドイツの精神医学は最盛期に至った。

③　クレペリンによる新しい診断体系

　1883年から1896年にかけて，教科書の出版とともに更新され続けたクレペリンの診断体系は，世界大戦後の凋落と復興を間に挟みながらも，現代に至るまで精神医学的分類の基礎を形作っている。その診断体系は脳組織病理学研究の発展と，その結果生じた発見の行き詰まりに大きく影響を受けた。死後脳の解剖と組織病理により鑑別が可能な進行麻痺や認知症，脳の外傷といった病態が除外された後に残された，「脳に異常がみつからない精神疾患」の一群を分類したことがクレペリンの最も大きな業績だといえる。

　視力が低く顕微鏡が不得手だったこともあってか，彼は当時隆盛していた脳の組織病理ではなく，経過に基づいてその仕分けを試み，19世紀後半に相次いで提唱された縦断像による診断類型をまとめ上げる形でその枠組みを完成させた。

　1899年の教科書第6版において，予後不良な精神病は早発性痴呆（後の統合失調症），比較的予後良好な精神病性障害は躁うつ病（後の双極性障害）と名付けられ，いわゆる二大精神病の体系が完成した。前者にはカールバウムとヘッカーの緊張病と破瓜病，後者にはファルレとバイヤルジェの循環精神病／二重精神病が組み込まれた。なお，後者の躁うつ病というカテゴリーの提唱にあたって，抑うつをさす伝統的な用語である「メランコリー」に代わって19世紀前半から登場した「デプレッション（Depression）」という用語が採用されている。

　初めて統合失調症と気分障害の間に線を引いたこの分類は1950年代に登場する抗精神病薬，抗うつ薬の作用を予言したような形になったことで，評価をさらに高めることになり，精神薬理学の時代において一部の精神科医たちが"ネオ・クレペリニスト"を自称するに至る。

④　精神病理学の誕生と心理学的アプローチ

　統合失調症とうつ病における脳組織病理学研究の不発と行き詰まりは，クレペリンの診断分類に引き続き，精神病理学の創始を促した。精神病理学とは精神疾患の症状についてより厳密な定義と記述を行うことで，患者の内的体験に

ついての理解と分類を目指す学問体系で，カール・ヤスパースにより創始され，現代につながる精神医学の方法論を確立させた（第 1 章参照）。

　ヤスパースは後に哲学の分野に進み，哲学者としても多くの業績を残す。精神医学領域におけるヤスパースの後継であるクルト・シュナイダーは彼の精神病理学者としての側面を継承し，主に統合失調症の病態について考察を深めている。

　また，スイスのオイゲン・ブロイラーもアカデミックな立場にありながら，当時のトピックであった脳病としての早発性痴呆から距離をおき，その心理的側面に注目した。彼は早発性痴呆をクレペリンの主張するような生物学的に独立した疾患としてではなく，その本質を精神機能の障害であると横断的側面から再定義し，先述の統合失調症（Schizophrenie）という病名を提唱している。この病名は広く受け入れられ，現在まで使用されるものになった。

　ヤスパースらのアプローチは「記述精神病理学」と呼ばれ，精神症状，精神機能を評価する方法論に注目したものであったのに対して，フロイトによる精神分析学の影響を受けていたブロイラーらの方法は心理の動きに注目するもので，「力動的精神病理学」と呼ばれる。

（4）精神科における生物学的治療の誕生（20世紀前半）

①　18世紀までの精神科治療

　診断分類が精緻化する一方，精神医学における治療，特に生物学的治療は1900年代まではほぼ何もなかったと考えてよい。かつてはメスメル，後にリエボー，シャルコーが行ったような催眠暗示や，精神病院で行われていた生活療法（今の作業療法のようなもの），水治療（温泉療法のようなものから激しい刺激を与えるものまで様々であった）などは時に効果を示したようであるが，技法や有効性が確立された治療ではなかった。おそらく心理的な作用と時間経過によってもたらされた回復がその機序の中心であり，重症の精神疾患にはほとんど効果を示さなかった。19世紀後半に医学の他の領域が発展を遂げるなか，精神科疾患の治療においてはほとんど成果がなく，このことは精神科医療の不要論や，

精神科疾患の予後悲観論（後述の変質論など）の高まりを生んでいた（Scull, 2015）。

②　マラリア発熱療法

　ウィーンの精神科医，ワグナー・フォン・ヤウレックは進行麻痺の画期的な治療法であるマラリア発熱療法を1917年に初めて行った。ヤウレックは1920年にドイツ精神医学協会年次会でこの治療について報告し，治療学が変わらず停滞していた当時の精神医学界に衝撃を与えた。進行麻痺の患者をマラリアに感染させ（比較的容易に治癒する三日熱マラリアが好まれた），発熱の作用によって梅毒トレポノーマを死滅させるというこの治療法は高い評価を受け，ヤウレックは1927年に精神科医として初のノーベル生理学・医学賞を受賞している。

　このノーベル賞は単に進行麻痺の治療法を開発したことに対してだけではなく，精神医学領域に初めて有効な生物学的治療をもたらし，当時の精神科医たちの治療的ニヒリズムを克服させたことを重視したものといえる（南光, 2012）。

③　ショック療法・けいれん療法

　ヤウレックの発見に勇気づけられ，その後の欧州の精神医学界には身体療法のブームが訪れる。オーストリア出身のマンフレート・ザーケルは1930年に低血糖を人為的に引き起こすインスリン昏睡療法（インスリンショック）を発表した。ザーケルは低血糖性ショック（現在身体疾患で用いるショック状態とは別のもの）が精神疾患の治療につながると考えていたようだが（統合失調症を発病した伝説的なバレエダンサーであるニジンスキーのカルテにもみられるように（Ostwald, 1991）），当時の診療記録からはインスリン昏睡による治療中にけいれん発作を起こしていた症例が多く確認されており，この治療は後につづく「けいれん療法」のさきがけであった可能性がある。

　けいれん発作を介して精神疾患の症状を改善させるけいれん療法を初めて意図的に行ったのはハンガリーのラディスラウス・フォン・メドゥナである。彼はザーケルとは別に1935年に樟脳や薬物を投与することで人為的にけいれん発作を誘発するカルジアゾールけいれん療法を報告した。1938年にはローマ大学

の教授であったウーゴ・チェルレッティがメドゥナのけいれん療法を改良し，電気によってけいれんを誘発する電気けいれん療法（Electroconvulsive Therapy：ECT）について報告している（Shorter & Healy, 2007）。

　いずれの治療も最初は主として統合失調症に対して用いられ，めざましい治療効果を示した。薬物療法の存在しなかった当時にはショック療法・けいれん療法とロボトミー（後述）ならびに持続睡眠療法（ヤコブ・クレージらが発展させた治療だが今回は詳述しない）に代表される新規身体療法が重症精神疾患治療のほぼすべてであり，瞬く間に世界中に広まった。1950年代に抗精神病薬・抗うつ薬が登場した後にこれらの治療は廃れていったが，現在でも ECT のみはうつ病・統合失調症のうち薬物治療が無効な症例や重症例を対象として行われている。

④　精神外科

　ポルトガルの脳外科医，エガス・モニスは20代より政治活動を活発に行い，45歳のときにはポルトガルの外務大臣として第一次世界大戦の講和会議に出席した人物である。彼は政治家を引退してから脳外科医としてのキャリアを再開させ，1927年に世界初の脳血管造影法を発案・施行し，続いて1935年に重症うつ病への治療として「ロイコトミー」を発案，発表した（南光, 2012）。これは頭蓋骨に開けた穴よりロイコトームというヘラを差し込み，前頭葉の白質繊維を切断するもので，後に米国人医師ウォルター・フリーマンによる変法であるロボトミーという名称で広く知られることになった（図 2-2）。粗雑な手法であるとして当時より批判はあったものの，薬物療法が存在しない当時の状況下でうつ病や統合失調症に対して効果を認めたことと，すでに確立されていたエガス・モニスの名声により，この治療は賞賛とともに受け入れられ，1949年にはノーベル医学賞を受賞している。モニスやフリーマンの思惑に反して，ロボトミーの適応はその後パーソナリティ障害などに不用意に拡大され，乱用と効果の予測が難しいこと，非可逆的な手技であることなどが批判に晒され，薬物療法の登場とともに廃れていった（櫛島, 2012）。

35

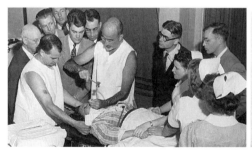
ロボトミーをするフリーマン

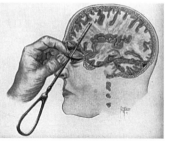
経眼窩式ロボトミー

図2 - 2　ロボトミー

出所：左図 https://www.medicalbag.com；右図 Freeman & Watts, 1950

（5）ナチスドイツと優生学（ドイツ精神医学の凋落）（20世紀前半）

① 変質論

　初めて変質という概念を述べたのは「早発性痴呆」の命名者としても知られるフランスのベネディクト＝オーギュスタン・モレルである。彼は，1857年の「変質論」のなかで精神病患者の顔貌に現れる独特の「変質徴候」を報告した。彼はそのなかで精神的・身体的な負の徴候が親から子に受け継がれ増強してゆくと述べたが，実際にそのようなことがあったとしても，その要因は彼が仮定していた負の獲得形質遺伝ではなく，梅毒などの母胎内感染，母親のアルコール依存や栄養失調による発育の異常などが含まれていたと推測されている（現在では「リピート病」と呼ばれる遺伝子疾患が実際に代を重ねるごとに重症化することが知られているが，これは遺伝性疾患のなかのごく一部に限られる。；大東，1999）。

　チャールズ・ダーウィンが1859年に著した『種の起源』による進化論の思想は精神医学にも強い影響を与えた。「種は固定したものではない」という"発見"は「種は劣化しうる」という憶測につながり（これはダーウィン進化論よりも前のラマルクの進化論に似ている），変質論は欧州の生物学的精神医学における主流的な考えとなる。この思想はやがて欧米諸国による「種の劣化を防ぎ，優れたものに変えていくべきである」という短絡的な思想を生み，優生学や社会

進化論を経て，ナチスドイツによる精神障害者の断種，虐殺につながってゆく。

②　優生学

英国の科学者であったフランシス・ゴールトンは1869年の著作のなかで才能の遺伝性について記し，家族歴を研究に用いることを考案した。彼は遺伝した先天的な素因が個人の自由意思以上に強く働くと主張し，人の生における遺伝の重要性を説いた。ゴールトンは良い遺伝素因を意味する「優生学」という新語を造ったが，後に優生思想のもと行われた断種処置（不妊手術）などを主張したわけではなかった（Shorter, 2005）。

「望ましくない素因」を取り除くための組織的な断種処置がいつから開始されたのかははっきりとしないが，1892年にはスイス・チューリヒ大学の精神科医アウグスト・フォレルが遺伝性の精神病患者に断種処置を行っていたという記録がある（Shorter, 2005）。

優生学は1900年代に入ってからさらに高まりをみせ，英米やドイツをはじめとする各国で優生学や断種を肯定する法律が成立する。日本でも強制断種を肯定した「国民優生法」が1940年に策定されている。

第一次世界大戦により優生学は一旦勢いを弱めたものの，敗戦による国際的な凋落を受けて生まれたナチスドイツによってふたたび強く押し進められることになる。

③　ナチスドイツと精神科医

1933年にドイツの第一党となったナチ党は障害者の強制的断種処置を法制化した。さらにユダヤ人の虐殺（1942～1945年）に先んじて1939年には先天的障害児の「安楽死」と称した虐殺が行われ，1941年までには7万人以上の障害者が殺害された。批判を受けたヒトラーは1941年に口頭で「安楽死計画」の中止を命じたが，実際には中止されることはなく，ドイツの敗戦までに20万人以上の障害者が犠牲になったと考えられている。中立的かつ倫理的であることを是としていたはずの医学も「生産性のない重度障害者の選別と安楽死がドイツ社

会のため」というイデオロギーに強く影響を受けた。少なからぬ精神科医たち
は愛国的風潮のもとでこの政策に同調し，残りの精神科医たちの大半も表だっ
て反対はできなかった。ドイツのアサイラムの多くは人知れず精神障害者の収
容，虐殺の現場となった。ナチスドイツに同調した精神科医には，マラリア発
熱療法を発案したヤウレックや，カール・グスタフ・ユング（ユダヤ人虐殺には
反対していたともいわれている），クレペリンの門下生であるエルンスト・リュデ
ィン，ハイデルベルク大学の教授であるカール・シュナイダーなどが含まれる
（Müller-Hill, 1984）。精神医学者アルフレート・ホッヘは重度精神遅滞児の安楽
死を肯定した1920年の冊子「価値のない生命の安楽死の解放」を著した（法学
者カール・ビンディンクとの共著）。この著作はナチスドイツの政策の学問的理由
づけとして利用されたことで知られているが，ホッヘ自身は組織的な断種に荷
担することはなく1943年に自殺している（Shorter, 2005）。

　一方でナチスドイツに最後まで協力を拒んだ精神科医，精神病院長も存在す
る（Meyer-Lindenberg, 1991）。ヤスパースの弟子のクルト・シュナイダーやウ
ェルニッケの門下生であるカール・クライストをはじめとして，軍医となるこ
とで「安楽死」のための鑑定書作成業務につくことを回避した精神科医たちも
いる。妻がユダヤ人であるヤスパースはナチスドイツに抵抗し，家に立てこも
った。

　また，この時期に数多くのユダヤ人医師が英米圏に亡命している（Müller-
Hill, 1984）。精神科の医師だけでも英国に亡命したフロイト，メラニー・クラ
イン，米国に亡命したエーリヒ・フロムとその妻フリーダ・フロム＝ライヒマ
ン，アルフレッド・アドラー，エリック・H・エリクソンなど枚挙にいとまが
なく，このことが第二次世界大戦後の英米圏において力動精神医学が発展する
一因となった。

3　現代の精神医学

（1）精神分析と力動精神医学の時代（20世紀前半〜半ば）

①　ジークムント・フロイト

　ドイツ・フライブルクに生まれウィーンで育った精神科医ジークムント・フロイトはユダヤ人であったことも影響して，ドイツ・オーストリア圏の大学精神医学から距離をおいて活動を行った。彼は基礎科学研究や臨床での研修を積んだ後，1885年からはシャルコーがヒステリー研究を行っていたパリのサルペトリエール病院で研究生として学んだ。帰国後の1886年にウィーンで神経医として開業し，独自の理論に基づいた精神療法の技法として精神分析を創始した。1900年に『夢判断』を記したことで精神分析学を学説として打ち立て，オイゲン・ブロイラーやユングなど，大学に所属する精神科医からも支持者が生まれ始めた。第一次世界大戦終了後に精神分析はさらに国際的な盛り上がりをみせたが，その一方でドイツ・オーストリア圏では「ユダヤ人の学問」として迫害を受け，フロイト自身もナチスドイツのオーストリア進軍を受けて1938年にロンドンに亡命した。翌年の1939年には喉頭がんで死去している。

②　米国における力動精神医学の隆盛

　1900年代前半の米国は医学全般において欧州諸国の後塵を拝するような状態だったが，二つの世界大戦を経て次第に医学の主流の地位を占めるようになった。第二次世界大戦後の米国においては，脳組織病理学と遺伝学を重視したドイツ式の生物学的精神医学よりも，精神活動についての理論に基づき治療（主に精神療法）を行う力動精神医学が隆盛する。力動精神医学とは社会と生物学的要素との関係のなかで心理の動きを取り扱う学問のことをさすが，当時ほとんどの力動精神医学者は精神分析家で占められていたため，ここでは両者をほぼ同義として取り扱う。

　米国で力動精神医学が発展した背景には，先述のように多数の精神分析家が

米国に移住したことに加え，すでに米国での指導的立場にあったスイス移民の精神科医アドルフ・マイヤーが精神疾患を個別の問題に対する反応として定義づけ，精神力動的な考えを重視していたことも強く影響していると考えられている。また，第二次世界大戦により精神障害に罹患した者が多数発生したため，それを治療する精神科医の要請が増していたこと，そして戦争体験を取り扱うという特性のうえでも力動精神医学に注目が集まったと考えられる。

　1919年にクリニックを立ち上げた分析家チャールズ・メニンガーと長男のカール・メニンガーは戦前戦後を通じて米国の精神医学における中心的役割を担った。また「精神障害の診断と統計マニュアル」（Diagnostic and Statistical Manual of Mental Disorders：DSM）の最初のバージョンである DSM-Ⅰ（1952年に発表された）を作成するにあたって中心的な役割を果たしたのもチャールズの次男のウィリアム・メニンガーである。

③　力動精神医学の分化

　この時期には現在で言う臨床心理学と精神医学との境目がなく，力動精神医学は精神医学の主要な柱として多様な分化をみせるようになる。公平性および紙面の余裕から，力動精神医学の諸派を網羅するのは困難であるが，現在までなお重視されているものをいくつか概説する。

　革新派にあたる新フロイト派は古典的なフロイトの欲動論を批判し，社会性や文化を重視することに特徴がある。フロイト理論の一部を男権主義的であると批判し，フェミニズム運動にも影響を与えたカレン・ホーナイや，精神分析の理論を社会や文化の解釈に用いようとしたエーリヒ・フロム，統合失調症を対人関係の病として捉え直したハリー・スタック・サリヴァンなどが含まれる。

　それに対してフロイトの精神分析そのものを継承しようとした人々には，ジークムント・フロイトの娘であるアンナ・フロイトや児童分析を通して対象関係論の基礎を作り上げたメラニー・クラインなどが含まれる。分析家であるジャック・ラカンを中心としたパリ・フロイト派またはラカン派もまたフロイト理論の忠実な継承者であることを自負し，その理論を構造主義的，哲学的に発

展させ，社会思想などにも適用した。

　その他，小児精神科医を名乗り，自閉症症例を最初に報告したレオ・カナーも力動精神医学の素地をもつ精神科医であり，彼の主張をもとに，1960年代後半まで自閉症は母子関係が原因とする考えが広く信じられていた。余談ではあるが，同時期にアスペルガー障害と考えられる症例もウィーンのハンス・アスペルガーによって報告されたが，1981年にローナ・ウイングによって再発見されるまでは広く知られることはなかった（Wing, 1981）。

④　力動精神医学の凋落

　第二次世界大戦後の米国を中心に力動精神医学は全盛を迎えたが，1970年頃より次第に減速を始める。衰退の要因は複合的なもので，そのうちの一つはいきすぎた適応拡大であった。従来，精神分析の理論は比較的症状の軽い外来患者を対象としていたが，サリヴァンのようにそれを重症精神疾患にまで適用する分析家が登場し，結果的にその効果に対する疑念が高まることになった。サリヴァンは統合失調症の全例に分析的な解釈を適用したわけではなかったようだが，精神分析に基づいた統合失調症の原因論が様々な分析家によっていくつも提唱された。なかでも母親との関係が統合失調症の発病につながるという，「スキゾフレノジェニック・マザー」の概念は大きな反響を呼んだ（Fromm-Reichmann, 1948）。1948年にフリーダ・フロム・ライヒマンによって提唱されたこの概念は後に双生児研究，養子研究によって否定され（Slater, 1953；Heston, 1966），統合失調症の子どもを育てた母親に対する偏見を助長したことで現在に至るまで批判されている。

　また，医学界を支配し始めた実証主義（もしくはエヴィデンスベースト）の考えが精神医学でも重要視されるようになったことも大きな影響を与えた。力動精神医学に基づく治療がランダム化比較試験（後述）で目立った有効性を示せていなかったことや，個別性を重視するために統計的な評価が困難であることなどから，科学性ならびに再現性の乏しさが批判されるようになった。

　そして最も大きな要因は，1950年代後半より実証性や費用対効果においてよ

り優れる精神薬理学という「後釜」が登場したことだろう。人の心の本質に触れていると自負していた分析家達は当初は薬物療法を軽視していたものの，次第に精神医学のなかで主導権を失っていくことになる（Shorter & Healy, 2007）。

　一部の分析家たちは社会学や哲学の方向に進み，臨床を主なフィールドとせずに精神医学との棲み分けを図った。現在でも初期に分派したユングの分析心理学，アドラーの個人心理学とともにフロイトの理論と思想は医学を超えて哲学，社会学などに大きな影響を与え続けている。後述する反精神医学のように，精神医学を否定する立場に回った者もいる。

　もっとも，現在の精神医学においても，たとえば転移・逆転移や治療関係の捉え方など，すでに臨床の基本的事項として根付いている要素は非常に多く，近年では精神分析をベースとした力動的精神療法についても有効性を示すエビデンスが複数報告されている。

（2）精神薬理学の誕生と実証主義（20世紀後半～21世紀初頭）

①　抗精神病薬・抗うつ薬の発見

　1950年代に相次いだ薬理学的な発見はその後の精神科医の専門性を決定づけ，精神医学の地図を大きく塗り替えることとなった。それらはすなわち，抗精神病薬，抗うつ薬の発見である。この2種の薬剤は重症の病態にもわかりやすい効果を示し，精神分析のようなトレーニングを要さないという長所を備え，種々の副作用を考慮してもなお待ち望まれた治療といえるものであったため，瞬く間に世界中に広まった。

　初の抗精神病薬であるクロルプロマジンは1950年にフランスのローヌ・プーラン社で抗ヒスタミン剤の亜型として合成された薬剤である。麻酔の補助薬としての使用を検討する過程で1952年にフランスのジャン・ドレーとピエール・ドニケルにより精神疾患の入院患者に試験的に導入され，精神病症状を比較的特異的に緩和する効果が示された。1954年には米国でスミス・クライン社から発売が開始されている。

　抗精神病薬の基本的な性質（ドパミンD2レセプター阻害作用）は発見から現在

に至るまで大きくは変わっていないのに対して，抗うつ薬の歴史には若干の紆余曲折がある。初めて抗うつ薬として発売されたのは覚醒剤として知られるアンフェタミンで，作用の点においても現在の抗うつ薬とは大きく異なるものであった。アンフェタミンは1940年頃からうつ病に対して使用されるようになったが，重症例への効果が乏しかったうえに，乱用などの問題も生じたために1950年代後半には使用が厳しく制限されるようになった。

　現在の抗うつ薬と同じくセロトニン・ノルアドレナリンに対する作用を備えた初の抗うつ薬は，当時結核に対する治療薬として使用されていたイプロニアジドである。服用した結核患者の気分が高揚していたことから抗うつ作用が発見され，後に明らかになった作用から，イプロニアジドにはモノアミン酸化酵素阻害薬（MAOI）というカテゴリーが与えられることになった。イプロニアジドは1958年にロシュ社より販売が開始されたが，肝障害の副作用や内服中に食事制限が必要なことからまもなく市場から姿を消した。

　MAOIに代わって現在に至るまで使用されている抗うつ薬が三環系抗うつ薬のイミプラミンである。当初は統合失調症の治療薬として，イプロニアジドとほぼ同時期に臨床試験が行われ，ローランド・クーンにより1957年にその抗うつ効果が報告された。同年にスイス，1959年には米国でチバ・ガイギー社（現ノバルティスファーマ）から発売されている。

② 精神疾患のレセプター仮説

　MAOIの抗うつ効果の発見は単なる新規治療薬の登場にとどまらず，精神疾患の神経基盤仮説を形作ったという点で精神医学におけるブレイクスルーを引き起こした。

　抗精神病薬と抗うつ薬の発見と普及に引き続いて，作用機序の研究にも成果が相次いだ。種々の発見を統合したものとして，1970年代には精神疾患を神経伝達物質の異常として捉えた仮説，すなわち統合失調症のドパミン仮説とうつ病のモノアミン（セロトニン・ノルアドレナリン）仮説が提唱される。

　生物学的精神医学の発展は計測技術の革新によりもたらされることが多く，

この時期の神経伝達物質に関連する発見は，米国国立衛生研究所（NIH）で蛍光分光計が開発されたことに端を発している。この蛍光分光計ならびにラジオアイソトープ技術により脳内における少量の神経伝達物質の分析が可能となった（Healy, 1999）。

　神経細胞間で信号を伝達する神経伝達物質の存在は，1921年のオットー・レーヴィによるアセチルコリンの同定によってすでに知られていたものの，脳内での挙動についてはほとんど何もわかっていなかった。そのような状況のなかで，米国国立衛生研究所（NIH）の心臓研究所のアルフレート・プレッチャーとバーナード・ブロディらは1955年に MAOI やレセルピン（降圧，精神作用をもつ植物アルカロイド）が精神症状に影響を及ぼすのはセロトニン 5-HT への作用を介するものであると報告した。

　1965年には米国国立精神衛生研究所（NIMH）のジョゼフ・シルドクラウトが三環系抗うつ薬の研究からうつ病におけるノルアドレナリンの重要性を報告し（Schildkraut, 1965），これに1967年にアレック・コッペンが提唱したセロトニン仮説（Coppen, 1967）が加わることでうつ病のモノアミン仮説が確立された。

　ドパミンについても1958年にアルビド・カールソンらによってその神経伝達物質としての作用が報告された（Carlsson et al., 1958；カールソンはこの業績によって2000年にノーベル生理学・医学賞を受賞している）。1976年にはドパミン受容体を発見したソロモン・スナイダーによって統合失調症の症状をドパミンの過剰によるものであるとする「ドパミン仮説」が提唱されている（Snyder, 1976）。

　1950年代後半から1970年初頭にかけて立て続いた一連の発見と仮説の提唱によって，心理学的な仮説に傾きがちであった精神疾患の病因論は再び生物学的精神医学に引き戻された。精神分析が診断よりも個別性を重視し，難解になりつつあったことと対照的に，統合失調症とうつ病を神経伝達物質の過不足により説明するこれらの仮説は楽天的といえるほどに明快で，多くの医師や患者にとって受け入れやすいものであり，まだ断片的な知見の寄せ集めといえるようなものであったにもかかわらず，精神疾患の病因論にも等しいような扱いを受

けた。

　ドパミン仮説とモノアミン仮説は現在でも精神医学における重要な位置を占めるが，数々の限界が呈示されたことから当初よりも少し控えめに，症状を説明する神経生理的基盤として受け取られている。

③　ランダム化比較試験

　ある治療が有効であるかどうかを正確に計るための方法は，医学が科学であるためには必須といえる。治療前後の単純な比較ではなく，治療を受けた一群と治療を受けなかった一群を比較する「比較対照試験」はそのための有力な手法として考え出され，洗練が重ねられた。1923年にはロナルド・フィッシャーにより，比較する要素以外の要素を均等にすることでより少数のサンプルから結果を得ることができるランダム化（無作為化）が提唱された。1935年にはハリー・ゴールドによりプラセボ効果を排除するための二重盲検が導入されている。1948年には結核性肺炎に対するストレプトマイシンの効果を判定するために初の二重盲検ランダム化比較試験（RCT）が行われている。米国では1962年以降，医薬品の承認のためにはRCTによる効果の証明が求められるようになった。統計により「証明」された有用性は科学的根拠（いわゆるエビデンス）と呼ばれ，理論よりも効果の実証を重視する考え方は実証主義と呼ばれる。

④　精神医学における実証主義

　精神医学領域では，力動精神医学の影響が強かった米国において実証主義の普及が立ち遅れ，先に英国のモーズレー病院などを中心とした欧州の医療機関，大学で用いられるようになった。薬物療法の登場に先んじて，1949年にはECTと持続睡眠療法，持続通電療法の3つの治療法を比較したRCTが行われた（Rees, 1949）。1954年にはモーガン・スコウらによってリチウムの抗躁効果について（Schou et al., 1954），同年には統合失調症に対するクロルプロマジンの効果についてのRCT（Elkes & Elkes, 1954）が行われている。

　精神医学領域においては改善の定義が難しく，かつ長期間の観察を要するこ

とが RCT を行ううえでの障害となっていた。これを解決するために1960年には初のうつ病の症状評価尺度が英国モーズレー病院のマックス・ハミルトンによって考案された（Hamilton, 1960）。ハミルトンうつ病評価尺度は薬物療法の効果を検定するためにうつ病の症状を数値化したもので，これによって評価者間のばらつきが減り，短期間での効果判定が可能となった。しかし治療の効果を再入院率や生存率といった直接的な指標ではなく，数値化して「擬似的に」判定することの妥当性については，現在に至るまで議論が続いている。

⑤　DSM-Ⅲ

1980年に米国のロバート・シュピッツァーら「ネオクレペリン学派」を自称する精神科医たちが中心となって作成された「精神障害の診断と統計マニュアル第Ⅲ版」（DSM-Ⅲ）が出版された。生物学的精神医学の復興というイデオロギーを中核に据えたこの診断基準はセントルイス大学とニューヨークの精神科医の集団により1970年代から時間をかけて作成が進められてきたものである。その成立は精神薬理学の発展と医学全体における実証主義の高まり，そしてその流れに立ち後れつつあった当時の米国精神医学の状況に強く後押しされていた。

DSM-Ⅰ（1952年）と DSM-Ⅱ（1968年）は患者の背景や個別性を重んじる力動精神医学の理論が重視されており，診断名は軽視されがちであったが，DSM-Ⅲ は前の２つの版とは全く異なるものになっている。

DSM-Ⅲ 作成の目的の一つは評価者間の不一致をなくすことであった。1971年の米国‐英国研究などにより，同じ患者であっても国によって下される診断が大きく異なることが明らかになった（Kendell et al., 1971）。診断基準の信頼性が低いことは臨床試験の成立はもちろん，科学としての精神医学の意義すら脅かすものであり，DSM-Ⅲ ではそれを改善するための方策として，主観的になりがちな原因論，本質論はほとんど排除され，横断症状から診断がつけられるようになっている。

当時高まっていた精神医学への不信と，それに対する精神科医たちの危機感は DSM-Ⅲ の作成を大きく後押しした。精神医学への信頼を取り戻すために

は，使い古され，難解になりつつあった力動精神医学よりも生物学的モデルの確立が必要だという考えが精神医学の主流となった。DSM-IIIの成功はその証であるといえる。

　その後，DSM-IV（1994年），DSM-5（2013年）と改訂を繰り返すなかでも基本となるコンセプトはDSM-IIIから変わっていない。生物学的な妥当性の乏しさ（Insel, 2013）や適応の拡大（Frances, 2013）が批判されつつあるものの，操作的診断と実証を重視したDSM-IIIの思想は現在に至るまで精神医学の国際的な主流となっている。

（3）反精神医学と社会革命（20世紀後半）

①　反精神医学

　1960〜1970年は米国を中心とした欧米の人々の価値観や文化が大きく変化し，それまで権威とみなされていたものの多くが激しい批判とともに力を失っていった時代であった。そのなかで精神医学はおおむね権威側の存在，あるいは権力維持のための装置として捉えられた。

　この時期の精神医学批判は反精神医学運動と呼ばれ，精神科患者に対する処遇や人権侵害への批判だけではなく，精神疾患の実在性そのものを否定する考えを包含することに特徴がある。この運動には多くの精神科医，心理学者，社会学者，哲学者が参加し，反精神医学の思想を柱としておのおのが個別に持論を展開した。以下にその代表的人物を紹介する。

　米国の精神科医トーマス・サスはこの運動の中心的人物の一人で，ニューヨーク州立大学の精神医学教授の職を経て1960年の論文を皮切りに精神疾患の存在を否定する主張を行うようになった。1969年には現在に至るまで反精神医学運動を継続しているサイエントロジー教会の人権に関する市民委員会の協同創設者となっている（Shorter, 2005）。1960年に『引き裂かれた自己』を著した英国の精神科医ロナルド・D・レインや1967年に「精神医学と反精神医学」を著したデイヴィッド・G・クーパーは，統合失調症は家庭環境を始めとする絶望的状況への反応であると述べ，その生物学的側面を否定した。フランスの哲学

者ミシェル・フーコーは，1961年の有名な著書『狂気の歴史』において，近代市民社会の型にはまらない人々に秩序を押しつけ，社会を統制するのが社会における精神医学の機能であると述べた。

　精神疾患の実在性の否定とならび，反精神医学のもう一つの柱となったのが精神医療批判（精神病院という制度に対する批判）であった。イタリアの精神科医フランコ・バザーリアは精神疾患の存在は認めながらも，1968年の著作「施設の否定」などで，精神疾患の患者は病院ではなく社会で治療すべきと主張した。彼の活動は後にイタリア国内の公立精神病床を撤廃するに至る1978年「バザーリア法（180号法）」の成立として結実している。バザーリアにも大きな影響を与えたのは社会学者アーヴィング・M・ゴフマンによる1961年の著書『アサイラム』である。ゴフマンはこのなかで物理的な設備を含めた精神病院のシステムが被収容者としての精神科患者を作り上げると述べた。フランスのラ・ボルド病院においては，ジャック・ラカンの元で学んだフランスの哲学者フェリックス・ガタリや院長のジャン・ウリたちもまた，管理によらない治療共同体内での精神疾患の治療を試みている。

　全世界的な流れのなか，イタリア以外の欧米諸国も精神病床の削減，開放化に舵を切った。また，この運動の影響で欧米では一時期ほとんどECTが行われなくなった。

　1980年代以降，精神疾患すべてが虚像であるとする主張は勢いを弱めているものの，現在に至るまで精神医療批判は根強く存在し，その流れのなかで患者の処遇や同意，あるいは長期入院などが問題化されていった側面もある。わが国でも，2004年以来，厚生労働省は「入院中心医療から地域生活中心へ」を基本的方策としているが，これはかつての精神医療批判と無関係なわけではない。近年では製薬企業との結びつきや対象領域の拡大（パーソナルな問題や社会問題の医療化）を批判するような意見を中心に再び盛り上がりをみせている（Healy, 1999）。

② 社会革命と PTSD

外傷や激しいストレスに晒された後に生じる，身体的原因の指摘されない症状については古くから報告があり，産業革命（鉄道脊椎）や，戦争の際（第一次世界大戦における砲弾神経症，第二次世界大戦における戦闘疲労，収容所症候群）に注目されてきた（Young, 1995）。ベトナム戦争の帰還兵にみられた症状から，1970年にも新たなストレス関連の精神障害が提唱され，「心的外傷後ストレス障害（PTSD）」という名称で DSM-III にも採用されるに至った。これは「破局的体験」から間をおいて生じる恐怖，再体験や回避症状を特徴とする病態である（第6章参照）。

横断像を重視した DSM-III のなかで PTSD は唯一発病の原因（「破局的な体験」）に言及されている診断カテゴリーである。この疾患単位はストレスと症状の因果関係を定義の柱とする点では力動精神医学を源流にもち，それに内分泌系の異常などの生物学的裏付けが付与されたハイブリッドな概念に発展していった。この診断が注目されるに至った社会背景としては先述のベトナム戦争のほか，同時期に高まりをみせていたフェミニズム運動の影響も無視できない（Herman, 1992）。親や配偶者からの性被害や虐待，暴力により PTSD を発病したと主張する数多くの訴訟が起き，ジュディス・L・ハーマンのように係争を後押しするような精神科医，心理療法家も登場して PTSD は大きなムーブメントとなった。ただし，その後トラウマの偽造が可能であるという研究報告が提出され（Loftus, 1997），今度は訴訟を後押ししていた医療者側が訴訟を受けることとなり（「偽りの記憶」（フォルスメモリー）問題），イデオロギー闘争的な意味合いをもった PTSD 論争は2000年頃にはある程度の落ち着きをみせることとなった。

（4）新しい治療学の流れ（20世紀終盤〜現在）

① 新規抗精神病薬と新規抗うつ薬

1980年代後半から，抗精神病薬（ドパミン拮抗薬），抗うつ薬（シナプス間のモノアミン濃度を高める薬剤）ともに新規薬剤が作り出され，販売され始めた。従

来の薬剤がまず偶発的に効果が発見され，そこから作用機序が導き出されていたのに対し，これらの新規薬剤は作用機序の仮説に基づいて望ましい効果を示すようはじめからデザインされた。

　新規抗精神病薬（第 2 世代あるいは非定型抗精神病薬）は効果よりもむしろ副作用の低減に重きがおかれ，従来型の第 1 世代（あるいは定型）抗精神病薬に比べて薬剤性パーキンソン症状などの副作用が生じにくいことに大きな特徴がある。また，ドパミン以外にもセロトニンやヒスタミンなど，複数の神経伝達物質の受容体に影響を及ぼすことが薬理学上の大きな特徴である。

　それとは対照的に，新規抗うつ薬は標的であるセロトニンやノルアドレナリン受容体に特化して作用し，他の受容体への作用が比較的少ないことが特徴である。こちらも効果よりは起立性低血圧や不整脈といった副作用が少ないことにおいて従来薬よりも優れている。

②　精神薬理学の隆盛と精神医学批判

　新規薬剤のうちでも特に新規抗うつ薬はその治療効果以外にも，社会における精神医療の位置づけを変えたことで大きな意味をもっている。SSRI をはじめとする新規抗うつ薬は製薬企業による大規模な市場リサーチによっていわゆるプロザック®ブームを引き起こし，世界中で大きく売り上げられた薬剤（ブロックバスター）となった。このマーケティングは，あらたな需要を発掘することにより行われ，従来抗うつ薬を服用していたような重症のうつ病に加え，比較的軽症の患者や，時代によってはうつ病ではなく「抑うつ神経症」と呼ばれていたような患者が抗うつ薬治療の対象となった（Watters, 2011）。

　そのように1990年代から2000年代にかけては精神医学の敷居が下がったことによって，外来を中心とした抗うつ薬の隆盛があったが，その後に新規抗うつ薬にも離脱症状や衝動性の高まりなどの副作用（すべての患者に生じるわけではない）の存在が報告されるようになった。ほかにも臨床試験や研究の結果には特定の方向性をもった誤り（バイアス）が混入することが問題視され，製薬企業のみならず精神医学に対する不信を引き起こしている。

　そういった経緯から，ドパミン，セロトニン，ノルアドレナリンに注目した
精神薬理学は一時期ほどの勢いを失いつつあるが，一方で抗認知症薬，多動性
障害のための精神刺激薬，アルコール欲求制御薬などの新たなカテゴリーの薬
剤が相次いで登場し続けており，精神薬理学の裾野はまだ広がり続けている。

③　新しい精神療法

　力動精神医学に基づく精神療法が下火となった後，従来その対象となってい
た心理的側面の強いうつ病や不安障害は一部が薬物療法に引き継がれたが，薬
物療法が効果を示さない症例も根強く存在した。また，「心を薬物で変えよう
とする」ことへの不安や批判もあり，1970年代頃より新しい精神療法の技法が
注目され，発展していった。

　その代表的なものがアーロン・ベックが理論を発展させた認知行動療法
（CBT）である。CBT は力動精神医学に基づく精神療法の限界を克服するよう
な精神療法として洗練されていった。CBT では患者（クライエント）の内面に
ついて抽象的な事柄を取り扱わず，行動面や具体的な認知を中心に据える点に
特徴がある。薬物療法と同様に，効果は厳密なランダム化比較試験によって検
証された。技法についても決まった手順と評価方法が明示され（構造化），ト
レーニングを受けることで誰でも一定の水準の治療が行えるようになることが理
想とされた。所用時間や頻度も定まっており，経済的，人的負担にも配慮され
ている。臨床試験によって薬物療法と同等以上の効果と再発予防効果が示され
（de Maat et al., 2007），CBT は米国で保険適応を受け急速に臨床の現場に普及
した。最初に提唱されたのは強迫性障害やうつ病であったが，近年では統合失
調症などへの適応の拡大が模索されている。また，「マインドフルネス」とし
て知られる，やや抽象的な内的事象を取り扱うような CBT も登場し，新しい
展開をみせつつある。

　現在の精神科臨床ではほかにも複数の精神療法の技法が用いられている。な
かでもサリヴァンの思想を基礎におく対人関係療法は精神分析的精神療法の末
裔に位置するものであり，臨床試験でうつ病に対する有効性が示された（Kler-

man et al., 1974）ことで米国で保険適応を認められ，標準的な精神療法として定着している。

④　ニューロイメージング

1972年にはコンピュータ断層撮影（CT）装置，そして1978年にはより詳細に生体の構造を観察できる MRI 装置が開発され，まもなくして臨床に導入された。この技術革新によって，従来は死後脳や脳血管を通して間接的に観察するほかなかった脳実質の構造を生体内で詳細に観察することが可能となった。

さらには局所血流の酸素消費を視覚化できる機能的 MRI（fMRI）技術（1990年）や放射性同位元素を用いたポジトロン断層法撮像（1999年）といった脳局所ごとの活動性を観察できる技術が開発されたことにより，脳を構造だけでなく機能面からも評価することが可能となっている。

脳画像検査技術は脳出血や脳梗塞の発見，アルツハイマー型認知症をはじめとする神経変性疾患の評価といった脳外科，脳神経内科領域で目覚ましい成果をあげ，その後次第に精神科領域にも影響を与えるようになる。

1996年頃からはうつ病や統合失調症で海馬など複数の脳領域の体積減少が示され（鈴木・高橋，2013；Arnone et al., 2012），いわゆる内因性の精神疾患が生物学的基盤をもつことに一定の裏付けを与えている。強迫性障害に対する認知行動療法（CBT）が脳の代謝を変化させること（Schwartz et al., 1996）やトラウマを受けた患者における側頭葉内側領域の体積減少（Bremner et al., 1995）といった，心理と脳を架橋するような結果も報告されている。

しかしながら，これらは患者複数を健常者複数と比べた際に初めて明らかとなるような小さな差（群間差と呼ばれる）で，たとえば認知症における海馬の萎縮のように，単一の患者の鑑別診断や治療効果判定を可能とするには至っていない。

⑤　脳システム論とニューロモデュレーション

MRI 技術の発展はさらに進み，脳の神経繊維走行を解析するトラクトグラ

フィー，安静時において脳局所活動の同期を推測する resting-state fMRI といった撮像・解析手法が登場したことで脳領域間をつなぐ結合を観察することが可能となった。

　それらの新しい脳画像技術がもたらした知見をもとに，精神疾患の病態仮説も構築されつつある。それは複数の脳部位とそれらをつなぐ結合からなるシステム（コネクトーム）の異常により精神疾患の病態を説明しようと試みる，脳システム仮説とでも言うべきもので，特定の脳部位に病因を求めるような局在論やレセプター仮説で解明しきれなかった精神疾患の生物学的基盤を補完するものとして期待されている。

　脳システム論のパラダイムに基づく精神科治療も考案された。ニューロモデュレーションと呼ばれる新しい精神科治療は脳内のネットワークの動態を変えることを目的としている。この治療の最古のものはおそらくけいれん療法であるが，それから70年以上のブランクをおいて登場した新しいニューロモデュレーションは，けいれんを介さずに脳の動態を調節しようとするものである。

　現在のニューロモデュレーションのうち，ターゲットとなる脳領域の活動を直接刺激によって賦活もしくは抑制する手法は神経刺激法と呼ばれ，磁気を介した誘発電流を用いる経頭蓋磁気刺激（transcranial magnetic stimulation：TMS），頭蓋より接触式に電気刺激を行う経頭蓋直流電気刺激（transcranial direct current stimulation：tDCS），誘発電流の及ばない深部を刺激するために刺激電極を外科的に脳に埋め込む深部脳刺激（deep brain stimulation：DBS）などが考案されており，そのうち TMS はうつ病を対象として精神疾患の臨床にも導入されている。

　こういった背景のもと，精神科領域における身体療法（somatotherapy）の隆盛に期待が寄せられているが，大半の脳刺激法はまだ研究目的で使用されるにとどまっている。このようにして次々と持ち込まれる新しい技術がこれからの精神医療にどれほどの影響を与えるのか，どのような発展をみせ，どのような議論を引き起こすのか，それらはまだ歴史として取り扱われる対象ではない。

第 II 部

精神疾患各論

第3章

統合失調症

1 統合失調症とは

（1）メディアのなかの統合失調症

　疾患の当事者やその家族，精神医療に携わる者でなければ，統合失調症のイメージは映画や小説，もしくはニュースなどから得られる断片的な知識を通じて形づくられることが多いのではないだろうか。

　物語やニュースなどにおいて，根拠が乏しいまま，あるいは診断が明示されないまま「なんとなく」統合失調症とみなされているようなケースは非常に多い。たとえば画家のファン・ゴッホやエドヴァルド・ムンク，作家の石川啄木などは統合失調症を患っていた著名人としてしばしば引き合いに出されるが，実はこれらには数多くの反論もあり，信頼に足るプロセスを経て診断が下されているとはいえない。

　事実に拠らない，あるいはドラマティックに誇張されたメディアのなかの表現に基づいて統合失調症のイメージを固めてしまうことはこの疾患についての大きな誤解を生む。「なんとなく」の理解に終わらせず，根拠を確かめつつ実像を把握するよう努めることは，実際に統合失調症の当事者と関わるとき，そして自身や近しい人が当事者となったときのためにも大切である。

（2）統合失調症当事者の記録

　診断の信憑性が高い統合失調症当事者なら，20世紀初頭に活躍したロシア出身のバレエダンサー，ヴァーツラフ・ニジンスキーがあげられるだろう。彼は

統合失調症（Schizophrenie（独））の名付け親である精神科医オイゲン・ブロイラーから直接診断を受けたことがわかっている。また，ゲーム理論をはじめとする業績で1994年にノーベル経済学賞を受賞した数学者のジョン・ナッシュも自身や関係者により病名や症状が明らかにされている。

　2人ともいわゆる早熟の天才であり，20代のうちに高い評価を受けながら，発病以降は症状に苦しみ，専門分野でも目立った成果が出せなくなった点で共通している。ニジンスキーの伝記（Nijinsky, 1952；Ostwald, 1991）や，ジョン・ナッシュを描いた映画「ビューティフルマインド」等によって，彼らの生涯に触れることができる。

　彼らのように著名な当事者が「悲劇の天才」として注目された結果，統合失調症は一部の特殊な人々がかかる疾患というイメージをもたれることがあるが，実際は発病前の当事者が知能や芸術的才能において平均よりも優れているという根拠はない。近年では当事者によるエッセイ（ハウス加賀谷・松本キック（2013）『統合失調症がやってきた』），自伝的マンガ（木村きこり（2018）『統合失調症日記』，みえっち（2016）『統合失調症だけど，がんばって生きています』）も出版されており，それらを通じて演出的な狂気やヒューマニズムにより修飾されることのない，等身大の疾患当事者像に触れることができる。

（3）「最も謎と損失の大きな疾患」（van Os ＆ Kapur, 2009）
　米国の医学雑誌 Lancet で2009年に掲載された特集記事は，統合失調症について「いまだに最も謎と損失の大きな精神疾患の一つ」と述べている（van Os ＆ Kapur, 2009）。

　統合失調症は10代後半から20代に発病のピークをもち，多くが慢性に経過する精神疾患である。高血圧や糖尿病といった他の慢性疾患と比べて人生早期から発症するため，就学や就労などの様々な活動が制限される。身体疾患を合併することも多く，平均寿命は10年程度短縮することが知られている。それに加えて，社会からの偏見も根強いことから，疾患当事者とその家族が受ける負担はきわめて大きい。

　しかし，精神医学において100年にわたり中核的な疾患に据えられているにもかかわらずこの疾患の病因解明はまだ途上にあり，診断基準や定義も変化を繰り返している。

　疾患の輪郭が定まらないことの大きな要因は症候や遺伝子，生化学検査所見，画像検査などのいずれの客観的所見においても，「これがあれば統合失調症」という決定的要素が存在しないことである。これは精神科疾患の普遍的な問題でもあるが，統合失調症においては特に顕著である。現在では，統合失調症は生物学的には異質な集団であり，すべてを包括的に説明できるような客観的要素は見出せないという意見が一般的である。

（4）「行動と認知の障害を呈する，複合的かつ非均質な症候群」(Owen et al., 2016)

　先の特集から7年後の2016年，再び Lancet が掲載したセミナー記事では統合失調症を「行動と認知の障害を呈する，複合的かつ非均質な症候群であり，遺伝と外的要因に起因する脳の発達異常によって生じると考えられている」と説明している（Owen et al., 2016）。

　2009年の記事と対照的に，この記事では「何が明らかになったか」に重きがおかれている。いくつかの大きな研究成果を受けて統合失調症の病態は絞り込まれつつあり，少なくともすべてが謎に包まれたつかみどころのない疾患というわけではなくなった。そして，社会で暮らす数多くの当事者達は実在しており，治療や支援を行うための枠組みも日々改善の試みが続けられている。

　本章ではわれわれが何をさして統合失調症と呼んできたか，疫学・生物学的研究を通してどのようなことが明らかになっているのか，そして現在の統合失調症の当事者がどのような支援を受けることができるのか，について概説したい。

2　疫　学

　決して稀な疾患ではなく，1年間のうちに発症する率は10万人中10～20名程

59

度，生涯有病率は0.4〜1.0%程度と考えられている。

　男性，移民，都市部の居住者では有病率が僅かに高いことが知られているが，その原因は明らかになっていない（安藤，2013）。診断基準や文化の違いがあるにもかかわらず，時代や地域による有病率のばらつきが少ないことは，当疾患の特徴の一つである。

　発病年齢は10代後半から20代が大半で，女性の場合は40〜45歳頃にも小さな発病のピークがある（Ochoa, 2012）。比較的若年で発病するために，その後の社会的スキルの獲得や就労・就学に大きく影響を与える。

　また，統合失調症に罹患している人の平均寿命はそうでない人に比べて10年程度短いことが知られている（Tanskanen, 2018；Hjorthøj et al., 2017）。近年では平均寿命自体は伸びつつあるが，これは母集団の平均寿命が延びていることに伴う変化であり，健常者との差は埋まっていない。

　寿命短縮の理由は疾患による生活習慣の乱れや社会的支援の乏しさ，薬剤の副作用などによる複合的なものと考えられている。統合失調症の発病時からすでに身体的な変調が生じているという報告もある（Pillinger et al., 2018）。自殺による死亡率は4〜10%と考えられており，うつ病よりは低いものの健常の10倍程度である。その他，突然死が多いことも知られている。

3　概念の歴史

　統合失調症（schizophrenia（英），Schizophrenie（独））は19世紀終盤から20世紀初頭に活躍したドイツの精神科医エミール・クレペリンが早発性痴呆（Dementia praecox（独））の名称で提唱した疾患単位である。早発性痴呆という言葉自体は19世紀中盤にフランスの精神科医であるベネディクト＝オーギュスタン・モレルがすでに使用しているが，クレペリンの定義とは大きく異なるものであった（厚生労働省による2004年の報告書を受け，本邦におけるdementiaの訳語が「痴呆症」から「認知症」に変更されたが，"Dementia praecox"は現在使用されていない歴史的な病名であるためか，従来の「早発性痴呆」という訳語がそのまま用いられ

ている。本章でもそれに倣うこととする）。

（1）ベネディクト・モレルの早発性痴呆

　フランスの精神科医モレルは興奮や妄想といった症状とともに若年で発病し，急速に痴呆化が進む症例を1857年の著書で「早発性痴呆（Dementia praecox）」として記載しているが，彼はそれを疾患単位としてではなく，変質（遺伝性が強く，世代とともに進行する病的素因）の一表現型とみなしていた。また，モレルの概念は変質の前提として神の定めた本来の形を提唱するなど，信仰に強く影響されていた。

（2）エミール・クレペリンの早発性痴呆

　早発性痴呆という名称はエミール・クレペリンの教科書第 4 版（1893年）ですでに登場しているが，後の精神医学に大きな影響を与えたのは症状に転帰（病状の行く先）を加えた診断分類を確立させた第 6 版（1899年）である。
　ここで提唱されたのは予後不良を特徴とする疾患単位としての早発性痴呆であり，ドイツの精神科医カールバウムやヘッカーによって1870年頃に報告された緊張病，破瓜病を下敷きにしている。緊張病，破瓜病は予後不良の経過をもつ病態として，そのままクレペリンの早発性痴呆のなかに組み込まれた。
　クレペリンは早発性痴呆を脳の疾患として捉えており，技術の発展とともに将来的には本質的な脳病変を突き止められると期待していた。

（3）オイゲン・ブロイラーの統合失調症

　スイスの精神科医，オイゲン・ブロイラーは1911年に早発性痴呆の名称変更を主張し，精神機能の分裂を意味する統合失調症（Schizophrenie）という名称を提案した。早発性痴呆と診断された症例のなかにも比較的予後が良好な症例が含まれているために，名称と実態に乖離が生じているというのが名称変更の主な根拠である。
　ブロイラーは統合失調症を特徴づける要素として，予後ではなく精神機能に

注目した。彼は「4つのA」として知られる，連合弛緩（loosening of Association），感情障害（disturbances of Affect），自閉（Autism），両価性（Ambivalence）を病態の本質に近い「基本症状」としてあげ，幻覚や妄想はそこから二次的に生じるものだと考えた。

　ブロイラーの提案は広く受け入れられ，schizophreniaという病名はその後100年にわたりスタンダードとなっている。疾患の定義が縦断像から精神機能という横断像に移ったことで，疾患の概念は変化し，結果的には拡大することとなった。

（4）クルト・シュナイダーの一級症状

　ハイデルベルク大学のクルト・シュナイダーは考想化声（考えていることが聞こえる），自身の行動を説明する幻聴，妄想知覚，被影響体験などを，統合失調症以外の精神疾患（神経症や躁うつ病）にはほとんどみられない症状としてあげた。いわゆるシュナイダーの一級症状と呼ばれるこれらの症状は統合失調症の特異的症状として広く受け入れられた。

　シュナイダーの試みはブロイラーの基準と同じく，横断面から統合失調症の特徴を捉えようとしたものだが，ブロイラーと異なってシュナイダー自身はこれらの症状を病態の本質的要素と考えていたわけではない。

　シュナイダーの一級症状は，その後の統合失調症診断に大きな影響を与え，アメリカ精神医学会（APA）の「精神障害の診断と統計マニュアル第Ⅲ版」（Diagnostic and Statistical Manual of Mental Disorders Ⅲ：DSM-Ⅲ）でも重視されたが，DSM-5（2013年）では姿を消した。

（5）DSM-Ⅲの統合失調症

　APAによって1980年に出版されたDSM-Ⅲでは評価者間の診断が一致すること（信頼性）が重視された。その結果，自我障害や連合弛緩などの曖昧さを含む指標は診断基準には採用されず，幻覚妄想や奇異な行動といった客観化しやすい指標に重みづけがなされるようになった。

表 3 - 1　統合失調症の診断基準（DSM-5，A項目）

A．以下のうち 2 つ（またはそれ以上），おのおのが 1 カ月間（または治療が成功した際はよ
　り短い期間）ほとんどいつも存在する。これらのうち少なくとも 1 つは(1)か(2)か(3)である。
　(1)　妄想
　(2)　幻覚
　(3)　まとまりのない発語（例：頻繁な脱線または減裂）
　(4)　ひどくまとまりのない，または緊張病性の行動
　(5)　陰性症状（すなわち情動表出の減少，意欲欠如）

出所：APA，2013/2014

　Ⅲ 以後の DSM が内面への言及を排除したことや，統合失調症以外の診断
カテゴリーが変化したことによって，それまで拡大傾向にあった統合失調症の
診断概念は縮小した（表 3 - 1 参照）。

（6）精神分裂病から統合失調症へ

　石田昇による1915年の訳出に始まり，1937年の日本精神神経学会の訳語統一
試案を経て，長らく本邦では schizophrenia に「精神分裂病」という訳があて
られていた（中根，2007）。

　しかしながら，この診断名のもつ漠然とした否定的な響きは，診断を受けた
患者やその家族が抱く不安・羞恥や，社会から受ける偏見を強める一因となっ
ていた。

　また，schizophrenia がさす「精神機能の分裂」とは狭義に観念のつながり
（連想）が障害されることを意味しており，訳語が不正確であるという批判も
あった。

　そのような背景のもとで日本精神神経学会は，全国精神障害者家族会連合会
の要望を受け，2002年に精神分裂病から統合失調症へと正式に病名を変更した。
ちょうど予後の悲観論や疾患と性格の混同が和らいできた時期にこの名称変更
が重なったことで，この疾患につきまとっていた負のイメージは軽減されたと
いえる（佐藤，2015）。

4　症候学

　統合失調症の当事者にみられる症状については，様々な分類が試みられ，
1980年代からは陽性症状と陰性症状への二分法が広く用いられていた（Crow,
1980）。DSMの操作的診断は陽性症状と陰性症状の有無に基づいて行われるが，
近年ではこれに認知機能障害を加えた3つに症状を分類するのが一般的である。
その他には，精神病後の抑うつなどの感情症状もよくみられる。

　症状の内容，程度や出現時期には個別にかなりのばらつきがあり，必ずしも
ひとりにすべての症状が出現するわけではない。

　針間による総説をもとにして以下に概説を行う（針間，2018）。

（1）陽性症状

　陽性症状は一般に初回エピソードなどの急性増悪時（急性期）に認められる
ことの多い症状である。比較的薬物療法に反応しやすいが，その後再燃を繰り
返したり，症状が長期持続する例も少なくない。しかし，当事者の思考や行動
に強く干渉するような陽性症状は慢性期には減少する傾向がある。

　以下に主な陽性症状を列挙するが，すべての症状がこのようにきれいに整理
できるわけではない。一つの訴えのなかに複数の症状の要素が含まれ，明確な
線引きが難しいこともある。

①　妄　想

　妄想とは，証拠や反証によって訂正されず，当人の文化的背景（宗教的信念）
にも反している，強固な誤った信念として定義される。

　さらに当人の心的内容との関連が見出せないものを一次妄想（真性妄想），そ
の信念が生じた経緯がある程度了解できるものを二次妄想と呼ぶ。

　一次妄想にはたとえば妄想気分（自身が漠然と何かに巻き込まれているという気
配），妄想知覚（物音などの実在の知覚に無関係な意味づけが行われること），妄想着

想（突然に生じて確信される着想）などがある。二次妄想は当人のもつ不安，不信などの先行する感情に基づいて生じた解釈が妄想化するものである。

②　幻　覚

幻覚とは実際の知覚刺激がない状態で知覚を受けていると感じることであり，なかでも統合失調症においては幻聴が生じることが多い。当人が実在の知覚であると感じる場合もあれば実在しないと認識できている場合もある。

ほかには体感幻覚と呼ばれる身体感覚の幻覚を認めることもある。幻臭や幻味は被毒妄想などの意味づけを伴って生じることが多く，幻覚というよりは妄想の一部といえるような訴えも多い。幻視は統合失調症において稀である。

③　自我障害

自身の行動や思考が他者に影響され，自身への帰属感が弱まっていると感じることをさし，「させられ体験」や「被影響体験」とも呼ばれる。考想奪取（自身の思考が奪われる），考想吹入（考えを吹き込まれる），考想伝播（考えが周囲に知られている，漏れていると感じる）や，身体的被影響体験（実際に自身の行動や知覚を操られていると感じること）などがこれにあたる。

④　解　体

観念間の連合（つながり）が減弱している状態のことを連合弛緩と呼び，ブロイラーはこれを統合失調症の中核的症状と考えた。

連合弛緩は内的な概念であるため，DSM-III 以降では客観的に評価の可能な連合弛緩の指標として診断項目の一つに「解体した会話」が設定されている。ここには極端な話題の脱線や内容のまとまりが失われ減裂になること，話の目的の喪失などがあげられる。

連合弛緩以外では，本来とはかけ離れた異常な意味合いで用いられる換喩語や，自ら言葉を作り出す言語新作なども「解体した会話」に含まれる。

⑤　緊張病症状

　意思発動性と運動の障害によって定義づけられた特定の病態であり，活動性低下，過活動のいずれか，もしくは双方が混在することもある。活動性低下に属する徴候としては無動，無言，カタレプシー・蝋屈症（受動的にとらされた姿勢の維持），拒絶症（無目的な拒絶と抵抗）などが，過活動に属する徴候としては興奮（無目的な運動活動）が，いずれにも属さないものとしては反響言語（おうむ返し），反響動作（他者の動作の模倣），などがあげられる。

　かつては統合失調症に特異的な病型として考えられていたが，現在では気分障害や器質性精神疾患をはじめとする幅広い病態で出現する症候群であるとみなされている（Fink ＆ Taylor, 2003）。

（2）陰性症状

　活動量や情緒的交流の減少を特徴とし，陽性症状が質の異常であるのに対して，陰性症状は量の障害と定義づけられることもある。

　出現は緩徐であるが，陽性症状に比べて薬物療法に反応しづらいことから，長期にわたって残存しやすい。

①　感情鈍麻

　情動的な反応性の低下，感情の平板化等が含まれる。自己や他者に対する無関心や感情表出の減少が生じ，患者自身はそのことに無自覚である場合も多い。場にそぐわない感情表出を行う感情倒錯と呼ばれる症状を呈することもある。

②　意欲低下

　自発的な活動が低下することである。日常生活上の動作や社会活動に興味を示さなくなり，それらの活動が大幅に低下する。

③　発話の貧困・内容の貧困

　自発的な発語量や問いに対する返答が減少しているものを「発話の貧困」，

発語量は保たれているにもかかわらず，内容が反復的であったり，過度に抽象的であったりして情報が希薄であるものを「内容の貧困」と呼ぶ。

④　自　閉

現実よりも内面で起きている事象（病的体験）が優位となり，現実から距離をおくこと，として定義された。この自閉は連合弛緩とともに精神病理学者ウジェーヌ・ミンコフスキーにより「現実との生きた接触の消失」と表現されている。

客観的に評価できるものに限れば，他者との関わりを避け，一人の場所，活動に閉じこもり，無為に過ごす時間が増加することとして定義される。

（3）認知機能障害

かつては統合失調症では知能低下は生じないといわれたり，認知機能障害が陰性症状の一部として取り扱われることもあったが，近年では重視され，独立した症状のカテゴリーとして取り扱われるようになっている。疾患当事者の社会適応を左右するのは精神症状よりも，むしろ認知機能障害であるという報告もある（Green, 2000）。

下記の神経認知機能と社会認知機能に分けて論じられることが多い。

①　神経認知機能の障害

記憶力や集中力といった，基本的な認知機能のことをさし，「言われたことをすぐ忘れてしまう」「気が散って集中が続かない」「段取りよく行動できない」といった訴えで表出されることも多い（稲富, 2018）。

②　社会認知機能の障害

他者の意図や感情を読み取るような，神経認知に比べてより複合的な認知機能であり，神経認知機能以上に統合失調症当事者の日常生活能力に大きく影響するという報告もある（Penn et al., 2008）。

5　経過の多様性と予後

（1）前駆期

　多くの患者では初回エピソードの数年前からすでに様々な精神症状が生じていることが知られている（Häfner & an der Heiden, 1999）。これは潜在的な発病の時期であり，前駆期と呼ばれる。出現する症状としては不安抑うつや陰性症状などがあげられる。認知機能障害もすでにこの時期にみられ，前駆期のさらに前から存在しているという報告もある（Meier et al., 2014）。ほとんどの場合はこれらの症状が徐々に増強した後に陽性症状が出現し，初回エピソードに至る。

（2）精神病発症危険状態（ARMS）

　発病した当時者の経過をさかのぼって前駆期を調べるのではなく，精神病状態に移行するリスクの高い状態を精神病発症危険状態（at-risk mental state：ARMS）と定義し，前方視的に観察・介入するという試みが1990年代から盛んになっている（鈴木，2018）。

　ARMS は一過性もしくは診断閾値を超えない精神病症状，精神病性疾患の家族負因や機能低下などが存在することによって定義づけられる。ARMS から精神病状態に移行するのは概ね3割程度と考えられている（Fusar-Poli et al., 2012：Lin et al., 2015）。

（3）初回エピソード（顕在発症）

　幻覚や妄想，自我障害やまとまりを欠いた行動が初めて持続的に生じる時期を初回（精神病）エピソードと呼ぶ。この時期にみられる陽性症状は治療が効果を示しやすく，9割程度が一旦寛解に至ったとする報告もある。しかしながらそのうち半数弱は寛解を維持できず，半年以内に再燃していた（Gaebel et al., 2014）。

　また，陽性症状とは異なり，陰性症状や認知機能障害は改善しにくいことが

知られている。初回エピソードのうちから治療に反応しにくい症例も10〜20％
程度存在する。

（4）治療臨界期

　初回エピソード以降の数年間は治療臨界期と呼ばれ，この期間に生じる症状
や認知機能低下はその後長期にわたって残存しやすいことが知られている。

　未治療の期間が長いほど，その後に残存する症状が重く認知機能や社会機能
も悪化することが知られており（Penttilä et al., 2016），初回エピソードが生じ
てから速やかに有効な治療が行われるかどうかは予後を左右すると考えられて
いる。

（5）長期予後（残遺期）

　初回エピソードから10年以上の経過を追った大規模な研究は限られており，
結果にもばらつきがあるが，陰性症状や認知機能障害は陽性症状と比較して治
療には反応しづらく，大幅な改善をみせずに持続することが多い。

　陽性症状も残遺期の当事者に無視できない割合で存在することがわかってい
る。全体の30〜50％程度は10年以上にわたり陽性症状が持続していたという報
告もある（Goghari et al., 2013）。

　再発を繰り返す症例ではいずれの症状も悪化しやすいことが知られている
（Wiersma et al., 1998）。

6　生物学的基盤

　統合失調症の発症メカニズムは他の多くの精神疾患と同様にストレス脆弱性
モデルが想定されている。これは，先天的要因（脆弱性）をもつものに様々な
後天的要因（環境要因）が加わることで発病をきたすというものである（Zubin
et al., 1983）。特に統合失調症では先天的要因に負う部分が大きいといわれてい
る。

（1）遺伝的基盤

①　家族研究

　かつては後天的要素が重視されていたが，その後の双生児研究や養子研究を通して，統合失調症の発病には生育環境よりも遺伝負因が強く関与していることが知られるようになった。

　一卵性双生児の発病一致率（一方が発病している場合にもう一方も発病している割合）が40〜50％であるのに対して，二卵性双生児においては一致率が10〜15％程度（兄弟姉妹と同じ）であることは本疾患の発病にかかる遺伝的影響が大きいことを強く示唆する（Slater, 1953）。

②　遺伝子

　家族研究より，発病には遺伝負因が強く影響することが示唆されていることから，長年にわたり統合失調症の原因遺伝子を調べる研究が行われてきたが，統合失調症の発病に決定的な影響をもつ遺伝子は見つかっていない。また，統合失調症の発症と関連する遺伝子変異は疾患特有のものではなく，双極性障害や自閉スペクトラム症といった他の疾患にも認められることが次第に明らかになっている。これらの事実が統合失調症は生物学的に非均質な集まりであり，多因子的な発病機序をもっているという仮説に裏付けを与えている。

　近年は全ゲノム解析を通した大規模な研究を通して100程度の微弱な影響をもつ遺伝子領域が同定された（Schizophrenia Working Group of the Psychiatric Genomics Consortium, 2014）。抽出された関連遺伝子群のうちいくつかはドパミン受容体に関連していることから，病態にドパミンが深く関わっていることが再認識されている。このように，原因遺伝子を発見するのではなく，関連する遺伝子の関わっている機能を通して病態の理解を進めることが統合失調症における遺伝子研究の役割になりつつある。

（2）後天的な発病リスク因子

　統合失調症の発症リスクを説明するものとしては遺伝的影響が80％程度を占

めるといわれている（Sullivan et al., 2003）。しかしそれは言い換えると遺伝以外の影響も20％を占めるということである。同じ遺伝子をもつはずの一卵性双生児であっても発症一致率は50％程度であり，遺伝子以外の要因も無視できない。

　母親が妊娠初期～中期にインフルエンザなどの感染症にかかることは児の発症リスクを高めることが知られている（Venables, 2007）。このことは冬期に出生した者がそうでない者に比べて発症率が高いことの原因かもしれない。その他にも母親が重い栄養不良など高ストレス状態に曝されることも児の発症率を高める因子として知られており（Susser et al., 1996；Khashan et al., 2007），母胎内での羊膜共有の有無により一卵性双生児の発病一致率が変化するという知見からも出生前環境の重要性は裏付けられている（Davis, 1995）。その他，母親の周産期合併症や父親が高齢であること，小児期の親との別離・死別，被虐待経験なども発症率を高めることが知られている（Tandon et al., 2008）。

（3）ドパミン仮説

　ドパミン拮抗薬が症状の改善や再燃の予防に有効なことは統合失調症において確立された知見の一つである。そのことから統合失調症の症状には中枢神経系におけるドパミン伝達の異常が関与しているとするドパミン仮説が提唱された（Snyder, 1976）。

　その後の研究の積み重ねにより，中枢神経系のドパミン伝達には①中脳−皮質系，②中脳−辺縁系，③黒質−線条体系，④漏斗下垂体系の4つの経路が存在することがわかっている。統合失調症ではそのうち①の活動が低下，②が亢進しており，①は陰性症状，②は陽性症状にそれぞれ関係すると考えられている（Howes & Kapur, 2009）。③，④の活動は健常者と比較して違いはなく，③の経路はパーキンソン病で障害されていることがわかっている。

　抗精神病薬は②の経路を抑制することによって効果を発揮するが，③，④の経路のドパミン伝達も遮断してしまうことでパーキンソン症状や高プロラクチン血症などの副作用を引き起こす。

　しかしながらドパミン伝達経路に異常が生じるメカニズムや，陰性症状が進

71

行するメカニズムはわかっていない。また，クロザピンなどのドパミンD2受
容体遮断の力が弱い薬剤が効果を示すこともドパミン仮説で説明しきれない現
象である。そういったいくつかの限界点から，ドパミン仮説は統合失調症の病
因を説明するものではなく，陽性症状などの一部の症状を説明する仮説である
という考えが現在の主流となっている。

（4）脳画像研究と神経発達障害仮説

　核磁気共鳴画像法（MRI）を用いた脳構造の検討で，統合失調症では健常者
との比較で視床，海馬，側頭葉（特に上側），帯状回など複数の脳領域における
体積減少が生じていることがわかっている（根本，2017）。

　これらの体積減少は初回エピソード前後の時期に急速に進行すると考えられ
ているが，発病前駆期を含むARMSの状態でも健常に比べていくつかの脳領
域で体積減少が生じていることがわかっている。このことは統合失調症の顕在
発症以前からの神経発達異常が生じているという仮説の有力な根拠となり，近
年得られた統合失調症の研究における大きな発見の一つといえる。ARMSの
なかでも後に統合失調症を発病する者としない者で脳構造に違いがあるという
可能性も報告されている（鈴木，2017）。

　今後，診断の補助技術としての脳画像検査が期待されている。しかし各脳領
域の体積減少パターンに基づく鑑別の試みは健常と統合失調症を区別できたと
いう報告がほとんどである。実臨床で問題となるような，気分障害や神経発達
症（発達障害）などの精神障害と統合失調症との鑑別についてはほとんど報告
がなく，脳画像を用いた統合失調症の鑑別はまだ実用に耐え得るほどの精度に
は達していないといえる（Palaniyappan et al., 2015）。

7　治　療

（1）薬物治療

　1950年代にクロルプロマジンの抗精神病効果が発見されてから現在に至るま

で，抗精神病薬（ドパミン受容体遮断薬）による薬物療法は統合失調症治療の中心的な役割を担っている。抗精神病薬はランダム化比較対照試験（RCT）によって明らかな症状の緩和，再発の予防効果をもつことが確認されており，大規模な前向き調査（コホート研究）では，服用していることが生命予後をよくすることも示されている（Torniainen et al., 2015）。

1950〜1970年代に合成された抗精神病薬のほとんどは第 1 世代抗精神病薬と呼ばれ，それに対して1980年代から登場した抗精神病薬は第 2 世代抗精神病薬と呼ばれる。作用機序が中枢神経系におけるドパミン遮断によるものである点は第 1 世代と第 2 世代抗精神病薬で共通しているが，第 2 世代抗精神病薬はセロトニン 5-HT 受容体やヒスタミン受容体などのドパミン D2 以外の受容体にも作用する点に特徴があり，第 1 世代に比べて錐体外路症状などの副作用が少ないといわれている。

①　薬物療法の問題点——治療抵抗性

抗精神病薬の登場が統合失調症の治療に大きく貢献したことには疑いがないものの，抗精神病薬治療はいまだ複数の大きな問題を抱えている。

問題の一つは効果を示さない症状，症例の存在である。抗精神病薬は急性期にみられる幻覚妄想や感情症状，興奮には比較的効果を示しやすいが，陰性症状や認知機能障害にはほとんど効果を示さないことが明らかになっている。また，複数種の抗精神病薬治療を試みても症状や社会機能が十分に改善しない「治療抵抗性統合失調症」当事者も全体の30〜60％程度存在し（Hasan et al., 2012），統合失調症に対する抗精神病薬は，感染症に対する抗生物質のような，「魔法の弾丸」の域には達していない。

②　薬物療法の問題点——副作用

おそらく抗精神病薬がもつ最大の課題は副作用の存在である。抗精神病薬は運動系のドパミン神経をも抑制するため，錐体外路症状と呼ばれる様々な運動機能の障害を引き起こす。手足の震えや小刻み歩行などのパーキンソン病様症

状は抗精神病薬服用者に最も多くみられる副作用の一つである。それ以外にも一部の筋肉が急に強直，伸展する急性ジストニア，せわしなく特定の筋肉が動き続ける遅発性ジスキネジアなどを認めることもある。これらの副作用は第2世代抗精神病薬では低減したと一般にはいわれているものの，異論もある。

　また，出現頻度は低いものの注意を要する副作用として悪性症候群があげられる。悪性症候群は発熱や意識障害，筋組織の破壊などを特徴とする副作用で，筋組織が破壊されることにより腎不全に至り，生命に危険が及ぶこともある。

　その他にも胃腸の運動障害や起立性低血圧，心電図異常などが知られているが，詳細は専門書に譲りたい。

　一般に，第2世代抗精神病薬では副作用の出現頻度が減少したといわれているものの，大きな差がないとする意見もあることに加え，一部の第2世代薬には血糖上昇や肥満など，第1世代薬ではあまりみられないような副作用が生じることも知られている（Leucht et al., 2009）。

　統合失調症の症状との兼ね合いで処方減量や中止が難しい場合や，遅発性ジスキネジアのように服用を中止してからも副作用が続くような例もあり，程度の差こそあれ，疾患当事者の多くは副作用により何らかの不自由さを抱えている。

（2）リハビリテーション

　残遺期の症状には薬物療法が効果を示しにくい一方で，適切なリハビリテーションが陰性症状や認知機能の改善と維持に有効であることが知られている（Wykes et al., 2011；Cella et al., 2017）。

　認知機能の向上を目的としたリハビリテーションは認知矯正法と呼ばれ，基礎的な神経認知機能と，社会交流を行うための複合的な機能である社会認知機能のそれぞれに特化したプログラムが存在する。いずれもパソコン上や対面で日常生活上に関連した認知課題をこなすものが多く，週に1回から数回の頻度で半年〜1年程度行う。

　また，認知機能よりも広い範囲をさす概念である社会生活技能をターゲット

に据えたソーシャルスキルトレーニング（SST）と呼ばれる訓練プログラムも近年盛んになっている。SST はコミュニケーション，対人交流に関連する課題を設定し，ロールプレイの反復を通して適応的な対処行動を行えるような技能の獲得を図るもので，通常週 1 回程度，10人前後の集団で行われる。SST によって陰性症状や社会認知機能が改善したり（Kopelowicz et al., 2006），再発が減少（Almerie et al., 2015）することが報告されている。

（3）精神療法

　かつては統合失調症に対しても精神分析の理論に基づく個人精神療法が行われることがあったが，有効性を示す臨床研究の乏しさも影響して近年ではあまり行われない。それにかわって認知行動療法には一部の症状を軽減する作用があることが示されており，その理論に基づいて，妄想の抱きやすさといった認知の歪みに対する自覚の強化を目的とするメタ認知トレーニング（MCT）なども注目されている（Eichner & Berna, 2016）。これらは集団で行われることも多く，統合失調症に関連した領域では認知療法とリハビリテーションの境界がなくなりつつある。

　個人精神療法への注目は減っているものの，診療の際に行われる医師や支援者とのやりとりを通じた日常生活へのアドバイスや声かけ，信頼関係の構築は（実証されていないものの）治療の継続や症状の安定に良い影響を与える。医療者や支援者が当事者との間に良い関係を築いていくうえでは，傾聴と話の整理，感情への配慮，過度の干渉を控えること，距離を保ったアドバイスなどが大切である。このようなやりとりは特定の技法に基づいた狭義の精神療法ではないものの，支持的精神療法，あるいは小精神療法（堀越・野村，2012）と呼ばれ，医療や支援を行ううえでの大前提となるような態度・姿勢であり，習熟するだけの価値を備えている。

（4）生活支援

　本邦で広く行われている具体的な支援としてはデイケア，就労系障害福祉サ

ービス（作業所，就労移行支援など），訪問看護や自立支援ヘルパーサービス，自立支援法による通院医療費の減免などがあげられる。適切な生活環境の調整，日常的な支援は再燃や再入院といった予後に大きく影響することが知られている。

　一方で統合失調症当事者は陰性症状や社会的状況によって，自ら積極的に支援を希望できないケースも多いうえ，多様性を考慮して適切な支援プログラムを選択する必要があることから，個々のプログラム以上に全体的なマネジメントが重視される。マネジメントは公立の保健センターや医療機関のケースワーカー，福祉関連事業所のスタッフが担うことが多いが，ハブとしての役割にかかる負担が大きく，マネジメントを行う専門家の増員や関連施設同士がうまく連携するためのシステムの整備が求められている。

（5）リカバリー概念

　近年は昔に比べて長期入院が減少し，外来通院でそれなりの安定を保てている当事者が増えてきていることもあり，治療の目標として「リカバリー（回復）」概念がますます重視されるようになってきている。一般に用いられるリカバリー概念には機能的（客観的）なリカバリーと主観的なリカバリーがあり，この二つは区別されずに用いられがちであるが，実際は大きく異なる概念であるため注意を要する。

　機能的なリカバリーは症状改善や寛解のうえに位置する客観化できる指標であり，長期間にわたって社会的活動が行えて初めて達成される。それに対して主観的なリカバリーは，症状の有無や社会機能によらず，その当事者が「自分らしくそれなりに生活を送れているか」に重点がおかれる。主観的なリカバリーの観点は医療の外側に位置するともいえるため，臨床の現場では見過ごされがちである。しかし，当事者の症状や生きづらさのすべてが客観化可能なわけではなく，就労や就学といった単一のゴールに向かって皆が走り続けなければいけないわけでもないことは，当事者・支援者の双方が理解しておく必要がある。

第4章

気分障害

1　気分障害とは

　気分障害はおそらく本書で出てくる精神疾患のなかで，読者にとって最も身近だろう。一般に精神科外来で最も割合が高いのが気分障害圏で，精神科疾患のなかで最もメジャーな一群である。しかし身近でありながら一番理解するのが難しいのが気分障害である。

　「気分障害とは何か？」という定義は細かく深追いしすぎないほうがよい。気分障害を少し勉強すれば「双極スペクトラム障害」「気分変調症」「気分循環症」「反復性うつ病」「慢性うつ病」など色々な下位分類名が出てくる。診断基準や分類は時代によって恣意的に変わり得る。これは他の多くの精神疾患にもいえることであるが，気分障害では血液検査をしても脳画像検査をしてもこれという確定診断の決め手となるバイオマーカーがない。加えて，愛する者を失ったときに食も受けつけないほど悲嘆にくれたり，悲願の夢が叶ったときに気分が高揚して狂喜乱舞したりするのは異常とはいえない。しかしその正常の感情の動きと気分障害との境界はきわめて曖昧である。

　近年精神疾患の分類では「○○スペクトラム障害」という用語がよく使われる。虹を思い出そう。虹の色の数は7色といわれるが，国や文化，時代によっては3色であったり8色であったりとバリエーションが広い。日本で「7色」が定着したのは，ニュートンが虹と音楽を関連づけて「虹の各色の帯の幅が音階の間の高さに対応している」と言ったことに由来するという真偽不明の説もある。要するに，定義や境界線というものは絶対的ではなく，後から恣意的に

変わり得るものなので，そこに振り回され過ぎると本質を見失うということだ。
気分障害の臨床ではこのことを特に意識する必要がある。

2　歴　史

　現代でも「憂うつ」を意味する「メランコリー」，「躁病」を意味する「マニー」の言葉の由来は紀元前4〜5世紀の古代ギリシャ語に遡る。当時の医学理論の基本は「体液説」と呼ばれるもので，身体は4つの体液，「血液」「黄胆汁」「黒胆汁」「粘液」から成立し，それぞれ「熱」「湿」「乾」「冷」の性質のうち，2つをもっていて，病気と4体液のバランスが崩れることによって生じる。黒胆汁が多すぎると憂うつになると考えられ，ギリシャ語で黒＝「メラス」，胆汁＝「コレー」から，「メランコリー」黒胆汁病という言葉が生まれた。ただ，当時は，高熱，頭痛やめまいなど頭部に感じる身体不調，意識障害やせん妄，精神病状態一般も含む広い概念だった。「マニー」はもっと曖昧で，広く狂気一般を意味し，慢性的な精神病をさしたようである。

　アリストテレスは「乾いた北風に吹かれて体液が蒸発して黒胆汁が濃縮されて熱せられると，卒中，麻痺，沈うつ，不安をもたらし，極度に熱せられると鼻歌混じりの陽気さ，馬鹿騒ぎの症状を生ぜしめる」と記述し，マニーとメランコリーは同じ人物に交互に現れ，「以前からマニーだった人はメランコリーになりやすい。メランコリーは，マニーの初め，またはその一部と思われる」と述べており，アリストテレスは現代の双極性障害の概念を最初に提唱した医学者と評価されている。

　気分障害とは，「うつ」が出る病気の総称と捉えたほうがわかりやすいかもしれない。気分障害は大雑把にはうつ病と躁うつ病に分かれる。これを専門用語風には「単極性うつ病」と「双極性障害」と呼ぶ。どちらもうつ状態があることは共通しているが，うつ病相のみのものが単極性うつ病，躁病相や軽躁病相も出るのが双極性障害である。

　両者を合わせて，「躁うつ病」という単一の病気として表現している教科書

もあるが，それも間違いではない。19世紀末にドイツの精神科医のエミール・クレペリンは気分障害を幅広いスペクトラムから成る単一の病気と捉え，単極性うつ病も双極性障害もまとめて「躁うつ病」(manic-depressive illness) と名付けた。それから何十年もの間，単極性と双極性を分けて対比させるという発想はなかった。もっともクレペリンの時代は抗精神病薬も抗うつ薬も気分安定薬もなく，「エビデンスに基づく正しい治療選択のために正確に診断しなければならない」という今日の臨床家のプレッシャーは当時の精神科医にはなかった。「精神病」と一括りにされていた精神疾患の塊からクレペリンが「早発性痴呆」(現在の統合失調症) と「躁うつ病」(現在の気分障害) を分離したというだけでも一大事件だった。

　1960年代に，症状，疾病経過 (発症年齢や自然経過)，治療反応性，家族歴といった基準を組み合わせて検証する研究がさかんになった。ただしその時代は，ようやく現在につながる抗うつ薬や気分安定薬のプロトタイプが出始めたばかりで，治療反応性というのはあまり当てにならなかったが，疾病経過と家族歴を検証基準とした研究が進むうちに，現在のように単極性と双極性を分ける考え方が生まれてきた。たとえば，双極性障害の患者さんは，何らかの気分障害の家族歴があることが多いのに対し，単極性うつ病は家族歴がみられることが，特に多いわけではない。双極性障害はほぼ全例が生涯に何度かエピソードを反復するのに対し，単極性うつ病の半数は生涯にせいぜい1〜2回のエピソードで反復しない。双極性障害のほうが単極性うつ病より若年で発症する傾向があるなど，いろいろな違いが見出された。

3　疫　学

　気分障害の有病率は一言で言い表せない。冒頭に述べたように，決め手となるバイオマーカーがなく精神科医は患者さんとの面談のみで診断しなければならないうえに，その診断基準や分類が時代によって恣意的に変わり得る。患者さんの精神科 (心療内科) 受診率の変遷にも大きく影響を受ける。ただ生涯有

表4‐1　気分障害の生涯有病率

(%)

	男性（739人）	女性（925人）	合計（1,664人）
大うつ病性障害	4.2	8.3	6.5
持続性抑うつ障害	0.9	1.4	1.2
双極Ⅰ型障害	0.1	0.5	0.4
双極Ⅱ型障害	0.0	0.3	0.2

注：WHO WMH 共同研究の一環である WMH 日本調査（WMH Japan; WMHJ）として，
　　2002〜2003年に実施された岡山市，長崎市および鹿児島県（2市町）の20歳以上住民に対
　　する精神保健疫学調査（WMHJ, 2002〜2003）
出所：WMHJ 2002〜2003年調査　https://med. m-review. co. jp/article_detail? article_id=
　　J0001_3003_0009-0013

病率（一生に一度でも罹患する確率）の大まかな傾向をいえば，単極性のうつ病
が7％〜15％ぐらい，双極性障害はそれよりずっと少なくて1％前後，女性のほ
うが男性の倍近く有病率が高いという特徴がある（表4‐1）。

4　気分障害の診断

　気分障害の診断は容易ではない。一般に精神疾患以外の病気の多くは診断基
準となるマーカーがある。図4‐1の上半分の模式図ように，ある検査値のば
らつきが患者群と健常群で全く重ならないか，重なったとしてもほんの少しの
場合は，患者群の左端にカットオフポイントを設けてそれより右側全部を異常
値とすれば，境界域に近いほんの少数の健常者を追加で精査するだけで病気を
ほとんど見落とさずにすむ。こういう検査値のある病気は診断マーカーが決め
やすい。たとえば糖尿病の HbA1c，癌の腫瘍マーカーなど多くの内科的疾患
の血液検査項目がこれに当たる。

　しかし，気分障害に限らず多くの精神科領域の疾患は有用な診断マーカーが
ない。下半分の模式図のように，多数の患者群と多数の健常者群を平均値で比
較すれば有意差が出るような項目がいくらあっても実用的な診断にはどれも役
に立たない。クルト・シュナイダーが統合失調症の診断について記した「1級
症状が存在し，身体的基礎疾患を見いだすことができない場合，われわれはご

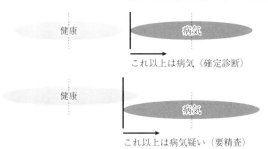

診断マーカーを決めやすい病気　｜ある検査値が患者群と健常者群で全く重ならないか，ほんの少ししか重ならなければ，病気を見落とさず，無駄な精査を受ける健常者も少数で済むような診断マーカーになる。

これ以上は病気（確定診断）

これ以上は病気疑い（要精査）

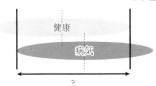

診断マーカーを決められない病気　｜患者群と健常者群の平均に有意差があっても，群のほとんどが重なっていたら実用的な診断マーカーにならない。

図 4 - 1　病気と診断マーカー

く控えめに臨床上統合失調症と呼ぶとする」という有名な一文があるが，これはそっくり気分障害にも当てはまる。いや，統合失調症以上に気分障害の症状のほうがもっと特異性に劣ると言っていいかもしれない。正常な感情の動きとどうやって鑑別していいのかわからないものがほとんどである。

　加えて，気分障害の定義や分類は変遷を繰り返している。今後も紆余曲折あるだろう。したがって深追いすべきではない。本章では，おおまかに，うつ状態のみが出現するうつ病性と，躁（軽躁）状態とうつ状態の両方が出現する双極性の 2 種類に分け，さらにうつ病性を大うつ病性障害と持続性抑うつ障害（気分変調症），双極性を Ⅰ 型（躁状態を伴うもの）と Ⅱ 型（軽躁状態を伴うもの）に分ける（図 4 - 2）。

　以下にうつ状態と躁（軽躁）状態の症状を大まかにまとめた（表 4 - 2）。現在の精密な診断基準が気になる読者は DSM-5 の該当頁を精読されたい（表 4

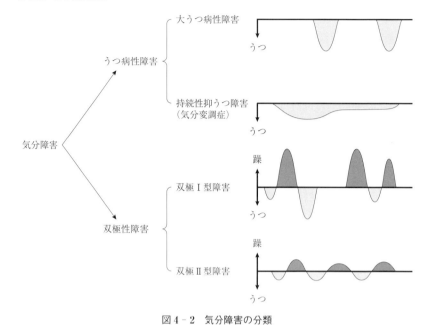

図4‐2　気分障害の分類

‐3，4‐5参照）。

（1）大うつ病性障害（うつ病）

　大うつ病性障害は major depressive disorder の邦訳だが，重症うつ病という意味ではない。定型うつ病とか典型うつ病と訳したほうがよかったのではないかと著者は個人的に思っていたが，実際に大うつ病性障害のなかに，重症，中等症，軽症がある。

　うつ病になると，一日中嫌な気分が続き，朝起きたときが一番ひどく，どんなに好きなことをしても全く気が晴れない（抑うつ気分）。食欲がなくなり，好きな食べものを食べてもおいしいと思えず，まるで砂をかんでいるような感じで，食がすすまないのでどんどん体重が減っていく。夜中に何度も目が覚め，朝は暗いうちから目が覚め眠れないままに寝床のなかで悶々と過ごす。動作や頭の働きがいつもよりゆっくりで（思考制止），簡単に決断できるはずのことが，

表4-2　気分障害の症状

	うつ状態	躁（軽躁）状態
気分の症状	抑うつ気分不安・焦燥／制止 希死念慮 興味・関心・喜びの喪失	爽快気分 （自尊心の肥大と同義） 幸福感・万能感
意欲の障害	意欲低下（何をするのも億劫で活動が低下する）	欲動の亢進（活動が増加する） 抑制消失（まずい結果になるとわかっている快楽に熱中する）
思考の障害	1）思考制止 頭の回転が悪くなったように感じる。 2）思考内容の障害 取り越し苦労が増え自責的，悲観的になり，微小妄想（罪業妄想，心気妄想，貧困妄想）がみられることもある	観念奔逸論理が飛躍してまとまりが悪くなる 思考促迫 注意転導性の亢進 自尊心の肥大または誇大性
身体症状	睡眠障害（不眠または過眠） 食欲低下　体重減少 性機能障害　易疲労感　全身倦怠感 自律神経症状 朝に増悪する日内変動	睡眠欲求の減少（眠れないのではなく，少ししか眠らなくても元気）

迷ってしまって決められない。本を開いても同じ行を何度読んでも頭に入らない。それどころか，仕事も，家事も，趣味さえも，とにかく何かをしようという意欲はまったくわかない。前は楽しみにしていたテレビや，毎朝読んでいた新聞にも興味がわかず（アンヘドニア），とにかくやり場のない苦しみに一日中苦しんでしまう。何をしていても気持ちが落ち着かないので，ため息をつきながら，立ったり，座ったり，うろうろしたりと余計に落ち着かなくなることもある（焦燥）。何を考えても悪いほうにしか考えられず，自分は今まで何の役にも立ったことがないだめな人間だとしか思えず（微小妄想），自分は生きる価値のない人間だとしか思えず，死にたくなる。こうした症状が一日続くが，なかでも朝が一番辛く朝を迎えるたびに絶望的な気分になる。

　DSM-5によればこれらの症状が5つ以上あり2週間以上続くとうつ病と診断される（表4-3参照）。ただし，一つひとつはいやなことがあった後や疲れたときに誰もが経験し得るものである。

表 4 - 3　うつ病／大うつ病性障害（DSM-5，A項目）

A．以下の症状のうち 5 つ（またはそれ以上）が同じ 2 週間の間に存在し，病前の機能からの変化を起こしている。これらの症状のうち少なくとも 1 つは(1)抑うつ気分，または(2)興味または喜びの喪失である。
注：明らかに他の医学的疾患に起因する症状は含まない。
(1)　その人自身の言葉（例：悲しみ，空虚感，または絶望を感じる）か，他者の観察（例：涙を流しているように見える）によって示される，ほとんど 1 日中，ほとんど毎日の抑うつ気分
注：子どもや青年では易怒的な気分もありうる。
(2)　ほとんど 1 日中，ほとんど毎日の，すべて，またはほとんどすべての活動における興味または喜びの著しい減退（その人の説明，または他者の観察によって示される）
(3)　食事療法をしていないのに，有意の体重減少，または体重増加（例：1 カ月で体重の 5 ％以上の変化），またはほとんど毎日の食欲の減退または増加
注：子どもの場合，期待される体重増加がみられないことも考慮せよ。
(4)　ほとんど毎日の不眠または過眠
(5)　ほとんど毎日の精神運動焦燥または制止（他者によって観察可能で，ただ単に落ち着きがないとか，のろくなったという主観的感覚ではないもの）
(6)　ほとんど毎日の疲労感，または気力の減退
(7)　ほとんど毎日の無価値感，または過剰であるか不適切な罪責感（妄想的であることもある。単に自分をとがめること，または病気になったことに対する罪悪感ではない）
(8)　思考力や集中力の減退，または決断困難がほとんど毎日認められる（その人自身の説明による，または他者によって観察される）。
(9)　死についての反復思考（死の恐怖だけではない），特別な計画はないが反復的な自殺念慮，または自殺企図，または自殺するためのはっきりとした計画

出所：APA, 2013/2014

　なお，うつ状態がひどくなると，こうした症状が極端になり，「恐ろしい罪を犯した」「決して治らない身体の病気にかかった」「自分はすでに死んで身体は腐敗した」など，ありもしないことを信じ込む症状（妄想）や，こうした内容の幻声まで聞こえてくることもあり，「精神病症状を伴ううつ病」と呼ばれる。精神病症状というのは統合失調症にみられるような幻覚や妄想のことである。

（2）持続性抑うつ障害（気分変調症）

　大うつ病性障害と同じような否定的認知や食欲変動や疲労感といった身体症状が出るが，より軽症で，大うつ病性障害の診断基準を満たさないような状態が，長期間（診断基準では 2 年以上）続く。

表4-4　うつ病の身体症状

症　状	出現率(%)	症　状	出現率(%)
睡眠障害	82〜100	めまい	27〜70
疲労・倦怠	54〜92	耳鳴り	4〜49
食欲不振	53〜94	異常感覚	53〜68
口　渇	36〜75	頭重・頭痛	48〜89
便秘・下痢	42〜76	背　痛	20〜39
悪心・嘔吐	9〜48	胸　痛	36
体重減少	58〜74	腹　痛	38
呼吸困難感	9〜77	関節痛	30
心悸亢進	37〜60	四肢痛	25
性欲減退	60〜78	発　汗	20〜71
月経異常	41〜60	振　戦	10〜30
頻　尿	60〜70	発　疹	5
かすみ目	23〜51	日内変動	85〜95

出所：更井，1990

　DSM-5では「持続性抑うつ障害」という診断名になっているが，"Persistent Depressive Disorder（Dysthymia）"というように従来から使われている用語に近い「気分変調症（ディスチミア）」と併記されている。DSM-5の前のDSM-IVでは気分変調性障害（Dysthymic disorder）であった。さらに前のDSM-IIIは，気分変調性障害に併記して抑うつ神経症（depressive neurosis）としていたが，神経症という用語の廃止に伴い変更された。

　持続性抑うつ障害（気分変調症）はその間に，大うつ病エピソードを合併することもあり，二重うつ病（double depression）と呼ばれる。

（3）うつ状態での身体症状

　うつ状態の主症状は「気持ちの落ち込み」と思いがちであるが，実際は身体症状の出現率が高い。以前は感情障害と呼ばれていたのが，泣いたり笑ったりする「感情」の病気というよりも，もっと長く続く身体全体の調子の病気という意味で，気分障害という呼び方のほうが一般的になった。表4-4にうつ病で出現しやすい身体症状を示す。

　このようにうつ病では何らかの身体不調を伴うことのほうが多いので，うつ

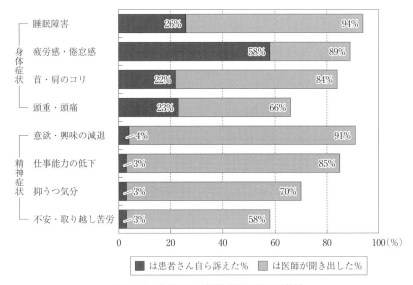

図4-3　患者さんは精神症状の訴えが苦手

出所：渡辺・光信，1997より作成

病に罹患して最初に受診するのは精神科より内科のほうが多いとされる。しかし，図4-3のように患者さんは身体症状については比較的自分から訴えるが，精神症状については医師から訊かれないと話さない傾向がある。うつ病の診療に慣れた医師でなければ気づかれないことも多い。

　うつ病の精神症状も多彩ではあるが，「意欲・興味の減退」と「仕事能力の低下」は特に出現率が高いので，必ず訊ねてみるべきである。「意欲・興味の減退」は，「興味・快楽の喪失（アンヘドニア）」と表現されることもあり，典型的には病前に楽しめたことが楽しめなくなった，関心が湧かなくなったなどである。好きなバラエティ番組を見ても笑えなくなった，熱中していた趣味を楽しめなくなったなどである。

　「仕事能力の低下」は思考制止によるものと考えられている。思考制止とは，平たくいえば考えが停滞して頭が回らなくなることで，患者さん自身も「頭が悪くなった」と感じ，本や新聞の内容が頭に入らなくなったりするのが典型的

である。思考制止の表現は年齢や社会的立場により多岐に渡るので，患者さん
のライフスタイルに合わせて質問するとよい。たとえば，ベテラン主婦であれ
ば「家事の段取りが悪く献立が考えられなくなった」，学生なら「学業成績が
下がった」，会社員なら「仕事のミスが増えて能率が下がった」という表現が
多い。特筆すべきこととして高齢者なら認知症と間違われることがあり，これ
は「仮性認知症」と呼ばれる。「仮性」なので本当に認知機能が不可逆に障害
されているわけではない。うつ病の寛解（改善）とともに回復する「治る認知
症」なので，見逃さずに治療につなげなければならない。

（4）双極Ⅰ型障害と双極Ⅱ型障害

　双極性障害の主たる原因は，遺伝的な体質により，セロトニンなどの神経伝
達物質に対する過敏性があり，そのために，これらの神経伝達が不安定になる
ことだと考えられている。ただし，同じ体質をもっていても病気になる人とな
らない人があり，遺伝病というわけではない。

　双極Ⅰ型障害と双極Ⅱ型障害は，躁状態か軽躁状態かの違いである。躁状態
は社会活動や人間関係に著しい障害を生じ，重症になると幻覚や妄想など精神
病症状を伴うのに対し，軽躁状態では社会的にそこまで障害されることはなく
精神病症状にも至らない（表 4 - 5 参照）。

　躁状態では，気分は爽快で楽しくてしかたがなく，夜はほとんど寝なくても
平気で，疲れを知らずに活発に活動する。多弁で早口になり，ほとんど口を挟
めない。豊かな連想，素晴らしいアイデアがあふれるように湧いてくる。自分
は周囲から尊敬されている素晴らしい人間だと確信して（誇大妄想），突然選挙
に出ようなどと言ったりする。最初のうちは，仕事がはかどり調子が良いよう
に感じるかもしれないが，あっという間にひどくなり，ちょっと口をはさむだ
けで怒り出すようになる。色んな考えが浮かぶので，すぐに気が散り集中でき
ない。誇大性が高じると，「超能力がある」などの誇大妄想に発展する。うつ
状態だった人が急に躁状態になること（躁転）はまれでなく，一晩のうちに躁
転することもある。一方，躁状態の人は，治るまでの間に，多かれ少なかれう

表 4‒5　双極Ⅰ型障害，および双極Ⅱ型障害（DSM‒5，B項目）

B．気分が障害され，活動または活力が亢進した期間中，以下の症状のうち 3 つ（またはそれ以
　　上）（気分が易怒性のみの場合は 4 つ）が有意の差をもつほどに示され，普段の行動とは明ら
　　かに異なった変化を象徴している。
　(1)　自尊心の肥大，または誇大
　(2)　睡眠欲求の減少（例：3 時間眠っただけで十分な休息がとれたと感じる）
　(3)　普段より多弁であるか，しゃべり続けようとする切迫感
　(4)　観念奔逸，またはいくつもの考えがせめぎ合っているといった主観的な体験
　(5)　注意散漫（すなわち，注意があまりにも容易に，重要でないまたは関係のない外的刺激によ
　　　って他に転じる）が報告される，または観察される。
　(6)　目標指向性の活動（社会的，職場または学校内，性的のいずれか）の増加，または精神運動
　　　焦燥（すなわち，無意味な非目標指向性の活動）
　(7)　困った結果につながる可能性が高い活動に熱中すること（例：制御のきかない買いあさり，
　　　性的無分別，またはばかげた事業への投資などに専念すること）

出所：APA, 2013/2014

つ状態を経験する。

　不思議なことに躁状態であれ軽躁状態であれ，本人自身は病気だと感じない
ことが多いようだ。そのため，医師にそのことを伝えることができず，症状の
把握が難しいといえる。特に軽躁状態では社会的な障害や精神病症状を伴わな
いので，周りから見ても，元気で能力も意欲も高い，熱心に仕事をしていると
いう風にしか見えず，異常であると認識されにくい。実際患者さんのなかには
この軽躁病エピソードのときに仕事で成功することも少なくない。しかし，そ
れはいつまでも続かない。疲れを知らず休みもとらないうちに精神的にも肉体
的にも疲弊し，やがて大きく落ち込むことになる。

（5）他の精神疾患との鑑別診断

　サーティーズらの調査（1979）によると，様々な精神障害全体のなかで気分
障害において最も幅広い症状がみられたという。図 4‒4 において階層が上の
診断がすでに存在する場合，それより下の階層の診断を下してはならないとさ
れる。

　たとえば，境界性パーソナリティ障害を疑う場合は，気分障害の存在を否定
するか，気分障害が存在したとしても現在はその病相エピソードの最中ではな

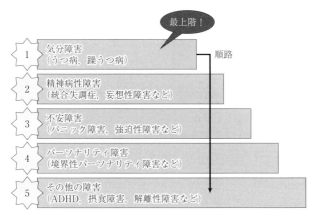

図 4 - 4　精神疾患の診断の階層
出所：ナシア・ガミー，2013より筆者作成

く正常気分であることが確認されなければ，パーソナリティ障害と診断しては
ならない。

（6）気分障害の妄想

　妄想は統合失調症の症状と思われがちであるが，気分障害でも妄想症状はみ
られる。妄想があるというだけでは，気分障害の妄想症状なのか，統合失調症
の人が気分障害になったのかわからない。実際には臨床では気分障害なのか統
合失調症なのか両方なのか迷うような患者さんは珍しくない。ただし，妄想に
も疾患に特異的なものもあり，気分障害に特徴的な妄想もある。以下にその例
をあげる。

〈気分障害に典型的な妄想〉
- 微小妄想（うつ状態）：自分自身を実際より卑小に感じる。以下の3つが典型例
　　　罪業妄想：「罪を犯した。申し訳ない。死んで詫びよう」
　　　貧困妄想：「お金がなくなった。破産して路頭に迷う」
　　　心気妄想：「不治の病にかかってしまった」
- 誇大妄想（躁状態）：自分自身を実際より偉大に感じる。
　「私は偉大で万能だ。なんでも出来る」

〈気分障害以外の病気に典型的な妄想〉
「ここに置いたはずの財布がない。盗まれたんだわ」→物盗られ妄想（認知症）
「隣人から常に監視されている」→注察妄想（統合失調症）
「ストーカーに後をつけられている」→追跡妄想（統合失調症）
「私は天皇のご落胤である」→血統妄想（統合失調症）
「夫が我が娘と浮気をしている」→嫉妬妄想（統合失調症）
「食べ物に毒を入れられている」→被毒妄想（統合失調症）

以下，気分障害における典型的な妄想を呈した症例を紹介する。

症例　60代女性

　20代から気分の浮き沈みはあったが精神科通院はしていなかった。55歳時に夫の死を契機にうつ状態となり入院。入院当初は食事もとれず，「こんなホテルのような豪華なお料理を出して頂いていますが私には分不相応でとてもお金が払えません。それにどうしても喉を通らないのです。もったいなくて申し訳なくて……」と涙ぐんだ。

　抗うつ薬を開始して2週間後に急に見違えるように元気になり，鮮やかな色の服を好み，派手な化粧をするようになる。大きな声でよく喋り，病棟で大声で歌う声が聞かれるようになった。主治医が他の患者さんを診察していると割りこんで会話に加わろうとすることもしばしばあった。

　「こんな粗末な食事食べてられないわよ」と言い，食事を完食しながら口直しと言ってはさらに百貨店の高級惣菜を買って病院に持ち込むようになった。薬剤誘発性の双極性障害と診断し，抗うつ薬を中止してリチウムに変更。穏やかに過ごせるようになり，2カ月の入院生活を終えた。

　この症例では，一度の入院経過のなかでうつ病相から躁転があり，微小妄想と誇大妄想の典型的な対比が観察された。病院で提供された食事は入院期間を通じて変わらなかったのだが，本人のものさしが変わったため，うつ状態では微小妄想のため自分に対して相対的に食事が豪華に見え，躁状態では誇大妄想のため逆に相対的に食事が粗末に見えたのである（図4-5）。

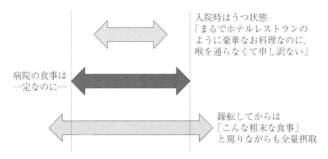

入院時はうつ状態
「まるでホテルレストランの
ように豪華なお料理なのに,
喉を通らなくて申し訳ない」

病院の食事は
一定なのに…

躁転してからは
「こんな粗末な食事」
と罵りながらも全量摂取

図4-5　微小妄想と誇大妄想

5　治　療

(1) 薬物療法

　薬物療法は気分障害治療の主軸である。1960年前後以降に多くの気分障害治療薬が発売された。そのすべてをここに紹介するわけにはいかないので各論については薬物療法の成書を参照してほしい。

① 抗うつ薬

　抗うつ薬は，文字通りうつ病の治療薬である。

〈三環系抗うつ薬〉

　1950年代，抗結核薬イプロニアジドを処方された患者さんのなかに気分が高揚したり活動的になったりする人がいたことから同剤に抗うつ効果があることがわかった。イプロニアジドはMAO（モノアミンオキシダーゼ）阻害薬と呼ばれ，抗うつ薬として開発された。MAO阻害薬は抗うつ薬としては優秀だったが副作用が強く，肝炎，高血圧発作，脳出血などによる死亡症例が続き，そうしたリスクを避けるためには厳しい食餌制限を要することもわかった。その後，1957年に統合失調症治療薬として開発中だったイミプラミンが治験段階で優れた抗うつ効果があることが偶然発見された。しかし，イミプラミンにはMAO

阻害薬のような恐ろしい副作用はなく食餌制限も要らないので安全な抗うつ薬としてあっという間に定着した。以後，イミプラミンをモデルとして，1960年代から1970年代にかけて，イミプラミン構造をマイナーチェンジした様々な抗うつ薬が開発された。これらの薬物はイミプラミンと同様に，化学構造のなかに三環構造をもっているので総称して三環系抗うつ薬と呼ばれるようになった。

　三環系抗うつ薬は長年抗うつ薬治療の主流だったが，後年さらに副作用の少なさを売りとした選択的セロトニン再取り込み阻害薬（SSRI）やセロトニン・ノルアドレナリン再取り込み阻害薬（SNRI）などが上市されてからは，それら新世代の抗うつ薬が第一選択肢の座にとってかわった。

〈SSRI と SNRI〉

　日本では1999年以降4種類のSSRIと3種類のSNRIが発売された。

　三環系抗うつ薬は，脳内の神経細胞に発現するセロトニン，アドレナリン，ヒスタミン，アセチルコリン，ドパミンなど，モノアミンと総称される多種類の神経伝達物質に作用して抗うつ効果を発揮したが，この「多くの物質に影響する」という特性は諸刃の剣で，患者さんの個体差に影響されにくく寛解率が高いことや，三環系抗うつ薬間で薬剤変更するときに離脱反応が起きにくいというメリットがある一方で，重い副作用が多くて続けられない人も多いという困った点があった。後になって特に抗うつ効果に大きく関わるのはセロトニンとノルアドレナリンだとわかり，それぞれのトランスポーター再取り込み阻害に特化したSSRIやSNRIの開発につながった。

　抗うつ薬の効果の正確な比較は大変難しいが，SSRIやSNRIは効果の強さよりも副作用リスクの軽減を目的として開発された薬なので，「三環系より抗うつパワーが頼りないけれど，三環系より副作用が少ないので続けやすい」という印象を多くの臨床医がもっている。そこで，うつ病で薬物療法が必要と判断された場合の第一選択薬としてはSSRIかSNRIをまず試し，それで効かなければ三環系など他のクラスの抗うつ薬に変更していくという戦略がとられる

ことが一般的である。ちなみに，ノルアドレナリン作用は疼痛緩和にも有効なので，SNRI は慢性疼痛の治療に使われる。

＊

　SSRI と SNRI の作用をもう少し詳しく述べる。脳の神経終末にはそれぞれ一旦分泌したモノアミン達を再び取り込むトランスポーターがある。せっかく分泌した物質を未使用で回収してしまうなんてもったいない！　そこで，このトランスポーターからの再取り込みを阻害して神経伝達物質濃度を高めてうつ病を治そうというのが抗うつ薬の基本コンセプトである。ところが三環系抗うつ薬のようにすべてのモノアミンに影響すると副作用管理が厄介なため，抗うつ効果のメリットと副作用のデメリットのバランスを考え，セロトニンとノルアドレナリンのトランスポーターだけに特化した薬が作られたという経緯である。セロトニンだけに選択的に作用するものを SSRI，セロトニンとノルアドレナリンに作用するものを SNRI というのと同じで，ノルアドレナリンだけに作用する NRI（ノルアドレナリン再取り込み阻害薬）も存在するが，日本では発売されていない。

〈単極性うつ病の予後〉

　STAR*D という4000人のうつ病患者さんを対象にした有名な研究があり，うつ病の初回治療での寛解率はたった36.8％で，無効だった人には治療変更を繰り返し，4段階目の治療でやっと67％が寛解に至るということが示された。「いつまで薬を飲み続けなければなりませんか？」という質問を患者さんからしばしば受ける。単極性うつ病では繰り返さない人もいるので，薬物療法の終了を試みることができる。うつ病が寛解に至ってからも初発例で4〜9カ月，再発例では2年以上は抗うつ薬を継続することが推奨されている（American Psychiatric Association, 2013；Lam et al., 2009）。寛解してすぐに薬物療法を終了すると再発しやすいためである。

　うつ病は薬物療法を適切に行えば3分の2が寛解に至り（STAR*D, 2006），また，特別な治療を行わなくても急性の大うつ病エピソードの8〜9割が2年

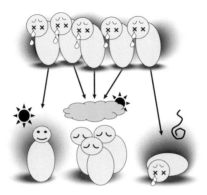

図4‐6　うつ病は5人中4人が再発する

以内に自然寛解するともいわれている（These & Sullivan, 1995）ので，治らない病気ではない。しかし，初発の患者さんがその後の生涯で1回以上再発する確率は80％と高く，平均4回と報告されている（Fava et al., 2006）（図4‐6）。再発率は，うつを繰り返すたびに高くなる。初発の次回再発率は50％，2回目だと75％，3回目だと90％となる（一般社団法人うつ病の予防・治療日本委員会，2008）。そして，15％ぐらいが慢性化して終生うつ病とともに生きるといわれる（Eaton et al., 2008）。

　しかし，回復の過程でレジリエンスが新たに獲得されることも知られている（Pompili & Tatarelli, 2011）。レジリエンスというのはストレスとともに物理学の用語で，ストレスが外力による歪みを意味するのに対し，レジリエンスはその歪みを跳ね返して元に戻る力を意味する。そこから精神医学や心理学では「極度の不利な状況に直面しても正常な平衡状態を維持することができる能力」という意味で使われるようになった。うつ病を経験してもレジリエンスを獲得して前よりストレスに強くなる，転んでもただでは起きない人もいるのだ。

②　気分安定薬

　双極性障害の治療に使われる薬を総称して気分安定薬（mood stabilizer）という。リチウムが有名であるが，バルプロ酸，カルバマゼピン，ラモトリギンな

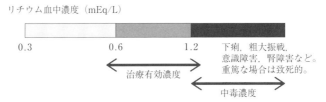

図4‐7　リチウム血中濃度の治療有効域と中毒域

ど抗てんかん薬も気分安定薬として使われる。アリピプラゾール，オランザピン，クエチアピンなど非定型抗精神病薬も使われる。

　なかでもリチウムはうつ症状にも躁症状にも有効性が高く自殺予防効果に優れており（Tondo et al., 2001），双極性障害の治療の第一選択薬として定評があるが，厄介な点は治療有効域と中毒域が近接しすぎていることである。リチウムの気分安定効果は濃度に依存し，治療のためには有効域までしっかりと血中濃度を高める必要があるのだが，同時にそれは中毒濃度スレスレである（図4‐7）。

　悩ましいのは，双極性障害のうつ状態は単極性のうつ病と基本的に同じ症状であり鑑別は容易ではない。初発のうつ病相ではまず区別がつかないだろう。しかし，既述のように，クレペリン以降長く単一の疾病と扱われてきた「躁うつ病」が，単極性と双極性に分けて論じられるようになったのは，気分障害の治療に薬物が使われるようになってからで，抗うつ薬と気分安定薬を正しく使い分けなければならなくなったからである。同じうつ状態でも，双極性障害のうつ病相には抗うつ薬は有効でない（Sachs et al., 2007）ことが多い。それどころか躁転や急速交代型（12カ月間に4回以上気分変動を繰り返す双極性障害の一型）を誘発するリスクもある。

　双極性障害なのに単極性うつ病と誤診される率が40％にのぼるという報告もあり（Ghaemi et al., 2000），単極性うつ病で抗うつ薬が効かないときは診断を見直したほうがよい。

　単極性うつ病では寛解後に十分な期間をおけば抗うつ薬を終了できる可能性があると述べたが，双極性障害の患者さんは長期間正常気分を維持できていて

も原則として終生気分安定薬を継続する。

（2）精神療法

　本書の読者はもしかすると精神療法に最も興味をもたれているかもしれない。しかし，精神療法とされるものは何百種類もあるといわれ，その全貌を紹介するには本書の紙面も著者の知識もあまりに不足している。精神療法にあまり明確な定義はないが，一定のプロトコールに従って患者さんが治療者と何回かのセッションに分けて面談を行う「心理療法」「カウンセリング」としてイメージされるものから，初期の小精神療法，心理教育，リワークプログラム，生活指導，リハビリテーション，作業療法，睡眠衛生指導，また傾聴などもう少し範囲が広いものも精神療法的な関わりといえる。

　一般的に近年よく使われる治療法としては，認知行動療法（CBT），対人関係療法（IPT），社会技能訓練（SST），精神分析，スキーマ療法，支持的精神療法，家族療法，動機づけ面接，エクスポージャー法…などであろうか。

　大切なのはどの治療法が一番優れているかではない。どんな優れた精神療法でもすべての患者さんのすべての症状に適するわけではない。精神療法家を目指す読者は何か一つだけの治療法に固執するのではなく，できれば多くの治療法を学んでいただきたい。それぞれに専門の良書があるので手に取り，機会があればワークショップに参加したり，専門家のスーパービジョンを受けることをお勧めする。

　ここでは，このなかで最近の精神療法の主流である認知療法・認知行動療法を紹介する。

　人はそれぞれの経験や知識などを総動員して主観的な判断で物事を見る。健康なときであれば様々な状況に応じて瞬時に判断して適応的に行動することができるが，うつ状態では，悲観的，否定的な考え方が支配的になり，考え方に柔軟性がなくなり悪いほうばかりに考えてしまう。その結果，わずかな解決法や見方にとらわれるようになる。

　表4-6に，代表的な否定的認知の例をあげる。

表4-6 代表的な否定的認知

根拠のない決めつけ	証拠が少ないにもかかわらず，独断的に判断する状態（思い込み）
二分割的思考	曖昧な状態に耐えられず，白か黒かという極端な考え方でないと気がすまない状態
選択的抽出	自分の限られた判断だけで，結論を急ぐ状態
拡大視・縮小視	自分の関心の強いことだけに目がいき，反対に自分の考え方や予測にあわないことに対してはことさら小さくみる。
極端な一般化	ごくわずかな事実をとりあげて，結論を決め付けてしまう。
自己関連付け	自分の責任を過度に感じて，「自分のせい」と考え込む。
情緒的理由付け（取り越し苦労）	自分の感情で誤った判断をしてしまう。

出所：西島，2004

　否定的認知には三徴（自己，世界観，将来に対する考え方の偏り）があるといわれる。たとえていえば，「自分はもう駄目で救いようもない最低の人間だ」というような極端な自己否定をもつと同時に「世界から見放された。誰も助けてくれない」というような他者への不信感に凝り固まり，この苦しみは未来永劫続き，永遠に光が見えてこない長いトンネルに迷い込んだ気持ちになるという具合である。

　うつ状態にある人は悲観的な考え方（否定的認知）に傾きやすく，そのためにさらに抑うつ気分が悪化するが，認知療法では，そうした考え方のバランスをとるようにすることで悲観的な考え方と悲観的な気分をぐるぐる回りながらさらに坂道を下っていく悪循環を断ち，気持ちを楽にする。ここに行動への働きかけも加わると認知行動療法となる。

　具体的な認知へのアプローチ方法については病気による不適応的な思考の流れに対し，自分で自分に反論するように指導しながら，否定的な考えを修正してバランスのとれた思考ができるようになってもらう。たとえば以下のステップのように話してみるとよい。

　① 「そう考える根拠はどこにありますか？」（根拠をさがす）

　② 「もしそうだとして，だったらどうなるのでしょう？」（結果について考

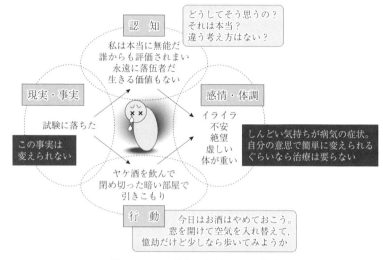

図4-8　うつ状態の人を取り囲む要素

える）

③　「別の考え方はありませんか？」（代わりの考えを探す）

　ここで注意しなければならないのは，「患者さんは歪んだ考えをもっているから，治療者が正しい適応的な考え方を教えてあげる」のでは決してないということである。

　気持ちが動揺しているときに，同時に何かを感じ，考えること，つまりその時に心のなかをよぎる考え方（自動思考）に注意を払ってもらうことが大切である。自動思考の流れに認知の歪みを修正するヒントがある。

　図4-8は，うつ状態で苦しんでいる人を取り囲む要素を模式化したものである。試験に不合格だったことが引き金になって，否定的な認知が支配的になり生活も乱れた。将来への不安や絶望で気持ちが落ち込み何もできなくなってしまっている。さて，このなかで少しでも働きかけることで変容させる余地のあるものは何だろうか。試験に失敗したという事実は残念ながら覆すことはできない。つらい感情や体調不良はうつ病の症状そのもので気合いで消せるものではなく治療のターゲットそのものだ。しかし，否定的な「認知」に対して何

か反証を考えてみることや，気が進まなくても窓を開けるなどの「行動」をしてみるぐらいなら，治療者が少し手伝えば何とかやれそうではないだろうか。そして，そのことでつらい感情は多少なりとも和らぎそうではないか。それが，認知行動療法の基本的なしくみである。

　多数のうつ病の治療を受けた患者さんを2年間フォローした研究で，急性期に薬物療法だけを受けた患者に比べ，精神療法（認知行動療法）のみ，あるいは薬物療法と精神療法（認知行動療法）を受けた患者のほうが有意に再発率が低かったという結果が報告されている（Blackburn et al., 1986）。

（3）電気けいれん療法（ECT）

　電気けいれん療法は，Electroconvulsive therapy の頭文字をとって ECT と呼ぶのが一般的である。こめかみの皮膚に電極を当てて頭部に通電して，人為的にてんかんに似たけいれん発作を誘発する治療法である。1938年にイタリアで考案され，翌年1939年には早くも日本でも始められた。もともとは統合失調症の治療法として開発されたが，その後，気分障害に抜群に優れた効果があり，薬物より圧倒的に早く確実な効果が得られることがわかった。薬が効かない治療抵抗例，高齢や妊娠など身体的な理由で積極的に薬を増やせない例，希死念慮が切迫していたり全身衰弱が激しかったりしていて速やかに回復させなければならない重症例などが良い適応になる。

　現在行われているのは modified ECT（修正型 ECT）というもので，mECT と表記される。何が「修正」されたのか。ECT が生まれた初期の時代は治療の際に筋弛緩薬が使われていなかったので，全身けいれんに伴う筋肉痛や腰椎圧迫骨折があった。それだけでなく麻酔薬すら使われなかったので患者さんの恐怖感や不快感も大きかった。そこで手法の改良が重ねられ，全身麻酔下で筋弛緩薬を用いて全身けいれんを抑える現在の mECT に落ち着いた。全身にけいれんが起きなくても，脳の中だけのけいれん（脳波上のけいれん発作）が生じれば有効である。

　通電時間は10秒程度，誘発されるけいれん発作は大体1分ぐらい持続するの

で，きわめて短時間で終わるが，全身麻酔のため全手術時間としてはやはり15
〜30分はかかってしまう。また，たった1回の通電で完全な寛解に至ることは
ほとんどなく，通常は1クールの治療で10回前後これを繰り返す。たとえば，
週2回mECTを行うスケジュールだと，1クールの治療が終了するまで1カ
月ぐらいかかる計算になる。

（4）その他

①　経頭蓋磁気刺激法（TMS）

　経頭蓋磁気刺激（Transcranial magnetic stimulation）はTMSと略される。う
つ病では左前頭前野の機能が低下しているという仮説に基づき，左前頭前野を
非侵襲的に刺激する治療法である。頭皮に磁気刺激装置を当てた状態でファラ
デーの電磁誘導の法則を応用して磁場を変動させ，誘導電流を発生させて脳を
刺激する。これを反復して行うので，反復経頭蓋磁気刺激（repetitive TMS：
rTMS）という呼称が一般的である。米国では2008年にFDA承認されたが，
日本ではなかなか保険が適用されず自由診療で行われてきた。なかには，切迫
した患者や家族の足下を見た精神科医でない医師が，適応でもないのに法外の
料金でrTMSを乱用するといった悪質な例もあったが，2019年6月に保険収
載された。

　rTMSは1回の治療が約40分かかり，それを30回ほど繰り返すので，ECT
に比べると時間も回数もかかるが，麻酔や筋弛緩薬が不要であること，脳全体
ではなく左前頭前野だけを刺激する点ではmECTよりも低侵襲だといわれる。

②　断眠療法

　驚く読者もいるかもしれないが，「眠らせない」といううつ病の治療は実在
する。朝の8時から翌日の23時まで断眠させる全断眠療法は約60％の抑うつ患
者に有効とされかなりの有効率であるが，83％が治療後2日以内に再燃した
（Wu & Burney, 1990）という残念な報告もあり，薬物療法など他の治療法と併
用することが必要なようである。断眠療法は双極性障害のうつ病相に対する反

応性が特に高く70%に有効な一方で単極性うつ病では42%と報告されている（Barbini et al., 1998）。

　機序についてはいくつかの仮説がたてられているも正確には不明である。うつ病になると眠れなくなるのは，感染症で熱が出るのと同じように体が治ろうとしている自然な反応だという説もある。双極性障害でなくとも修学旅行で友人と朝まで喋った翌日に睡眠不足のはずなのに妙に元気でいられたのは断眠療法効果だったのだろうかとふと思い出す。

③　高照度光療法

　タイマーをセットしたように冬季のある期間だけ抑うつ状態になるタイプの気分障害があり，季節性感情障害と呼ばれる。高照度光療法はこの季節性感情障害に有効性が高いとされている。光を浴びるだけという低侵襲さが特長であるが，一般家庭の電灯では照度不足といわれ，光治療室や光治療器といった特殊な設備を要するのが難点である。

　光治療では目で光を見ることが大切だといわれていたが，最近では音楽プレーヤーのイヤホンのような小型光源を耳に入れる光治療器も市販されている。

第5章

神経症・心身症・パーソナリティ障害

1 心因とは

（1）内因—外因—心因

　19世紀末に，ドイツのエミール・クレペリンによって，それまで別個に報告されてきた様々な精神疾患が，統合失調症と双極性障害（躁うつ病）の二大精神病を中心に体系化されたが，それに続いて，病因による精神疾患分類が日常臨床で使われるようになった。それが，「内因性」「外因性」「心因性」という分類である。

　まず，外因性精神疾患についてみてみよう。1909年，ドイツのカール・ボンヘッファーは「外因性精神病の問題について」（Bonhöffer, 1909）と題する論文において，様々な身体疾患に伴って二次的に生じる精神症状を論じ，以来外因性概念が定着した。ボンヘッファーは，「身体疾患（外因）に起因する精神症状には一定の反応形式が圧倒的多数を占めて」おり，「したがってこれらの精神症状を，外因によって生じる急性精神病状態として全体的に論じることが当を得ているように思われる」と述べて，身体疾患に由来する精神症状は，せん妄（軽度の意識障害のため，幻覚，興奮などが生じる状態）や精神運動興奮（気分が著しく高揚し行動がまとまらなくなるような激しい興奮）の強いタイプか興奮のないもうろう状態を呈するという共通点をもつことを指摘した。

　「外因性」と聞くと，身体の外部に病気の原因がある，頭部外傷や感染症，中毒性精神疾患をイメージするかもしれない。しかし実は，それらに加えて，脳血管障害，脳腫瘍，炎症，変性疾患，栄養障害，心疾患，内分泌・代謝疾患，

自己免疫疾患など，脳や身体に由来するあらゆる精神疾患が「外因性」に分類されている。すなわち，心の働きそのものである「精神」を中心に据えて，脳の病変は「精神の外部」の要因であると考えるのである。

　この「外因」という概念に対して，原因が不明で「内部から発生する」としか言いようのない精神疾患は「内因性」と呼ばれるようになった。1913年にクレペリンが教科書第8版のなかで，統合失調症を「内因性鈍化」と表現し，認め得るような外的なきっかけなしに内的な原因から生じる疾患と定義し，双極性障害も内因性精神疾患に含まれた。すなわち，当時精神医学において中心的に議論された二大精神病である統合失調症と双極性障害が内因性精神疾患の代表に位置づけられたのである。

　1950年，クルト・シュナイダーによって，「（今日までのところ）身体に基礎づけえない精神病」が，あらためて「内因性精神病」と定義された（Schneider, 1950）。二十世紀の精神医学は，内因性精神病の生物学的病因，すなわち「外因」の探究に精力が注がれる一方で，内因性精神病にこそ精神疾患の本質的病理が内包されていると理解され，「内因性」概念は，人間学的精神病理学派と呼ばれる研究者たちによって，われわれ人間にとっての精神疾患の意味を問うための中心的題材にされてきた。つまり，前世紀の精神医学は内因性精神病を中心に発展してきたといってもいいだろう。

（2）心因という理解

　「外因」や「内因」と比較すれば，「心因」は一見わかりやすいかもしれない。心因性精神疾患とは，言葉通り，「心に病因がある」精神疾患をさす。生活上の体験や様々な精神的な刺激によって，精神的に動揺し，なんらかの精神症状を呈するということを想像することは難しくはないだろう。

　19世紀末から20世紀初頭にかけての一連の著作によって，ジークムント・フロイトは精神分析学を樹立したが，そこで神経症という概念を用い，その根源を患者の心理的葛藤が象徴的に現れた病であると理解した。

　たとえば，精神分析学誕生の端緒となった，ヨーゼフ・ブロイアーとの共著

『ヒステリー研究』（Breuer & Freud, 1895）のなかでフロイトは，焦げたプリンの不快な臭いに悩まされる症例ルーシーの治療経過を報告している。ルーシーは住み込みの家庭教師だったのだが，精神分析療法の経過において，その幻嗅は実際にプリンを焦がしたときに嗅いだ臭いであり，それは妻と死別している家庭教師先の主人への恋愛感情を断念したときの出来事だったことが明らかになった。つまり，主人に対する心理的葛藤が幻嗅という精神症状を引き起こしたのである。精神分析が普及するにつれて，精神疾患の背後に心理的要因があると理解する「心因」という考え方もまた，人々に受け入れられていった。

　しかし，心理的要因のある精神疾患は神経症だけではない。激烈な心理的な負荷がかかることによって急性一過性精神病が生じることがあり，このような病態は一昔前には「心因反応」と呼ばれた。厳しい心理的外傷体験に由来して，その恐怖感を反復する急性ストレス障害や心的外傷後ストレス障害（PTSD）も，当然ながら心因性精神疾患である。

　ある精神疾患について，その心因を理解することは，その精神疾患がどのようにして生じたのかというストーリーを理解することであり，このような理解は，患者自身に対する理解を深めることにもつながる。つまり，精神科面接において，心因を探究し理解しようとする営みそのものが，精神療法的な意味をもつのである。

（3）記述主義と心因の排除

　フロイトによる「神経症」概念と「心因」という考え方が普及する一方で，フロイトの唱える「神経症」が精神分析特有の考え方に基づくものであり，科学的ではないとする立場も生じた。精神分析では，「無意識」という心の活動領域の存在を仮定し，心理的葛藤は無意識へと抑圧され，それが象徴化されたかたちで神経症症状となって表に現れると説いた。しかも，神経症の病因となる心理的葛藤は性的色彩を帯びていると考えられたことから，この考え方への異論や批判も各所から提示されたのである。

　シュナイダーが1950年に精神疾患を体系化した際に，仮説に基づく病因論を

できるだけ排除する方針が採られた。すなわち，精神分析学の影響の色濃い「神経症」という表記や「心因」という考え方を避け，いわゆる心因反応や神経症性疾患を，外的体験によって引き起こされる「異常体験反応」と呼び換えた。そして，外的要因の大きなものを「外的体験反応」，パーソナリティの要因の強いものを「内的葛藤反応」と呼んだのである。

　1980年，シュナイダー分類を継承したDSM-Ⅲでは，シュナイダーの用語をそのまま採択はしなかったものの，「神経症」という表記は用いられず，その方針は現代のDSM-5にも引き継がれている。

　事実，かつて不安神経症と呼ばれたパニック症は，近年では脳内GABA系の抑制不全が認められている。また，脳の基底核や線条体が侵される，エコノモ脳炎やシデナム舞踏病で強迫症状が認められることから，同部位と強迫症との関連が示唆されている。このように，神経症の生物学的要因が解明されるにつれて，「心因」概念は仮説にすぎないとして，現代医学での意義はかつてほど認められなくなった。

（4）　トラウマという心因

　心因という考え方を排除する立場のDSM分類ではあるが，明確に心因を診断基準に取り入れている例外的な疾患が，「心的外傷後ストレス障害（PTSD）」「急性ストレス障害」「適応障害」などの「ストレス因関連障害」である（第6章参照）。

　DSM-Ⅲ発刊当時のアメリカでは，ベトナム戦争帰還兵の精神障害が社会問題になっており，そのためにDSMの基本方針を曲げてでもPTSDを疾患として認めざるを得なかったともいわれている。しかし，近年になりますます心的外傷問題は重視されるようになり，幼少期の愛着問題から生じるといわれている「反応性アタッチメント障害」と「脱抑制型対人交流障害」もDSM分類に含まれるようになった。

　精神分析では「心的葛藤」という複雑で繊細な心の動きを疾患の背景にみようとしていたが，現代ではより明確な「心理的外傷体験」を心因として再認識

しようとする動きがあるといえるだろう。

　すなわち，近年の精神医学では，「心因」すなわち「心理的な病気の要因」
のうち，従来神経症について語られたような日常的要因は捨て去られ，明確に
名指すことができるようなきわめて明白な心的外傷体験のみが注目されている。
これは，心因を取り巻く精神現象を自然科学で取り扱うことができるように，
従来広く考えられてきた心因概念を狭く限定したともいえるだろう。

　ただ一方で，「アタッチメント障害」や「複雑性 PTSD」が疾患概念として
認められるようになってきた背景には，実は心的外傷体験が隠されてひと目に
触れないことが多いというだけではなく，やはり日常的なつらい体験が持続す
ることによって外傷的作用を及ぼすという事実を軽視すべきではないという，
外傷を取り巻く精神医学の立場の変化がある。この立場を敷衍して，様々な経
験が心因として現在の精神状態に作用しているはずだという，精神分析誕生以
来続いている精神療法的視点があらためて見直されることも，期待したいとこ
ろである。

（5）心因のこれから

　そもそも，ある物に生じたなんらかの現象について，その原因を指摘するこ
とは難しい。その現象の直前の出来事は，時間的前後関係から「誘因として作
用した可能性がある」とはいえても，それが唯一の"原因"であるとはいえな
い。明確に指摘し得ない環境の変化があるかもしれないし，その物の素材その
ものに変化があったのかもしれない。

　ある精神症状が生じた場合，ある出来事が誘因であったとしても，もっと以
前の経験が作用している可能性もあれば，目立たない環境変化が影響を及ぼし
ている可能性もあり，また精神の土台である脳機能になんらかの変化が生じた
のかもしれない。因果的な見方というのは，一面的になりすぎて，他の重要な
因子を見落としてしまう可能性があることは，常に意識しておく必要がある。

　それでも，精神疾患を理解するためには，「外因」「内因」「心因」という考
え方は臨床的に有効である。外因を意識すれば，生物学的治療を要するような

脳器質的疾患や身体疾患の鑑別を怠ることはないだろう。内因性疾患に特有の症状が揃っていれば，精神疾患を内因性とみなして，標準的な治療を検討することができる。そのうえで，心因という生活史上の環境因に目を向けることで，ストーリーのなかで患者を理解し，精神療法的な関わりが可能になる。その順番を間違えないようにして患者を診ていくことで，体系的で包括的な診療が可能になる。

　心因という見方の限界を謙虚に意識しながらも，心因を様々に想像しながら診療に当たる姿勢は，臨床上きわめて重要なのである。

2　病態水準（神経症／精神病圏）という考え方

（1）実際の診療における操作的診断の限界

　現代精神医学に操作的診断方法が取り入れられてから数十年が経った。その功罪については，本書でも各執筆者から指摘されているとおりである。

　操作的診断方法の問題点は，「操作的方法で本当に精神疾患を正しく見分けることができるのか」という，そのものズバリの問いに集約される。客観性再現性，さらには臨床医としての経験の多寡にかかわらず診断可能である点などを考慮に入れて作られた操作的診断方法は，それらの条件を満たすために，「（容易に）客観的に記述しうる」症状や特徴のみで診断を下す手法である。

　その方法論に対して，当初から指摘されたのは，「従来，明確には記述し得ない，人としての雰囲気や対人接触のあり方を頼りに診断を下してきたはずなのに，それを捨て去って本当に正確な診断が導かれるのか」という点である。たとえば，「直観診断」という診断方法がある。治療者が患者と出会ったその治療的感覚を，診断確定の一助とするのである。

　直観診断で最も有名なのが，「統合失調症くささ」として知られる「プレコックス感」である。治療者は患者との情緒的交流を求めて近づくが，統合失調症の場合はそれをはぐらかされるような冷たい印象があることが知られており，これこそが統合失調症に特有といわれてきた。たとえ幻覚や妄想がはっきり認

められなくても，治療者がこのような感覚を抱いた場合，「統合失調症の可能性が否定できない」ということを念頭におきつつ治療を進めることになる。

　このような「治療的直観」は，治療者側のファクターを度外視するならば，患者自身の対人関係のあり方を反映していることが推測される。特に精神療法においては，「このように患者の精神に働きかけたら，患者の精神はこのような刺激を受け，このように反応し，その結果，患者の精神症状はよい方向へと変化するだろう」という仮説をもって関わっている。つまり，患者がある治療に対してよい形で反応するだけの“精神の強度”をもっていることが，精神療法の前提になっているのである。

　そのような“精神の強度”を示すために，これまで「病態水準」という言葉がもちいられてきた。精神の強度が保たれていれば，病態水準は高く，健常者に近い精神状態であり，精神の強度が脆弱なら，病態水準は低く，精神はかなり病的な状態にあると考えられる。

（2）境界例概念の歴史

　病態水準を理解するためには，「境界例」という病態の歴史を知る必要がある。20世紀半ば，幻覚妄想が明確ではなく，不安や強迫，心気症状などの神経症症状を訴えるだけであるけれど，治療経過のなかで，被害念慮などが明らかになり，統合失調症的な自我の脆弱性が認められるものは，「偽神経症性統合失調症」と呼ばれた。同様に，「潜在性精神病」という概念も生まれた。

　20世紀初頭に誕生した精神分析の世界においても，当初からよく似た指摘があった。一見神経症にみえるため，患者の無意識にアプローチするような精神分析的精神療法を行った結果，逆に錯乱や幻覚妄想体験などの精神病症状が生じてしまう患者がいることが知られるようになり，「神経症と精神病の間にある症例」という意味で「境界例」という言葉が用いられるようになった。

　そして1980年に，DSM-III において，「偽神経症性統合失調症」と「境界例」を合わせて，「境界性パーソナリティ障害」という病態概念が作られた。そもそも，記述精神病理学と精神分析学の両方から「見た目より重い病態の患

者がいる」という警告の意味合いをもって登場した両疾患概念が，「境界性パーソナリティ障害」という操作的概念に回収されることになったのである（本章第6節も参照）。

（3）カーンバーグによる病態水準論

　DSM-Ⅲの「境界性パーソナリティ障害」の基礎になっているのが，オットー・カーンバーグの説いた「パーソナリティ構造」（Kernberg, 1984）理論である。カーンバーグは，自我同一性，防衛機制，現実検討能力の3点から，パーソナリティ構造を「神経症水準」「境界性水準」「精神病水準」の3つに分けて，病態水準を説明した。

　神経症水準では，自分や他人の同一性は保たれており，受け入れがたい情動に対して抑圧を中心とした防衛機制を用い，現実検討能力は保たれている。それに対して境界性水準では，同一性が拡散して自分と他人の事柄が混同する傾向にある。防衛機制についても，同じ人に対して，自分にとってよい場合と悪い場合を別人のように対応する「スプリッティング」，自分のなかにある不安が他人のなかにあるかのように感じてそれを排除する「投影同一化」といった，原始的な防衛機制を用いる。ただし境界性水準では，現実検討能力は保たれている。最後の精神病水準では，同一性は拡散し原始的防衛機制を用いる点では境界性水準と同じだが，現実検討能力は障害されている。

　たとえば，自分の心の無意識の動きに焦点を当てるような洞察的精神療法を行った場合，神経症水準の人は自分の心の葛藤を自覚して，そこからより良い物事の捉え方を見出す可能性がある。それに対して，境界性水準や精神病水準の人では，原始的防衛機制が働いて自分の問題と捉えることができずに他人を責めたり，衝動的な破壊的行動で対処したり（行動化），様々な身体症状に置き換えて訴えたり（身体化）するようになり，状態は悪化する。

　カーンバーグの理解では，原始的防衛機制を用いるかどうかが病態水準理解の鍵になる。ここには，患者の対人関係の根本的なあり方が反映していると考えることができる。そのため，病態水準は本来，治療場面において治療者の感

じる「治療感覚」として理解されるのである。

（4）現代における病態水準の意味

　カーンバーグは，対人関係のあり方から，一元的に病態水準を理解しようとした。しかし，精神疾患を見渡すと，事態はそれほど単純ではないことがわかってきた。

　その最たるものが，発達障害である。自閉スペクトラム症の人は，受け入れがたい自らの心の状態に直面した際に，他人を巻き込むような原始的防衛機制を用いず，パニックになり，他人を激しく攻撃したり自傷行為に及んだりする。"精神の強度"という観点からは，明らかに病態水準は低いが，カーンバーグのいう境界性水準とはずいぶん質を異にするのである。

　そのほかにも，解離症は従来神経症と理解されてきたが，心的ストレスにより容易に意識が変容し，健忘したり別人格が現れたりすることをみると，やはり病態水準は高くはない。アルコールや薬物などの物質への嗜癖，あるいはギャンブル依存などの行動嗜癖もまた，神経症水準と思われがちだが，行動化という防衛機制に頼っている点で病態水準は低い。摂食障害も，行動化および身体化している点で同様である。

　このように考えると，病態水準という概念は治療上とても重要だが，神経症水準より低い水準にある人たちについては，従来の「境界性水準」より広い概念で理解しなおす必要があるだろう。このような，現代に特有の広い"境界性水準"にある人たちの心理を理解することが，彼らに対するよりよい精神療法を開発するヒントになるにちがいない。

3　不安症（不安障害）

（1）不安症とは

　次に，伝統的に心因との関係から論じられてきた精神疾患についてみていく。「伝統的に」と述べたのは，本節で取り扱う不安症や，次節で取り扱う強迫症

（強迫性障害）は，かつてはこれらの疾患の心因的な側面が重視されてきたけれども，研究の進展に伴って，次第に器質的な側面が重視されるようになってきたからである。実際，これらの疾患には脳をふくむ中枢神経系の関与が大きいことがわかっており，抗不安薬や選択的セロトニン再取り込み阻害薬（SSRI）などの薬剤が症状を緩和してくれることも知られている。

　しかし，かといって，これらの疾患が完全に脳の病気であるかというと，必ずしもそうではない。というのも，これらの疾患の多くの部分が，脳の器質的なメカニズムによって規定されているとしても，それが症状として現れる際には，ひとは自分の心によって対処せざるを得ず，その結果として，症状の総体のなかに，いわゆる「心因」によって理解できる部分が少なからず付加されるからである。逆に，いわゆる「心因」によって生じたと考えられる不安などの症状も，なんらかの脳内の対応物をもつはずであり，心因性だからといって脳の関与がないわけではない。

　このように考えると，ほとんどの精神疾患にとって，生物学的要素と力動的・心因的要素は排他的な（どちらが原因なのかを決めなければならないような）対立関係にあるわけではなく，むしろこの2つの要素はお互いに両立し得る別の評価軸に属するものと考えたほうがよいことになる。実際，同じ症例の症状でも，生物学的に理解すべき要素と，力動的・心因的に理解すべき要素は混在しているのである。

（2）社会不安症（社会不安障害）

　たとえば，社会不安症（社会不安障害）は，教室内での発表や立食パーティーなど，誰か他の人から自分が注目されるかもしれないような状況に激しい恐怖や不安を感じることを主とする精神疾患である。このような不安には，もちろん脳の器質的なメカニズムが関わっている。しかし，それだけですべてを説明できるわけではない。たとえば，社会不安症をもちながら社会人となった人物は，人前で目立つような機会を避けようとして，社内の研修や出張などを避けるようになるかもしれない（社会不安症にみられるこのような行動の特徴を「回

避」と呼ぶ）。もしそれが自分の昇進に必要な研修であったとすれば，昇進を目
指さないという選択すら行う可能性がある。すると，同期とのあいだに差がつ
き，そのことで思い悩んだり，落ち込んだりするかもしれず，そのことがさら
に不安を悪化させるかもしれない。このような心の動きについては，脳の器質
的なメカニズムによって説明するよりも，むしろ人間の自然な心の動きとして
了解するほうがよいことは明らかだろう。それゆえ，不安症の治療は，身体に
働きかける抗不安薬や SSRI などの向精神薬だけでなく，精神に働きかける認
知行動療法や力動的精神療法などの精神療法が有効である。

（3）パニック症（パニック障害）

　その他の重要な不安症としては，パニック症（パニック障害）があげられる。
パニック症は，本人の予期しないパニック発作（動悸や息切れ，震え，胸痛，嘔
気，「どうにかなってしまう」ないし「死んでしまう」という感覚などが急激に現れる
症状）が繰り返されることを主体とする精神疾患である。

　典型的には，パニック症では最初の発作が起こったとき，当人はそれが精神
疾患であるとは認識することができず，心臓や肺の重大な病気なのではないか
と考えて，救急車で救急外来を受診したり，発作がおさまったあとに内科を受
診したりすることが多い。当然，心電図などの検査では異常が発見されず，
（場合によってはさらに他の内科などを受診したあとに）ようやく精神科や心療内科
を受診してパニック症という診断が下ることになる。その頃には，「またあの
発作が起こったらどうしよう」という不安（予期不安）が強くなっており，さ
らには「発作が起こりそうな状況を避けよう」と考えること（回避）もみられ
るようになっていることが多い。パニック症の背景には，職場や家庭における
ストレスや，将来への不安などが潜んでいることがあるが，往々にして当人自
身がそのようなストレスや不安について十分に気にかけていないケースがあり，
それが精神的な不安としてではなく，身体における発作として現れてきている
と解釈できることも少なくない。

（4）広場恐怖症

　また，パニック症と併存することが非常に多い精神疾患である広場恐怖症は，バスや電車や飛行機のような公共交通機関や，デパートや市場のような開けた場所，あるいはエレベーターや映画館のような四方を囲まれた場所にいることについて激しい恐怖や不安を感じることを主とする精神疾患である。この場合もやはり，公共交通機関を利用したりすることや外出することを控えたりといった回避行動がみられる。その他の不安症としては，恐怖や不安を誘発する状況や対象が特定されておらず，多数の出来事や活動に対して過剰な不安を抱く全般不安症（全般性不安障害）も知られている。

4　強迫症（強迫性障害）

（1）強迫症とは

　強迫症もまた，かつては「強迫神経症」と呼ばれ，心因が強く関与していると考えられてきたが，近年では器質的な側面が重視されるようになった精神疾患である。なお，近年では，強迫症は醜形恐怖症，ためこみ症，抜毛症，皮膚むしり症，さらには摂食障害や依存症などの様々な精神疾患と連続的なスペクトラムを形成すると考えられることがあり，それらを「強迫スペクトラム障害」と呼ぶことがある。

　強迫症は，強迫観念や強迫行動によって特徴づけられる。強迫観念とは，頭のなかに何らかの不快な思考や衝動やイメージが繰り返し浮かんでくることをさし，強迫行動とは，その強迫観念について対処しようとして繰り返しなされる一定の行為のことをさす。たとえば，「自分の手が汚れているのではないか」という考え（強迫観念）が頭から離れず，その結果として何度も手洗い（強迫行動）を繰り返してしまい，それを止めることができない，といった例（これを「洗浄強迫」と呼ぶ）を思い浮かべればよいだろう。このように，強迫症においては，一般的に強迫観念が先にあり，強迫行動は強迫観念に対応して生じるという特徴があり，仮に強迫行動だけが存在する場合には，脳炎などの外因性疾

患を疑ったほうがよい。

（2）治　療

　治療としては，やはり SSRI などの向精神薬と，認知行動療法が有効である。特に，暴露反応妨害法と呼ばれる行動療法がよく使われている。これは，当人が不安を感じる状況や場面にあえて暴露し，それでも強迫行動をがまんして行わないようにする，というトレーニングを繰り返す方法であり，習慣的に行っていた強迫行動を行わなくても安全であることを体験的に確かめさせるものである。いっけん単純な方法にみえるが，この治療に際しては，当人が不安に感じている事柄について詳細な聞き取りや，その不安の段階づけ，さらには暴露した際に当然生じる不安に対するケアなどのきめ細かい配慮が必要である。

　また，近年ではあまり強調されることが少なくなってきたが，強迫症にはそのほかにも様々な心因的な側面がみられる場合がある。かつてフロイトは，強迫神経症では無意識的な攻撃性に対する反動形成として良心が過剰に働き，その結果として抑圧された観念が強迫観念として現れると論じたが，「自分がこんなことをすると家族にとんでもないことが起こるのではないか」等のように，当人にとっては無意識的な攻撃性が症状のなかにみられるケースは現代の強迫症のなかにも散見される。強迫症は思春期の発症が多いことが知られているが，それは，自立が必要とされる時期における両親との葛藤とこの疾患が結びついていることと無関係ではないだろう。実際，強迫症の症例でも，治療が進んでいくと，精神療法の主題は強迫観念や強迫行動といった症状以外の部分にも及んでいき，そこから回復のきざしが得られることも少なからずみられる。いずれにしても，治療においては，強迫症の目に付きやすい症状だけに注目するのではなく，その症状の内容や，さらにはその背後にある当人の個別的な事情にも目を向けていくことが重要である。このことは，強迫症がかつては心因が強く関与していると考えられてきたこととも無関係ではない。

5　摂食障害

（1）摂食障害とは

　摂食障害とは，身体的な原因が認められないにもかかわらず，摂食量が減少したり，過剰に摂食したり，意図的な嘔吐や下剤乱用などの体重減少を目的とした異常行動が生じたりする心身症の総称である。いくつかの下位分類があるが，実際には同一症例でも下位分類間の移行は多く，本質的には同一の病態であると考えられている。

　初期には短期間で治癒する場合もあるが，慢性化する事例も多く，症例に応じて柔軟に治療法を選択し社会資源を活用することが重要である。

（2）診　断

　わが国では，摂食障害の診断は主に DSM-5（American Psychiatric Association, 2013）に準ずる。

①　神経性やせ症（anorexia nervosa）

　いわゆる「拒食症」であり，診断確定のためには，①低体重（体格指数（Body Mass Index：BMI：体重 kg÷身長 m÷身長 m で計算）が $18.5\,\mathrm{kg/m^2}$ 未満），②肥満恐怖あるいは体重増加を妨げる持続した行動，③ボディイメージの障害（自分の体重や体形を正しく認識できず，低体重に対する深刻さが欠けた状態），の3項目を満たす必要がある。さらに，食事を制限するだけの「摂食制限型（restricting type）」と，意図的嘔吐や下剤乱用といった排出行動のある（多くは過食を伴う）「過食／排出型（binge/purging type）」に分けられる。

②　神経性過食症（bulimia nervosa）

　過食が習慣化し，それでも病的なやせ願望があることから，体重を減らすための「代償行動」がみられる病態であり，いわゆる「過食症」のことである。

週 1 回以上の過食（自分で制御できず短時間で大量の食物を摂取する行為）が 3 カ月以上あり，病的なやせ願望のために代償行動（意図的嘔吐，下剤・利尿剤・浣腸の乱用といった排出行動と，過活動や過食外のときの不食）がみられ，BMI が 18.5 kg/m^2 以上（つまり，神経性やせ症の診断基準を満たさない）場合に，神経性過食症と診断される。

　狭義の摂食障害とは，肥満恐怖が明確な神経性やせ症と神経性過食症ならびにそれらの不全型（診断基準をほとんど満たすがすべては満たしていないもの）や寛解例（一時期診断基準を満たしたが，その後回復して診断基準を満たさなくなった症例）をさす。そのほか，病的な肥満恐怖がみられずに過食のある「むちゃ食い症／過食性障害」や，やはり肥満恐怖はなく食事へのこだわりから食べられない「回避・制限性食物摂取症」も広義の摂食障害に含まれる。

（3）症　状

　行動面では，特有のこだわりからの偏った食事内容と食事方法があり，摂食量が極端に少ないか，短時間に一気に食べる「過食」がみられ，体重を減らすために自己誘発嘔吐，下剤・利尿剤乱用，過度の運動，不食といった代償行動が認められる。

　精神面では，生活全般について様々なこだわりが認められる。一般に，対人緊張，対人不安が強い傾向がある。特に過食になり体重が増加した場合には抑うつ的になり，時に手首切傷などの自傷行為や自殺企図が認められる。

　身体面では，低体重の場合は肝臓や腎臓の機能ならびに全身の筋力が低下し，甲状腺機能低下により徐脈，低血圧，便秘，冷え性などが生じる。嘔吐が習慣化すると，低カリウム血症や唾液腺肥大，齲歯（酸蝕歯）が生じる。

（4）精神病理

　精神病理については，野間（2018）をもとにまとめると以下の 3 つにまとめられる。

①　自己中心性

摂食障害患者は他者からの自分に対する評価に敏感であり，誰に対しても不快な感情を抱かせないように過剰に配慮して接する傾向がある。その結果，対人関係において生じる出来事のすべてが自分と関係しているように考えてしまう「自己中心性」が認められる。常に誰からも評価されるように理想は高く保ち，「〜すべきである」という考え方に支配されているため，対人緊張が強く，集団から孤立する傾向がある。

②　嗜癖傾向

現在の苦痛な感覚をその場の利那的な刺激によって緩和させる行動を嗜癖行動と呼ぶならば，過食はまさに嗜癖行動である。体重増加を防ぐ代償行動としての過活動や下剤・利尿剤乱用も嗜癖行動といえるだろう。また，摂食制限という行為にも，「体重を減らせば苦痛が軽減できる」という妄想様思考に由来する嗜癖性が認められる。

③　固執傾向

多くの摂食障害患者には，幼少期から完璧主義で頑固な傾向が認められる。摂食障害の発症後は，生活上の個人的なルールやこだわりがどんどん増加し，そのルールが脅かされることを過度に嫌悪する。

（5）治　療

治療について，日本摂食障害学会（2012）の治療ガイドラインをもとに紹介する。低栄養の場合は，入院にて栄養療法や体重増加を目的とした行動療法を施行する。外来で治療を行う場合は，食事日誌を用いて食事や体形に関する病的な認知を修正する認知行動療法を行う。薬物療法は，過食衝動に対して選択的セロトニン再取り込み阻害薬（SSRI）の有効性が認められているのみで，拒食には薬物療法は無効だが，不安抑うつや強迫（こだわり）傾向などの個々の精神症状に対して有効な場合がある。摂食障害に対する専門治療を行うことの

できる医療機関は限られているため，実際には，それぞれの医療環境に応じて可能な治療を組み合わせて行う。

　摂食障害当事者のみでミーティングを行う自助グループが全国に存在するため，そこに参加しながら回復の努力を続けることもできる。また近年では，摂食障害患者の生活を支援し回復を促す地域作業所もいくつか設立されている。

（6）予　後

　わが国の調査では，医療機関を受診した摂食障害患者は，4〜11年の経過で約6割がほぼ回復し，約3割が不変，7％が死亡という結果だった。海外の複数のデータにおいて，約10年の経過でおおよそ7割が回復していることが示されている（日本摂食障害学会，2012）。

6　パーソナリティ障害

（1）パーソナリティ障害とは

　18世紀末にフィリップ・ピネルによって精神科疾患の分類学の基礎が築かれた際に，すでに「妄想なき狂気」として，精神症状はないけれども社会生活上問題の生じる人たちの存在が指摘されていた（Zilboorg, 1941）。第1節でも紹介したように，20世紀に入り，幻覚妄想は認められないけれども統合失調症とよく似ている「偽神経症性統合失調症」という病態の存在が指摘され，他方では，一見神経症だが精神療法によって精神病的になる「境界例」という疾患概念が提唱され，それぞれ別個に議論されてきた。そして，1980年に DSM-III において，両者の概念が統合されて，「パーソナリティ障害（personality disorder；PD）」という病態概念にまとめられることとなった（ちなみに，当初「personality disorder」は「人格障害」と訳されたが，日本語の「人格」には「人間としての尊厳」という意味があり，「人格障害」というと「人間の尊厳までもが障害されている」という倫理的ニュアンスが含まれる懸念があるため，現在では「パーソナリティ障害」という日本語表記が推奨されている）。

表5-1　DSM-5におけるパーソナリティ障害の3群

クラスターA (統合失調症近縁群)	猜疑性PD／妄想性PD（広範に不信と疑い深さ），シゾイドPD／スキゾイドPD（孤立，感情表現の乏しさ），統合失調型PD（奇異な信念，風変わりな行動）
クラスターB (中核群)	反社会性PD（他人の権利を侵害），境界性PD（対人関係の不安定さ，衝動性），演技性PD（他人の注意を引こうとする），自己愛性PD（誇大的，共感性の欠如）
クラスターC (神経症近縁群)	回避性PD（否定的評価への過敏さ），依存性PD（強い依存欲求），強迫性PD（完璧主義，柔軟性欠如）

注：PD：パーソナリティ障害

（2）パーソナリティ障害の診断・下位分類

　DSM-5によると，パーソナリティ障害全般は「その人の属する文化から期待されるものより著しく偏った，内的体験および行動の持続的様式」と定義されている。さらにその持続的様式は，「柔軟性がなく，個人的社会的状況に広範に及んで」おり，「臨床的または社会的な苦痛」を伴い，「安定していて，青年期または成人期早期にまで遡る」ことができ，「物質や他の精神疾患の直接的影響を受けていない」と説明されている（American Psychiatric Association, 2013）。

　DSM-5では，大きく3群（クラスターA：統合失調症近縁群，クラスターB：中核群，クラスターC：神経症近縁群）に分け，それぞれにいくつかの病態が含まれている（表5-1）。

（3）パーソナリティ障害概念の問題点

　定義からもわかるとおり，パーソナリティ障害は精神障害に含まれてはいるが，ある時期から症状が現れるような狭義の精神疾患ではなく，生得的あるいは生育過程で形成された恒常的な認知行動の偏りを意味している。そのため，「精神疾患でないのなら病院で治療すべきなのか」「体験や行動が社会的標準から偏っているだけで障害というレッテルを貼ることが妥当なのか」といった批判があった。

　しかし，大規模な長期経過研究（Skodol et al., 2005）によって，多くのパー

ソナリティ障害患者が数年間の治療によって改善していることが示されている。特に次に述べる境界性パーソナリティ障害の改善は大きいことから，やはりパーソナリティ障害に対する治療は意義があることがわかる。

（4）境界性パーソナリティ障害

　パーソナリティ障害の中核例として境界性パーソナリティ障害について説明しよう（McWilliams, 1994）。「対人関係，自己像，感情などが不安定であり，著しい衝動性が広範に認められ，成人期早期までに始まる」と定義される。症状としては，見捨てられることを必死で避けようとする，他者を理想化したりけなしたりと対人関係が不安定，不安定な自己像，自己破壊的な衝動行為（浪費，性行為，物質乱用，無謀な運転，過食など），自殺未遂や自傷行為，不安定な感情，慢性的な空虚感，不適切で激しい怒り，一過性の妄想様観念または解離症状，があげられる。

　境界性パーソナリティ障害の特徴は，患者と直接関わる人が最も印象的に感じ取るものである。様々な激しい感情を予想できない形でぶつけられるために，関わる人の気持ちは常に揺さぶられる。境界性パーソナリティ障害患者が何かに対して良いイメージをもっていたかと思うと，些細なきっかけで急に最悪のイメージを抱くようになることが頻繁にみられるが，この特徴をスプリッティング（分裂）と呼ぶ。

　幼児の発達において，1歳半から3歳の第一次反抗期には，親に対して甘えようとしては反発するという天邪鬼な態度を示すが，境界性パーソナリティ障害患者の対人パターンがこの時期の幼児に似ていることが指摘されている。そのため，患者はまだ自我形成の途上にあり，治療者は患者の自我形成をうまく援助するように働きかけるべきといわれている。すなわち，天邪鬼な態度を示す子どもに対して親は適度に揺らされながら軸はしっかりと保ち，子どもは親との距離を測りながら独立した自我を形成していく。それに倣って，境界性パーソナリティ障害患者の治療者は，患者の言動に一部共感しながらも軸はしっかりと保ち，診察時間や対応方法などの治療の枠組みを崩すことなく関わり続

けることによって，患者は安心感をもち，スプリッティングなどの自らの病的な言動を客観視できるようになり，情動も安定していくことが期待できる。

（5）パーソナリティ障害の治療

　パーソナリティ障害に対して有効性が証明されている治療法は存在しないが，先述のとおり，治療を続けることで社会適応性が改善する可能性はある。

　どのパーソナリティ障害患者にも有効な薬物療法は存在しないが，症状に応じてうまく用いることはできる。特に衝動的な感情の易変性に対して気分安定薬はいくらか有効である。パーソナリティ障害に対する精神療法はいくつか試みられている。たとえば，境界性パーソナリティ障害に対して，自らの感情の揺れやスプリッティングへの自覚を促していく弁証法的行動療法が推奨されている。

　いずれにしても，治療者との間によい信頼関係を保つことは，パーソナリティ障害患者がもつ根本的な不安と不信を軽減させ，適切な社会活動を可能にするための，治療の根幹である。

第6章

心的外傷と解離症

1　トラウマ体験とは

（1）トラウマの定義

　「トラウマ（trauma）」とは，「予期せぬ破壊的体験による心理的傷つき」（加藤，2011）をさす。

　「トラウマ」の語は，古くは医学と外科学で用いられ，ギリシャ語の「傷（τραῦμα）」に由来し「貫く（τιτρώσκω）」から派生していることが知られており，そもそも「皮膜組織の破壊を伴う傷」を意味する。19世紀末に，精神分析の創始者ジークムント・フロイトはこの語のもつ「激しいショック」と「防壁破壊」と「人体全体へ及ぼす結果」という三つの意味を精神の領域に移し替え，この時から「トラウマ」の語は特に心理的領域で用いられるようになった（Laplanche & Pontalis, 1967）。

　このフロイトの指摘した三つの意味は重要である。一般に，身体的あるいは心理的に不快をもたらす要因を「ストレス」と呼ぶ。それが非常に強い心的な衝撃を与えて，その衝撃が心の通常の機能を守る防衛メカニズムを破壊した場合，その体験が過ぎ去ったのちも体験が記憶に残って精神的な影響を与え続けることになるが，このようにしてもたらされた精神的な後遺症を特に「トラウマ」と呼ぶのである（金，2006）。

　これらの点から，あらためてトラウマとは，「予期しない激しい体験によって心の機能が持続的に障害されるような傷つき」と定義することができるだろう。

（2）トラウマ体験

　トラウマをもたらした強いストレス体験を「トラウマ体験」と呼ぶ。

　トラウマそのものが心の傷つきを意味することから，身体面・行動面の変化からも客観的に捉えられる部分があるものの，やはり本人が傷つきを感じているかどうかという主観的側面が重要である。すでに近年では「トラウマ」が日常用語になっており，たとえば「あの人の一言が“トラウマ”になった」というように，ハラスメント概念の拡大に伴っていろいろな場面で「トラウマ」の語を耳にするようになった。ハラスメントという認識が広がること自体は好ましいことだが，その際に「トラウマ」という語が濫用されるならば，トラウマ概念の重要性が希薄になってしまう危険がある。

　精神医学においては，当初そのようなトラウマ概念の拡大を懸念して，生命的に危険を感じるような傷つきに限って限定的に「トラウマ」の語を用いようとする傾向があった。2000年に発表された DSM-IV-TR の「心的外傷後ストレス障害（posttraumatic stress disorder；PTSD）」および「急性ストレス障害（acute stress disorder；ASD）」の診断基準では，トラウマ体験が「実際にまたは危うく死ぬまたは重傷を負うような出来事，あるいは自分または他人の身の保全に迫る危険を，その人が体験し，目撃し，または直面すること」と定義されていた。そうすると，身体的な生命には支障がなくても精神生活に根底から打撃を与えるような体験，たとえば性被害に由来する精神障害についてはPTSD や ASD とはみなし得ないという現状にそぐわない事態が生じることとなった。

　そこで，2013年に策定された DSM-5 では，トラウマを生じさせる出来事として「実際にまたは危うく死ぬ，重症を負う，性的暴力を受ける出来事」と説明され，「性的暴力」の文言が追加されている（American Psychiatric Association, 2013）。今後も，様々な外傷体験が検討されることによって，トラウマ概念は時代に応じて修正されることになるのだろう。

（3）トラウマ状況

どのような状況であっても，その印象があまりに激しければ，それがトラウマ体験になる可能性はある。トラウマを引き起こすトラウマ状況は，避けることのできない自然災害によるものと，暴行，性暴力などの対人被害によるものに大別することができる。自然災害の場合は，その忌まわしい状況をいかに受け入れるかが課題になるが，対人被害になると加害者への怒りや恨みの感情の処理が課題になってくる。もちろん，必ずそのどちらかに分類されるわけではなく，たとえば交通事故はその中間に位置づけられるだろうし，自然災害でもその後に周囲の人から適切な支援が得られなければ，対人的な葛藤が生じ，対人被害の場合と同様の困難を抱える可能性はある。ただ，被災者・被害者の苦悩を理解する意味で，自然災害か対人被害かの分類は実用的である。

トラウマ状況としてしばしばみられるものとしては，地震，台風などの自然災害，航空機事故などの大規模事故被害，暴行被害や性被害，交通事故などがあげられる。災害や事故，事件の被害者として亡くなった場合，その遺族もトラウマ体験に悩むことが多い。支援者においても，災害や事故において救援活動を行い大けがや遺体を目撃したり，悲惨な虐待や被害体験を聴取したりすること自体がトラウマ体験になることも少なくない。

（4）トラウマ体験への心理的反応

トラウマ体験への心理的反応としては，以下のものがある。
① 感情の変化：抑うつ・悲哀，怒り，焦り，無力感
② 対人関係の変化：社会と自分への信頼の喪失，体験の意味づけの困難，生活基盤の破壊
③ ASD 症状・PTSD 症状（第2節参照）
④ 精神疾患：気分障害（うつ病，双極性障害），不安症（全般性不安症，パニック症，強迫症），短期精神病性障害（幻覚，妄想），解離症（第3節参照）

表 6‐1　PTSD の定義（DSM‐5 より抜粋）

A　実際にまたは危うく死ぬ，重症を負う，性的暴力を受ける出来事への，以下のいずれか 1 つの形による曝露 　①直接体験　②他人に起こった出来事を目撃　③近しい人に起こった出来事を耳にする　④出来事に何度も曝露（例：遺体収集要員） B　侵入症状：反復的想起，悪夢，フラッシュバック，出来事に曝露された際の強い心理的苦痛，顕著な生理学的反応 C　出来事に関連する刺激の持続的回避：出来事の記憶・思考・感情の回避，出来事を想起させるもの（人，場所，会話，行動，物，状況）の回避 D　認知と気分の陰性の変化：出来事の想起不能，否定的信念（例：「私が悪い」「誰も信用できない」），出来事の原因に関する自責他責，持続的陰性感情，活動への不参加，孤立，陽性の情動の困難 E　覚醒度と反応性の変化：いらだたしさと激しい怒り，自己破壊的行動，過度の警戒心，過剰な驚愕反応，集中困難，睡眠障害 F　障害（基準 B，C，D および E）の持続が 1 カ月以上 G　社会的機能障害 H　物質によらない

出所：APA，2013/2014 より作成

表 6‐2　ASD の定義（DSM‐5 より抜粋）

A　外傷的出来事への曝露（※ PTSD と同じ） B　侵入症状・回避症状・覚醒症状（※ PTSD と同じ），陰性気分，解離症状（現実の変容感覚，出来事の想起不能） C　持続が 3 日から 1 カ月 G　社会的機能障害 H　物質によらない・短期精神病性障害を除外

出所：APA，2013/2014 より作成

2　心的外傷後ストレス障害（PTSD）と急性ストレス障害（ASD）

（1）心的外傷後ストレス障害と急性ストレス障害の定義

　以下に，心的外傷後ストレス障害（PTSD）と急性ストレス障害（ASD）の DSM‐5 の定義の要点を示す（表 6‐1，6‐2）。

　ポイントは，トラウマとなる（外傷的）出来事が先行すること，出来事を反復するような侵入症状，出来事に関連する刺激の回避症状，否定的信念や陰性

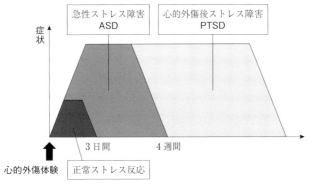

図6‒1　トラウマ反応の時間経過

出所：金，2006より作成

気分，過覚醒の4つの症状が存在することである。PTSDでは4つの症状がすべて揃う必要があるが，ASDと診断するにはこの4つに解離症状を加えた5つの症状のうち1つ以上あればよい。そのうち，3日以内に消失すれば，正常なストレス反応ということになるが，3日以上続くとASDと診断され，1カ月以上持続すれば，PTSDと診断されることになる（図6‒1）。

　ASDではしばしば解離症状を伴うため診断に含められているが，PTSDの場合は，診断が下されたあとに解離症状（離人感・現実感消失，第3節参照）の有無を記載することになっている。PTSDに離人感・現実感消失以外の解離症状を伴えば，解離性障害の診断を併記する。ASDは残存するストレス反応に対する支援者からの対処が求められるが，PTSDになるとトラウマ体験による苦痛に対する本人の対処行動そのものが症状として固定する（たとえば，事故場面を避けて通る，社会的に孤立する，など）ため，そのような二次的な症状やトラウマ体験による本人の生活スタイルに対する配慮も必要になってくる。

　病態理解としては，PTSDの理解を深めればASDをカバーするため，以下はPTSDについて述べる。

（2）PTSD の症例

　ここで PTSD の症例をあげる（事実をもとにして創作した架空の症例である）。

症例1 40代女性　震災被害 ·························

　大震災に被災。すぐに地域の小学校の体育館に避難し，2週間後にペンションを活用した避難所に移動した。避難所での生活において，夜間に体育館で知らない人たちと雑魚寝をした恐怖感が持続し，その場面が何度も夢に現れるため睡眠障害が続き，胃痛や耳鳴りにも悩まされた。抗うつ薬と睡眠薬が処方されて症状は軽減，仮設住宅に移動したのちは悪夢をみなくなり，気分も軽くなった。

症例2 30代女性　交通事故 ·························

　自家用車を運転し高速道路を走行中にブレーキが利かなくなり，ガードレールに接触して停車。奇跡的に軽症で済んだが，事故現場の情景が毎晩夢に出てきてうなされるようになった。自動車会社に訴えたところ，調査の結果自動車に欠陥はなかったと判断された。その日から，事故現場のフラッシュバック，悪夢，手足のしびれが生じ，外出時に車を見ても強い不安に襲われるようになって，終日臥床がちの生活が続いた。抗うつ薬が処方され，自宅で安全な環境を保持して経過をみることで，何カ月という単位で徐々に外出ができるようになったが，恐怖感から車の運転だけはできなかった。

（3）PTSD 症状の理解

　前述のとおり，PTSD には，侵入症状，回避症状，否定的信念や陰性気分，過覚醒，の4つの症状があり，PTSD 患者にはこれらの症状すべてが必ず揃っている。それは，これら4つの症状が互いに本質的に関連し合っているからである。

　まず，PTSD 患者には，トラウマ体験を日常生活に持ち込みたくないという

気持ちが常に働いている。トラウマ体験が，身体的心理的に耐えがたい苦痛な体験であることを考えれば，当然のことである。日ごろから無意識に，できるだけ外傷的出来事を思い出さないように振る舞っている（回避症状）が，それでも外傷記憶は容易に消えることはなく，些細なきっかけさえあれば容易に思い出されてしまう（侵入症状）。通常は思い出さないように注意を払っている分，思い出される際には非常に強い苦痛を伴って，極めて短時間，外傷的出来事に関連した情景が現れるが，これをフラッシュバックと呼ぶ。外傷的出来事の景色が視覚的に表れることが多いが，身体感覚のみが蘇ることもある。今まさに外傷的出来事の現場にいるかのように体験されるのが特徴である。自閉スペクトラム症児のフラッシュバックについては「タイムスリップ現象」と呼ばれることが多いが，この言葉はPTSD患者一般のフラッシュバックの特徴をうまく説明している。

　つまり，PTSD患者は常に「侵入」と「回避」のシーソー状態を生きているといえるだろう。通常はうまく回避できているようでも，日々何かのきっかけで侵入症状に悩まされる。外傷的出来事は予測不能な状況で突然生じたため，PTSD患者は，同様の出来事がまた不意打ち的に起こるのではないかと常に警戒し，些細な物音で過剰に驚き，日常の簡単な作業にも集中することができなくなる。常に脳が興奮していることから，夜間は浅眠になったり頻繁に中途覚醒が生じたりする（過覚醒）。

　何の理由もなく，単なる偶然によって外傷的な出来事に見舞われてしまったことから，PTSD患者は自分の人生の不条理さを嘆くことが多い。人は一般に，どんな体験も理由がわからないととても不安になり，何か理由を見つけたくなるものだが，トラウマ体験の場合，その傾向がとても強くなる。実際には理由がないにもかかわらず，震災に遭った場合には被災地を訪れた自分を責めたり，あるいはその場所に呼び出した他者を責めたりしてしまうことがある。事件に巻き込まれて自分一人が暴行被害に遭ったとすると，ほかの人には自分の苦しみは理解されないと絶望し，人間不信に陥って誰にも苦痛を打ち明けずに孤立することが多い（否定的信念・陰性気分）。自分が暴行被害に遭った意味を問い

たくなり，再び被害場所を訪れて再被害に遭うといった悲劇もしばしば生じる。人生そのものへの絶望が生じることが，PTSDの最も困難な症状である。

（4）トラウマ反応の要因

　同じ震災に被災しても，当然ながらPTSDになる人とならない人がいる。トラウマ体験が激しいからといって，必ず誰もがPTSDになるわけではない。つまり，あるトラウマを誘発する外傷的出来事をどれだけトラウマ体験として受け止めるかは，様々な個人的な要因も働いているのである。トラウマ体験の諸要因を整理すると，トラウマ体験には，①体験前要因，②体験要因，③体験後要因，の3つの要因が働いていることがわかる（金，2006）。

①　体験前要因

　ある体験をトラウマと捉えるかどうかは，その人の心の守りの強さと関係している。元来守りの弱い人は，ささいな体験でも大きな侵襲性を感じて怯えることになる。PTSD患者に共通する体験前の要因を探索する疫学研究では，以前にもトラウマ体験をしていることと，精神科的疾患の既往のあること，の2項目が抽出されている。一度トラウマを体験していると，また同じことが起こるのではないかと怯え，刺激に対して過度に反応してしまう傾向がある。

②　体験要因

　体験要因とはトラウマとなる外的要因のことである。

③　体験後要因

　同じ激しい侵襲的な体験をしたとしても，その直後に適切に保護されるか否かでその後の経過は変わってくる。その体験を家族などの身近な人たちに打ち明けることができ，本人の苦痛を誰かに共感してもらえることだけで，傷つきはいくらか弱くなる。他人からの被害による傷つきなら，警察に訴えて加害者が適切に処罰されれば，傷つきは多少とも癒えるかもしれない。逆に，傷つきを誰にも打ち明けられず，打ち明けても本人の苦痛が誰にも理解されなかった場合には，傷つきは深くなりPTSD症状として残存する可能性が高い（先にあげた交通事故のケースは，自動車会社から車の欠陥はなく，おそらく本人の運転ミスだ

ろうと一方的に通告され，理解されないとわかった瞬間からPTSDを発症している）。

（5）複雑性PTSD

　従来のPTSD概念は，トラウマ体験に対してそれを持続的に警戒し回避しようとする病態を意味していた。しかし近年になって，幼少期の長期間にわたる虐待や性被害の場合は，明確なトラウマ体験への回避という態度はとらず，抑うつ，不安，解離，自傷行為，摂食障害など心身の様々な症状を呈するのみならず，基本的な対人関係における愛着の持ち方にも歪みが生じることがわかってきた（Herman, 1992）。このような症例はこれまで，境界性パーソナリティ障害と診断されてきたが，心的外傷の後遺症と理解すべきであることが提唱されたのである。この病態は「複雑性PTSD（complex PTSD）」と呼ばれ，それに対して従来のPTSDは「単純性PTSD（simple PTSD）」と呼ばれるようになった。

3　ヒステリーと解離症

（1）ヒステリー・解離症の概念

　ヒステリーも解離症も同じ病態を意味し，「身体や脳に器質的な異常が認められないにもかかわらず，心身の機能の統合が失われた状態」をさす。心的な外傷体験の既往があることが多く，PTSDとも密接な関係がある。

（2）ヒステリー・解離症の事例

　ここでヒステリー・解離症の症例をあげる（事実をもとにして創作した架空の症例である）。

　　症例3　20代女性　解離性けいれん ･････････････････････････････
　　17歳時，学校で年に数回過呼吸発作で救急搬送された。22歳時，就職後にけいれん発作が頻繁に生じるため，脳神経内科にて精査を繰り返したが，

てんかんなど脳の異常は認められなかった。その後精神科に通院を開始したが、診察中にも後弓反張（エビぞり状態）を生じ、薬物療法も無効だった。数年の通院治療のなかでパートの就労ができるようになり、発作は徐々に減少したが、それでも完治には至らなかった。

症例4　30代男性　全生活史健忘

　路上で倒れているのを発見されたが、自分の名前や年齢、職業を含めて、自分についてのあらゆる情報をすべて忘れてしまっており、頭部精査によっても異常は認められず、精神科に通院を開始した。ふだんは明るく社交的に振る舞ったが、時に発作的に頭痛と嘔気が生じ、また強烈な不安発作を訴えて緊急入院することもあったが、翌日にはけろっとして陽気ないつものようすに戻っていた。その後も、自分の来歴を思い出すことはなかった。

症例5　20代女性　解離性同一性症

　18歳時に性被害に遭い、その後、手首自傷、人格交代が生じた。初対面の人と出会うときや不安な場所に行くときには必ず攻撃的な人格が生じた。20代になり精神科通院を開始、半年後には感情表出が豊かになり泣いて過ごすことが増えたが、事件についてのフラッシュバックを自分なりに対処できるようになった。「これまではすべてが他人事だったけれど、今は周りのものすべてが現実だとわかる」と語った。

（3）ヒステリー・解離症研究の歴史

　ヒステリーに類した記述は、紀元前20世紀の古代エジプトにすでに認められ、「女性の障害の多くは子宮の上方への移動による」という「子宮窒息説」が提唱されている。紀元前4世紀のヒポクラテスは「体内で子宮が動き回る婦人病」を子宮「$\upsilon\sigma\tau\epsilon\rho\alpha$（hystera）」から「ヒステリー（hysterie）」と名付けた（第2章参照）。中世には、感覚脱失、麻痺、四肢拘縮といったヒステリーの身体症

状は悪魔に取りつかれた徴候（スティグマ）だと解釈され，多くの患者が魔女
狩りの犠牲になったという。

　18世紀末に多重人格の報告がなされるようになり，19世紀末から20世紀初頭
にかけて，フランスのジャン＝マルタン・シャルコー，ピエール・ジャネ，オ
ーストリアのジークムント・フロイトらによってヒステリーの研究が精力的に
なされ，男性にも認められる心因性疾患であることが示された。しかし1920年
頃より，ヒステリーが暗示によって生じることが指摘されてから，この病態が
偽の病気あるいは詐病であるかのように扱われるようになり，研究は一時衰退
した。1970年代になって，ヴェトナム戦争帰還兵にヒステリー症状が多く認め
られたことと，フェミニズム運動によって幼少期の性的虐待被害者が相当数存
在することが指摘され，彼らの多くがヒステリー症状を呈したことから，この
病態は再度注目されるようになったが，「ヒステリー」という病名の悪いイメ
ージを払拭するべく「解離症（dissociative disorder）」と呼ばれるようになった。

（4）解離症の定義

　ヨーロッパの世界保健機関（WHO）の策定したICD-11によると，解離症は
「アイデンティティ，感覚，知覚，感情，思考，記憶，身体運動の制御または
行動の1つ以上の正常な統合が，意図せず混乱する，あるいは不連続になる状
態」と定義されている。ICD-11では，解離症は精神身体両方の症状を含むが，
アメリカ精神医学会のDSM-5では精神症状しか含まず，身体症状は「変換症
（転換性障害）」とされている。

（5）解離症の症状

　解離症状は，精神面，身体面に様々な形で現れる。状況に応じて出現消退す
ることが多いが，持続するものもある。

①　精神症状

　精神症状は，時間によって明確に状態が切り替わる「区画化症状」と，常態
的に解離状態が持続する「離隔症状」に分けられる（柴山，2007）。

- 区画化症状：健忘（数時間程度の一過性健忘から，これまでの人生のすべてを忘れてしまう全生活史健忘まで様々），遁走（知らないうちに遠方に行ってしまう），昏迷（意識混濁），トランス・憑依状態（朦朧状態において他の人格としての言動が生じる），人格交代（繰り返されれば「解離性同一性症／解離性同一性障害」と呼ばれる），幻聴
- 離隔症状：離人感（自分がここにいるという実感の喪失），現実感消失（周囲世界の実感の消失），対外離脱体験（魂だけが抜けて自分の身体を見ている体験）

　② 　身体症状

けいれん（意識消失を伴うことが多い），運動麻痺，知覚麻痺

（6） 解離症の病因

　欧米の研究では，解離症患者のほとんどに心的外傷体験が認められており，特に解離性同一性症の7～8割に性的な外傷体験があるといわれている。

　一方で日本では外傷体験のない症例も少なくないとも報告されており，自閉スペクトラム症者や知的障害者にしばしば解離症状（特に身体症状）が認められることから，生来のストレスへの脆弱性も関与していると考えられている（岡野，2007；柴山，2007）。

（7） 解離症の成因論

　解離症の成因については，いくつかの理論が提唱されているが，ここでは特に影響力をもつパトナムの「離散的行動状態モデル」（Putnam, 1997）と，ヴァンデアハートの「構造的解離理論」（van der Hart, 2006）を紹介する。

　① 　離散的行動状態モデル（discrete states of consciousness model）

　一般的に，人間は一つの人格が一つの意識をもって行動していると考えられているが，クランク・W・パトナムは乳幼児観察を通じて，人間には心理・生理・行動の決まったパターンからなるいくつもの行動状態があって，場面に応じてそれらをうまく移行しながら生きていると想定した。解離症者では，特に

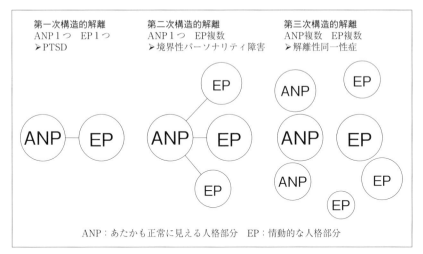

第一次構造的解離
ANP 1つ　EP 1つ
➤PTSD

第二次構造的解離
ANP 1つ　EP 複数
➤境界性パーソナリティ障害

第三次構造的解離
ANP 複数　EP 複数
➤解離性同一性症

ANP：あたかも正常に見える人格部分　EP：情動的な人格部分

図 6 - 2　構造的解離理論

出所：van der Hart et al., 2006 より作成

解離性同一性症患者においては，その移行が統御不能となって，唐突に別の行動状態に移行してしまうと理解するのである。

② 構造的解離理論（structural dissociation theory）

　オノ・ヴァンデアハートは，PTSD 患者が通常は現実に過剰に適応し穏やかに生活しているにもかかわらず，外傷体験を想起した際には激しく混乱状態に陥ることから，繰り返し外傷を体験した人は，「あたかも正常に見える人格部分（apparently normal part of the personality；ANP）」と「情動的な人格部分（emotional part of the personality；EP）」に分離すると考えた。一つの ANP に対して一つの EP が唐突に表れる現象が，PTSD のフラッシュバックである。ANP は一つだが，子どもに還ったり怒ったり怯えたりという様々な EP をもった状態が境界性パーソナリティ障害であり，ANP も EP も複数になって複雑に人格交代を繰り返す状態が解離性同一性症であると理解するのである（図6 - 2）。

4　心的外傷と解離症の治療

（1）PTSD に対する特殊治療

　トラウマ体験後に後遺症が残存し PTSD が形成されるのは，トラウマ体験についての記憶が恐怖のために断片化してしまい，意識のなかで統合できないため，さらに恐怖が増強されて持続しているという考え方がある。そのために，トラウマ体験を明確に想起し意識のなかで統合することで，無条件におびえる必要がないことを自覚させることで PTSD が治癒することを目指す，暴露法が試みられている。

　暴露法としては，19世紀以来，催眠によって忘れ去られた記憶を想起させる治療が行われている。近年では，「EMDR（Eye Movement Desensitization and Reprocessing：眼球運動による脱感作と再処理法）」という，眼球運動によって情動をコントロールしながら外傷体験を想起する手法が開発されている。また，外傷体験を持続的に繰り返し想起することで恐怖感を軽減させる「持続エクスポージャー法（Prolonged Exposure Therapy：PE）」も用いられている。

（2）解離症に対する特殊治療

　解離症でも PTSD と同様にトラウマ体験をもつことが少なくないけれども，トラウマに対するダメージが大きいために暴露法は無効か，より大きな混乱を引き起こしてしまう危険がある。そこで，本来人間に備わっている，決まった認知行動パターンをとる複数の自我状態（パトナムの「行動状態」と同様の概念）の間の壁が強固になったものが解離症と考え，トラウマを扱うより前に自我状態間の関係を調整する治療法である「自我状態療法」が行われることがある。

（3）心的外傷と解離症の治療の基本

　上記の特殊治療に習熟した治療者は，全国でもごく少数である。一般の治療者は通常の診療のなかでトラウマや解離を扱うことになる。

　心的外傷はもちろん解離症も，その病気の成因に心の傷つきがあると理解するならば，まずは同様の外傷体験が再び生じないという保証がなされることが重要である。当面は，本人が不安に思う場所や機会には近づかないように配慮し，外傷体験を想起させないようにする。

　患者のなかには，現在もトラウマ的状況で生活していることがある。たとえば，虐待をされた親と同居している，震災で壊れた家屋で生活している，といった場合である。背景には，親や土地への愛着から生活状況を変えることに対する心理的な葛藤の存在が推測されるため，その状況から引き離したらよいという単純な問題ではない。周囲の者は，本人に納得してもらいながら，少しずつ環境を変えていく援助を継続する必要がある。

　PTSD に対しては，脳内のセロトニンに作用する抗うつ薬（選択的セロトニン再取り込み阻害薬：SSRI，セロトニン・ノルアドレナリン再取り込み阻害薬：SNRI）のフラッシュバックに対する有効性が証明されているので，一度は試みられるべきである。

　いずれにしても心的外傷を経験した者は，他者に対して警戒し，自分の苦痛をわかってもらえるはずがないという不信感を抱いている。支援する者は，傷ついた者の不安を取り去り，時間をかけて信頼関係を築いていくことが治療の根幹となる。

第7章

認知症・高次脳機能障害

1 認知症とは

　認知症という用語は，Dementia（英）の邦訳として使われる用語であり，本邦では2004年までは痴呆症と呼ばれていたものをさす。精神疾患では時にあることだが，「痴呆症」という用語に，負のイメージがつき過ぎたこと，もともとの漢字自体も負の価値観をはらんでいることなどから，「認知症」という用語に改変された歴史がある。

　精神疾患の世界的分類としては，他章でも紹介のあったように WHO（世界保健機構）が定める ICD-10，アメリカ精神医学会が定める DSM-5 があげられる。前者はその名のとおり，精神疾患を含むすべての疾患の分類として作成され，後者は精神疾患のみの分類として作成されている。特に DSM は近年第4版から第5版へと改訂され，最近の認知症概念の変遷をみるのに適しているため，以後は特に断らない限りは DSM 第5版の認知症概念について述べているものと理解していただきたい。なお，現時点で ICD-11 についてはすでに英語版は作成されているが，日本語版は未完成である。

　そもそも，認知症という言葉を聞いたとき，多くの人が思い浮かべる認知症は，アルツハイマー病であると思われる。この疾患は，いわゆる神経変性疾患で，徐々に神経細胞に異常タンパク質が沈着し脳が萎縮していく，つまり経年的に進行していく疾患として知られている。また，初期症状が「物忘れ」であることもよく知られており，「同じことを繰り返し尋ねる，あるいは言う」「昨日のことを覚えていない」などといった主訴で医療機関を受診することが多い。

医療機関側でも，「物忘れ外来」という名前の認知症外来を行っているところも多く，「認知症」といえば「物忘れ」が特徴だという一般的理解は，このアルツハイマー病をもとにして形成されたといえるだろう。

　一方で，現在医療機関で「認知症」として加療される疾患がアルツハイマー病だけかというとそうではない。たとえば，厚生労働省が出している最新の認知症の原疾患分類では，1位はなるほどアルツハイマー病であるが，2位は脳血管性認知症（後述）とされており，実際には両者の合併も多いことがわかっている。さらに，頻度は少し下がるが，上述したような神経変性疾患も様々なものが最近わかってきており，主なものとしては前頭側頭型認知症，レビー小体型認知症などがあげられる。前者は，主に行動障害型，言語障害型に分類され，行動障害型では性格変化が，言語障害型では言語能力の低下が初期症状として出現する。レビー小体型認知症では，初期症状は様々だが，「幻視（視覚刺激が何もないのに何かが見える現象）」や「抑うつ気分」などの精神症状が初期にみられることが多い。さらに，従来「記憶障害」が先行すると考えられてきたアルツハイマー病でも，「高次視知覚障害（見えているはずのものを取り損ねるなど）」や「失語症（特に発話量が減るタイプの失語症）」が先行するタイプが存在することがわかってきた。このようにみてくると，「認知症」＝「物忘れ」という従来の考え方は，一部の認知症にのみ当てはまるやや偏った考え方であることがわかる。

　このような偏った考え方は，一般的なイメージとしてだけではなく，医療で使われる認知症の定義としても広まっていた。たとえばDSM-Ⅳの認知症の定義では，新しい情報を学習したり，以前に学習していた情報を想起したりする能力の障害である「記憶障害」を必須の条件とし，それ以外に，失語（言語を操作する能力の障害），失行（運動機能は障害されていない，つまり麻痺などがないのに運動行為が障害される），失認（感覚機能は障害されていないのに，対象を認識または同定できない），実行機能（計画を立てる，組織化する，順序立てる，抽象化する）の障害などの「記憶障害とは異なる認知機能」の障害がもう一つ加わった状態を認知症と定めている。逆にいえば，「記憶障害」を伴わないものについ

表 7 - 1　認知症の診断基準（DSM-5, A 項目）

A．1 つ以上の認知領域（複雑性注意，実行機能，学習および記憶，言語，知覚−運動，社会的認知）において，以前の行為水準から有意な認知の低下があるという証拠が以下に基づいている：
(1) 本人，本人をよく知る情報提供者，または臨床家による，有意な認知機能の低下があったという懸念，および
(2) 標準化された神経心理学的検査によって，それがなければ他の定量化された臨床的評価によって記録された，実質的な認知行為の障害

出所：APA, 2013/2014

　ては，認知症と呼ぶことができない定義だったわけである。繰り返すが，このような定義では，実際に臨床上「認知症」と呼んでいる疾患群のうち，一部のみしか含むことができず，定義と臨床の間で矛盾を生む状態を生じていた。

　そこで DSM-5 においては，このような矛盾を解消すべく，大きな変更が加えられている。DSM 第 4 版から第 5 版への変更のなかで定義の連続性が保たれていないこともおそらく一因で，DSM-5 では Dementia という用語は使用されず，Neurocognitive Disorders 神経認知障害群という用語に改変され，そのうえで，複雑性注意，実行機能，学習および記憶，言語，知覚−運動，社会的認知のいずれかの認知ドメインに障害があればそのように呼んでよい，と定義している。つまり，複雑性注意（注意障害），実行機能（実行／遂行機能障害），学習および記憶（知能の低下や記憶障害），言語（失語），知覚（失認）−運動（失行），社会的認知（社会的認知・社会的行動障害）のいずれかの症状があれば，記憶の障害がなくても「神経認知障害」と呼ぶこととしたわけである。この改訂により，認知症概念と，臨床上認知症として扱われている疾患群との乖離はほぼなくなったと考えられる（表 7 - 1）。

　認知症の一番の危険因子は加齢であり，2012 年の統計ではわが国には約462万人の認知症高齢者がいると報告され，65 歳以上人口の約 7 人に 1 人という結果となっている。今後のわが国の高齢者人口が急増していくことを考えると，認知症患者も急増していくことが予想され，国をあげての対策を講じることが必要だと考えられる。

2　治療により改善する認知機能低下

　認知機能障害をきたす疾患がすべて進行性であるわけではない。治療により改善する認知機能障害もあるため，早期に鑑別し，必要な治療的介入を行うことが重要である。また，意識障害をきたす状態下では，認知機能は基本的に低下する。したがって，高アンモニア血症などの代謝異常，薬剤性などによる軽微な意識障害が存在すれば，注意機能を含め，認知機能全般が低下することとなる。ほかに治療可能な認知機能障害として下記のような疾患があげられる。

（1）水頭症

　脳内の脳室に脳脊髄液が過剰に貯留した状態をさす。特に高齢者では，脳圧が上がっていないにもかかわらず水頭症の状態となっていることがあり（正常圧水頭症），歩行障害，尿失禁，認知機能障害が生じやすい（三徴）とされている。治療としては脳室腹腔シャントなどの外科的手段で脳脊髄液を減らす処置が行われる。

（2）甲状腺機能低下症

　甲状腺機能低下症に伴って認知機能が低下することがある。甲状腺ホルモンは，代謝の調節をするホルモンであり，機能低下に伴い代謝が低下する方向に変化が生じるため，活動性は低下し，意欲の低下，動作緩慢，嗜眠などと同時に記憶力の低下をきたすことがある。治療としては甲状腺ホルモンの補充を行う。

（3）慢性硬膜下血腫

　頭部外傷後，数週間から数カ月かけて，硬膜下腔に徐々に増大する血腫を生じる。症状としては，認知機能の低下以外に，麻痺症状，頭痛などの身体症状を認めることがある。高齢者に生じやすい。治療としては外科的手術，すなわ

ち血腫除去が行われる。

（4）うつ病

　うつ病は，易疲労性や反応性の低下を生じることがあり，偽性認知症と呼ばれる状態を呈することがある。治療としては抗うつ剤による治療などが行われる。

3　主な非可逆性の認知症

（1）神経変性疾患

　神経変性疾患とは，脳に異常タンパクなどが沈着し，経時的に脳が萎縮，すなわち脳細胞が破壊され減少するタイプの疾患をさす。近年では，免疫染色などの発展により，神経変性の原因物質が続々と発見されてきているが，詳細は成書を参照されたい。どのような物質が神経変性の原因になっているか，また，脳のどの部位から変性が始まることが多いかによっていくつかの疾患に分類される。厳密な意味での病名は，神経変性の原因となった物質によって決められる。したがって，生きている間に厳密な意味での病名が付くことは少ない。神経変性が脳のどの部位から始まるか，どのように広がっていくかによって，実際に生じる症状が決まってくる。

①　アルツハイマー病

　1906，1907年にアロイス・アルツハイマーが初めて報告した疾患で，認知症の一番多い原因疾患とされている。もともとアルツハイマーが報告した症例は，今でいう若年性認知症（65歳未満で発症する認知症の総称）であるが，その後の研究でアルツハイマー病に認められる病理学的変化は，むしろ高齢者に多く認められることがわかってきた。したがって，最近では特に断らずにアルツハイマー病という場合，高齢発症のアルツハイマー病をさすことが多い。

　遺伝の影響が非常に強い若年性アルツハイマー病も知られているが，遺伝形

式がわかっているのは約 1 割程度で，よくわかっていないのが実情である。一方で，高齢発症型のアルツハイマー病は，年齢そのものが危険因子とされ，80歳代では半数以上がアルツハイマー型の脳萎縮を生じているとの報告もある。また，高齢発症型のアルツハイマー病では，アポリポタンパク E 遺伝子がその発症頻度に大きく関連していることがわかっている。

　一般的にイメージされる「もの忘れ」で発症するタイプは基本的には高齢発症型のアルツハイマー病であり，若年発症型では失語や失認，失行などの記憶障害以外の症状が初期症状として認められることが多く，確定診断までに時間がかかることも多い。

　いずれの場合でも，神経細胞外に老人斑と呼ばれる不溶性のアミロイド β タンパクの沈着が認められ，細胞内には細胞の骨格を形成したり，細胞内の物質輸送に関連するタウタンパクが過剰にリン酸化された神経原線維変化と呼ばれる沈着物が認められる。これらの病理学的変化は，典型的な場合には嗅内皮質と呼ばれる側頭葉内側面領域から始まり，辺縁系領域，新皮質領域へと広がっていくことがわかっている。また，物忘れなどの臨床症状が出現する十数年から二十数年前にはすでにアミロイドの沈着が始まっていることがわかっており，今のところ，アミロイドの沈着ののち，タウタンパクの沈着が生じ，最終的に脳萎縮が生じると考えられている。

　病理学的変化を証明するためには，死後の脳解剖が必要であり，生前に確定診断を行うことは難しい。そのため実際の臨床では，上記のような臨床症状に加え，いくつかの検査を用いてアルツハイマー病の診断を行っている。用いられる検査としては，脳の構造を調べる検査として MRI が，脳の機能を調べる検査として SPECT が用いられることが多く，前者では初期から生じる側頭葉内側面の萎縮が，後者では後部帯状回，楔前部などの血流低下が認められれば，アルツハイマー病である蓋然性が高まる。

　さらに新しい検査方法として，アミロイド PET や髄液検査があげられる。PET は SPECT と違い半減期の短い放射性同位体を使用するため，特別な加速器を必要とし，利用できる医療施設は限られる。しかし，いくつかのアミロ

イドマーカーが開発されており，PET を用いることで脳内のアミロイドを直接測定することができるようになっている。

　髄液検査とは，脳や脊髄を包んでいる脳脊髄液を腰椎間から採取し，その成分などを調べる検査である。最近では，髄液中のアミロイドタンパク，あるいはタウタンパクを直接測定することが可能となっており，診断困難例には利用されることがある。老人斑を形成するアミロイド β は，アミノ酸42個からなる Aβ-42 が主に凝集したものであり，髄液中ではこの Aβ-42 の濃度が低下することがわかっている。また，タウタンパクではその一種である p タウタンパクが髄液中で上昇することがわかっており，それぞれ単独で利用されたり，あるいはこれらのバイオマーカーの比が利用されたりしている。

　② 　前頭側頭型認知症

　もともと，前頭葉や側頭葉に粗大な脳萎縮をきたす疾患は，1892年にアーノルド・ピックにより報告されていた。報告された疾患は，ピック球という嗜銀顆粒性の細胞封入体が存在することが特徴であったが，その後ピック球がないものが発見され，現在ではいくつかの疾患を包含する概念として前頭側頭型認知症という用語が使われるようになっている。いずれにしても，前頭葉あるいは側頭葉のいずれか，あるいは両方が経過のなかで進行性に萎縮することが特徴とされ，その病理学的背景，遺伝子的背景については近年研究が進み，非常に多様であることがわかっている。前頭葉の萎縮から始まる場合は性格変化や行動変化が，側頭葉の萎縮から始まる場合は言語能力の低下が初期に生じ，いずれの場合も，アルツハイマー病のような記憶の障害は初期には認められないことが多い。ここでは，あまり病理学的，遺伝学的なことについては踏み込まず，解剖学的特徴と症候学的特徴からみた前頭側頭型認知症について説明を行う。

〈行動障害が目立つタイプの前頭側頭型認知症〉

　行動障害型前頭側頭型認知症（Behavioral variant of frontotemporal dementia：

表7-2　前頭側頭型認知症（DSM-5より一部抜粋）

(a)　以下の行動異常のうち3つ，またはそれ以上： 　ⅰ．行動の脱抑制 　ⅱ．アパシーまたは無気力 　ⅲ．思いやりの欠如または共感の欠如 　ⅳ．保続的，情動的または強迫的／儀式的行動 　ⅴ．口唇傾向および食行動の変化 (b)　社会的認知および／または実行能力の顕著な低下

出所：APA, 2013/2014 より作成

bvFTD）と呼ばれる。従来ピック病といわれていたものにほぼ対応し，その名のとおり，神経変性に伴う脳萎縮は前頭葉から始まる。DSM-5に従えば，診断基準は表7-2のようである。

　また，その他の特徴として（基準D）「比較的保たれている学習と記憶，知覚運動機能」があげられている。すなわち，この疾患では，少なくとも初期においては記憶の障害が目立たず，脱抑制，無気力などの性格・行動変化が前景に立つことを示している。実際，この疾患の患者の初診時の主訴（なぜ病院にかかることにしたか）は，多くの場合物忘れではなく，「怒りっぽくなった」などの性格・行動変化であり，家人に促されて来院するということも多い。診断基準にある保続的傾向とは，同じことを行動，あるいは思考として繰り返すことである。周遊行動は特徴的で，毎日決まったコースを決まった時間に特に理由もなく散歩する（周遊する）行動のことをさす。この行動は，普通の散歩とは違い，楽しい，あるいは健康に良いといった考えとは無関係に行われ，土砂降りの雨の日など悪条件の日でも，同じように行動するのが特徴である。口唇傾向とは，なんでも手に触れるものを口に持っていこうとする傾向であり，味覚変化も生じやすいことから，時に食べられないようなもの（生肉，洗剤など）まで口に運ぼうとするため，そういうものを目につかないように隠しておく必要が出てくる。

〈言語症状が目立つタイプの前頭側頭型認知症〉
　言語障害型は，行動障害型に比較し，DSM-5では非常に簡単にしか説明さ

れておらず，症状として「発話量，喚語，呼称，文法，または言語理解の形における，言語能力の顕著な低下」があげられているのみである。このタイプの前頭側頭型認知症は，臨床的には原発性進行性失語としてまとめられてきた疾患群にあたるため，ここでは原発性進行性失語（Primary Progressive Aphasia：PPA）の最新の分類に従って，説明する。また，このタイプに分類される認知症は，いずれも言語の困難さが初期症状としてあらわれ，変性疾患であることを背景に症状は進行性である。初期は記憶の障害は目立たず，経時的に言語能力の低下が進行するとともに徐々に他の認知機能の障害が明らかになる場合が多い。最初に報告したのはマルセル・メシュラムで，彼は1981年の Slowly Progressive Aphasia Without Generalized Dementia という論文のなかで，6例の右手利きの症例を提示し，初期は失語症状のみを呈し（つまり一般的な認知機能については障害されておらず），かつ進行性の失語症状の悪化とともに他の認知機能も低下していく一群の疾患の存在を提唱した。その後，いくつかのサブタイプに分類することが提唱され，原発性進行性失語という概念が形成されてきたという歴史があり，現在では下記の3つのタイプ（非流暢／失文法型，意味型，ロゴペニック（言語減少）型）に分類される。

　a）非流暢／失文法型

最新の PPA の診断基準では，中核症状として次のいずれかを満たし，

　　1　言語産生における失文法
　　2　一貫しない音の誤りと歪みを伴う努力性のたどたどしい発語（発語失行）

さらに次の3つの特徴のうち，少なくとも2つを満たさなければならないとされる。

　　1　複雑な構文の理解障害
　　2　単語レベルでの理解は保たれている
　　3　対象物の知識は保たれている

失文法とは，知的能力の低下などほかの原因がないにもかかわらず，文法を利用する能力のみが低下する状態をさす。特徴的なのは「て・に・を・は」な

どの助詞の脱落，あるいは動詞や形容動詞などの活用の間違いで，典型的には電文体の「ハハキトクスグカエレ」式の発話や書字となる。意味理解は良好であるにもかかわらず，音韻の処理が難しくなることも特徴的で，平仮名の錯書（別の平仮名に書き間違う）を生じることもある。

　初診時の主訴は多くの場合「うまくしゃべれなくなった」というもので，音を誤る（音韻性錯語）または音がゆがむ（発語失行）ために滑らかに流暢にしゃべれなくなったことを自覚して来院することが多い。言葉以外の口の運動，すなわち咀嚼や嚥下機能などにはまったく問題はなく，言葉をしゃべるときのみ，障害が明らかになることが特徴である。初期には言語能力以外の能力は保たれており，記憶の低下も認められない。責任病変，つまり症状の原因となる脳萎縮部位は，左の中心前回腹側であることがわかっており，脳萎縮の進行に伴い病変が広がると，行動障害型と同様の症状が出現してくる。

　b）意味型

　診断基準では，中核症状として次のいずれかを満たし，

　　1　物品に対する呼称障害

　　2　単語理解の障害

次の3つの特徴のうち少なくとも2つを満たさなければならないとされる。

　　1　対象物の知識の障害（特に低頻度，低親密度のものに対して）

　　2　表層失読もしくは表層失書

　　3　復唱は保たれている

　　4　発話産生（文法と発話運動面）は保たれている

　物品の呼称とは，すなわち物の名前が想起できる，ということをさす。この型の進行性失語では，初期は使用頻度が低く，あまりなじみのない（低親密度）名詞およびそれが意味する概念が失われる。「犬」「猫」などの概念が失われ，より上位の「ペット」「動物」といった概念が残り，さらにそういった概念も徐々に失われ，最終的には「あれ」「これ」「それ」といった指示代名詞が残り，さらに進行するとmutism（無言症）の状態となる。健常者にも起こる「名前が出てこない」という現象ではなく，名前がさす概念そのものが失われていく

ことが特徴で，たとえば犬を飼っている患者に，「犬の散歩行きましたか？」と尋ねると「犬ってなんでしたっけ？」というようなまるで「犬」という単語を初めて聞いたような反応が認められる。表層失読・失書とは，単語の意味理解ができないために生じる失読・失書で，「田舎（いなか）」などのいわゆる熟字訓などを，「でんしゃ」のように読む，書字の際も同様で当て字的な書き間違いをする，ということが特徴である。つまり，意味理解に達していないため，漢字の読みだけを利用して読字・書字を行うのが特徴である。一方で発話は流暢なことが多く，音の歪みも生じない。a）で述べた非流暢／失文法型が発語失行（音の歪み）や音韻性錯語（誤った音への置換）などを特徴とするのに対し，意味型ではそのような特徴を認めない。上記のように主に名詞やそれがさす概念自体が失われていく一方で，他の品詞つまり活用のある動詞や形容詞などの理解や使用，文法能力は保たれており，初期には記憶障害は目立たない。責任病変は左側頭葉底面から極にかけてであり，MRI画像などでは，肉眼でもわかるほどの脳萎縮を生じていることが特徴とされる。

　c）ロゴペニック（言語減少）型

　この型が提唱されたのは比較的最近で，病巣は主に左頭頂葉と考えられているため前頭側頭型認知症の1型に分類されるものではない。しかしながら「進行性失語症」の枠組みで考えるべき疾患であるため，ここで説明を行う。

　logopenicという言葉自体は，"lack of words"を意味するギリシャ語に由来し，文法障害がなく，音の歪みや置換がないにもかかわらず，発話される単語量が低下することからつけられた。言いたい言葉を思いつく作業に時間がかかり，時には思い出せないため，発話はたびたび中断され，全体として単位時間あたりに発話される単語量は少ない。また，言語性短期記憶（≒ワーキングメモリ）の低下が認められることが多く，情報量が多いとそれを保持することが難しいため，結果として長い文になると理解や復唱に障害を認める。

　診断基準としては中核的症状として次のいずれをも満たし，

　　1　自発話における喚語困難（発語の流暢性は喚語の停滞により遮られる）および呼称の障害

　2　文および句の復唱障害

次のその他の特徴のうち少なくとも３つの項目を満たす。

　　1　自発話と呼称時の発話音の（音韻的な）誤り

　　2　発話の運動面は保たれている（構音の歪みはない）

　　3　語の理解と物の知識は保たれている

　　4　表出言語で文法は保たれている

　背景病理としては，アルツハイマー型の病理変化の報告が多く，過半数の症例がアルツハイマー病ではないかと考えられている。

　③　レビー小体病

　もともとパーキンソン病では，脳の変性が黒質という脳幹の非常に小さな神経核に限局し，黒質から線条体という部位へのドパミン作動性神経系の機能低下によって，振戦を含む運動障害が生じることがわかっていた。しかしながら，1976年に小阪らが，従来パーキンソン病では脳幹に存在する黒質を中心に認められていたレビー小体が，広範な大脳皮質に認められた認知症剖検例について報告し，以後，レビー小体の沈着により脳萎縮が進行する神経変性症の研究が進められた。いわゆるレビー小体病という概念で，その後の研究によりレビー小体の沈着がどのように進行するかによって，その臨床症状としての表現型が異なることがわかっている。

　〈パーキンソン病〉

　パーキンソン病は，1817年にジェームス・パーキンソンが "an essay on the shaking palsy" という報告のなかで，臨床症候群としてまとめた。その後，1912年にフレデリック・レビーがパーキンソン病の背景病理として現在では α-シヌクレインと呼ばれるようになったタンパク質封入体を発見し，この異常タンパクにより神経変性が進行することがわかった。現在レビー小体病としてまとめられることの多いレビー小体を病理背景としてもつ神経変性疾患のうち，パーキンソン病では中脳黒質を中心としてレビー小体の沈着を生じ，結果とし

表7‐3　レビー小体型認知症の診断基準

1．進行性の認知症
2．中核的特徴（2つ以上，または中核的特徴1つと指標的バイオマーカー1つ以上で臨床的に
　　DLB）
　　　注意や明晰さの著明な変化を伴う認知の変動
　　　繰り返し出現する具体的な幻視
　　　特発性のパーキンソニズム
　　　認知機能の低下に先行することもあるレム期睡眠行動異常症
3．支持的特徴
　　　抗精神病薬に対する重篤な過敏性
　　　姿勢の不安定性；繰り返す転倒
　　　失神または一過性の無反応状態のエピソード；高度の自律機能障害
　　　過眠
　　　嗅覚鈍麻
　　　幻視以外の幻覚；体系化された妄想；アパシー，不安，うつ
4．指標的バイオマーカー
　　　ドパミントランスポーターの取り込み低下
　　　MIBG心筋シンチグラフィでの取り込み低下
　　　睡眠ポリグラフ検査による筋緊張低下を伴わないレム睡眠の確認

出所：McKeith et al., 2017 より作成

て振戦や固縮などのパーキンソン病固有の症状が出現することがわかっている。

〈認知症を伴うパーキンソン病（Parkinson disease with dementia：PDD）〉
　初期には振戦や固縮といった運動症状で発症した症例が，経年変化とともに認知機能障害を呈することがある。運動障害の初発から認知機能障害が生じるまで1年以上の時間を要した場合，これをPDDに分類することになっている。病理型としては，純粋なパーキンソン病が中脳に限局した病変であることに対して，PDDの場合は中脳および大脳皮質に病理学的変化を認め，移行型とも呼ばれる。

〈レビー小体型認知症〉
　パーキンソン病の運動症状発症から1年以内に認知機能障害が始まる場合，あるいは認知機能障害が運動症状に先行する場合，レビー小体型認知症と呼ば

れる。2017年に改訂されたレビー小体型認知症の診断ガイドラインに基づくと，診断基準は表7−3のとおりである。診断基準に示されているとおり，認知機能は一日のうちあるいは日をまたいで動揺する傾向にあり（認知の変動），簡易な認知機能スクリーニング検査でも，施行のたびに点数が変動する傾向にある。幻覚，特に幻視も特徴的で，幻視が出現する以前からパレイドリア（意味のない模様やパターン画像に意味のある形を見出す現象：たとえば空に浮かんだ雲が顔のように見えるなど）を生じていることが多いと報告され，この現象を利用したパレイドリアテストが開発されている。レム期睡眠行動異常とは，その名のとおりレム睡眠時の行動異常をさす。本来夢を見ている睡眠であるレム睡眠時には，夢の内容に応じて体が動かないように体が弛緩するが，体の弛緩が不十分なため，大きな寝言をいう，起きだして夢に影響されたような行動を行う（夢遊状態）などの症状を認める。

（2）脳血管性認知症

　変性疾患が，異常タンパクの沈着などにより脳細胞が徐々に変性し，脳体積が低下していくのに対して，脳内の血管が詰まる（脳梗塞），あるいは脳内の血管が破れる（脳内出血）ことにより脳損傷をきたし，結果として認知機能障害が生じるものを脳血管性認知症と呼ぶ。認知症の原因疾患としてはアルツハイマー病に次いで多く，高齢の認知症患者では両者の合併も多いことが知られている。

　脳を栄養する血管は，左右の内頸動脈および椎骨動脈の4本のみで，それぞれ脳内の前方循環・後方循環を担当するが，頭蓋内に入った動脈はしばらく脳表に沿って走行したのち，穿通枝と呼ばれる脳深部に入っていく枝を出す。太い動脈が分岐を繰り返すごとに細くなっていき，最終的には毛細血管を経て静脈系に流入することになる。したがって，より太い動脈が血栓などでつまった場合，たとえば心房細動に伴って生じる脳血栓症などは，広範囲の脳組織に脳梗塞を生じることになるし，分岐を繰り返したのちの細い動脈の場合は，その血管が栄養する小さな脳領域に影響が出る。このように，脳血管性認知症が生

表 7 - 4　脳血管性認知症の分類（NINDS-AIREN）

```
1　多発梗塞性認知症
　皮質・皮質下領域に大きな完全梗塞が多発するもの。
2　戦略的単一部位梗塞性認知症
　A　皮質領域
　　　角回
　　　前大脳動脈領域
　　　中大脳動脈領域
　　　広大脳動脈領域
　B　皮質下領域
　　　視床
　　　前脳基底部
3　認知症を伴う脳小血管病
　A　皮質下領域：多発性ラクナ梗塞　　ビンスワンガー病
　B　皮質領域：脳アミロイド血管症
4　低循環によるもの
5　出血性認知症
6　その他の機序によるもの
```

出所：Román et al., 1993 より作成

じる場合，どの動脈のどの場所で梗塞あるいは出血が生じたかによって，症状は大きく異なる。さらに，ビンスワンガー病のように，皮質下白質を中心として虚血性病変が広がるタイプも存在する。

米国国立神経疾患・脳卒中研究所（NINDS）と Association Internationale pour la Recherché et l'Enseignement en Neurosciences（AIREN）による診断基準（NINDS-AIREN）では，脳血管性認知症は表 7 - 4 のように分類されている。

4　高次脳機能障害

認知症概念が医学的概念であるのに対し，高次脳機能障害という用語は日本独自の行政用語として策定された。2001年度から開始された厚生労働省の研究班により，人生の中途で何らかの原因により脳損傷をきたした症例において，日常生活，社会生活上困難の原因となっている因子について情報の集積と解析

が行われた。結果として，主に注意障害・遂行機能障害・記憶障害・社会的行動障害の4つの認知機能障害を原因として，生活上困難を抱えている症例が多数存在することが判明し，これらを総称して高次脳機能障害と呼ぶこととなった。脳損傷後，麻痺などわかりやすい身体症状が残存する症例では，リハビリテーションや福祉的サービスへうまくつなげられ，一定の支援を受けているのに対し，これらの認知機能障害を中心とした症状のみ残存する症例では，十分な支援がされていないことを反省し，このような調査研究が行われたという背景がある。第2，3節で述べてきた認知症概念が，いわゆる医学的疾患モデル，つまり疾患の原因ごとの分類であったのに対し，高次脳機能障害は，疾患横断的な，すなわち原因疾患をとわず同じ症候を呈するものをまとめた概念といえる。以下では，この主要な4症状について解説を行い，最後に現在における高次脳機能障害に対する取り組みについても紹介を行う。また，この用語が行政用語であることを背景に，すでに十分な福祉的サービスや支援体制の整っているもの，つまり療育手帳のカバーする出産時外傷，発達障害などの小児疾患，あるいは介護保険がカバーするいわゆる認知症性疾患は高次脳機能障害には含めないということになっている。

（1）注意障害

　注意障害は，いわゆる一般的な注意能力をさす全般性注意と，より特殊な能力である空間注意（方向性注意）に分類される。また，こうした注意能力が十分に発揮されるためには，当たり前の前提として，完全に覚醒していることが必要となる。以下に，注意能力の下位能力について述べる。

①　注意の維持（持続）
　　いわゆる集中力のことをさす。1つの対象に注意を向けそれを維持する力。

②　注意の分配（分配）
　　複数の対象に同時に注意を払う能力。当然ながら，1つの対象に注意を向けるよりも困難を伴う。電話で相手の話を聞きながらメモをとる，とい

うように，複数の課題を同時に進行する際に必要とされる。

③　不必要な対象への注意の抑制（選択）

　　注意を向けた対象のみがヒトの意識にのぼる。たとえば，音楽を聴きながら勉強をするような場合を想定してみると，勉強に集中するに従い，音楽のことを意識しなくなることがわかるだろう。しっかり集中した場合には，音楽が聞こえない状態になる，ということもある。このように，注意すべき対象以外の刺激を無視する能力のことをこのように呼ぶ。

④　適切なタイミングでの注意の転換（転換）

　　複数の刺激の処理を順序立てて行う能力をさす。たとえば鍋でお湯を沸かしながら野菜を切る作業場面などがあげられる。鍋がわくまでは，野菜を切ることに注意を向ける必要があるが，わく音が聞こえてくると，鍋のほうに注意を転換し，適切な行為を行う必要がある。転換がうまくいかない場合，適切なタイミングで適切な処理ができないこととなる。

（2）遂行機能障害

　遂行機能とは，物事を遂行するために，計画を立ててそれをうまく遂行する能力をさす。遂行機能障害は複雑な能力で，より基本的な能力である注意能力や記憶能力が正常でなければ，遂行機能も正常には機能しない。したがって，計画をたて遂行する能力の障害が，より基本的な能力の障害の二次的なものではないか確認する必要がある。遂行機能そのものの障害としては，目的に適った行動計画の障害と，目的に適った行動の実行の障害に分けることが可能である。前者は行動の目的を設定し，目的を達成するための計画を立てる能力であり，障害されると行動の目的が不明確なまま行動を開始してしまったり，不十分な計画で成り行き任せの行動をとってしまうこととなる。一方で行動計画をうまく実行する能力はより高度な能力で，目的に照らし合わせ，自らの行動をモニターして客観的に眺めることによって，適宜行動計画を修正することを含む概念とされる。このような臨機応変な行動計画の変更ができない場合は，失敗した行動パターンに固執してしまったり，予定外のことが生じた際にどうし

てよいかわからなくなる，といった反応を生じやすくなる。

（3）記憶障害

　記憶能力とは，新しい情報を入力，保持し，適切なタイミングで取り出す能力をさす。記憶する内容，あるいは記憶を維持する時間などによっていくつかの記憶能力に分類される。

①　内容による分類
ａ）宣言的記憶（あるいは顕在記憶）

　意識内容として利用することが可能な情報の記憶をさす。さらに言語性の記憶と非言語性の記憶（図形や人の顔，街並みなどの記憶）に分類され，言語性の記憶はさらに日記に書くような「いつ・どこで」という情報が加わった，自らが参加したことに関するエピソード記憶と，そういった情報を含まないいわゆる知識である意味記憶に分類される。右利き者の多くの場合では，言語に関する処理は左半球で行っており，逆に非言語性の情報の処理は右半球で行っている。また，エピソード記憶の障害は側頭葉内側の海馬あるいは海馬とつながる神経回路（パペッツの回路），あるいは前脳基底部の損傷によって生じることが多い。一方で，意味記憶の障害は右利き者の多くでは左側頭底面から側頭極にかけての脳損傷によって生じることが知られている。

ｂ）手続き記憶（あるいは潜在記憶）

　意識内容にはのぼることのない，学習された反応のことをこのように呼ぶ。たとえば自転車に乗ることを練習し乗れるようになる，といったことがここに含まれる。いわゆる体で覚える，ということに対応し，対応する脳部位としては基底核，小脳などが重要と考えられている。

②　時間による分類　即時記憶・作動記憶・短期記憶・長期記憶

　記憶の持続時間に依拠する分類は，主に2つに分けられる。1つは臨床神経学で使われてきた分類で，即時記憶，近時記憶，遠隔記憶の分類である。即時

記憶とは，たとえば，言われたことをその場でそのまま繰り返すような，即時のかつ加工を要しない記憶のことをさす。近時記憶，遠隔記憶はそれぞれ時間的に近い，あるいは遠い記憶をさすが，明確な定義はなく，専門用語としては非常にあいまいな概念といえる。

　一方で，認知心理学の二重記憶貯蔵モデルから提起された分類は，より専門的といえる。つまり，短期記憶と長期記憶である。新しく記憶するべき内容は，まず短期記憶の貯蔵システムで処理され，そのうちの一部が長期記憶の貯蔵システムに移行する，とする考えである。短期記憶は，もともとの意味では，「現在意識内容にのぼっている外界からのあるいは内界からの情報」のことをさし，いわばコンピュータのランダムアクセスメモリに載っている情報ということができる。作動記憶（ワーキングメモリ）は，短期記憶のしくみを説明するために作られた概念で，脳のなかのメモ帳のようなしくみそのものをさす言葉として使われる。ただし，即時記憶と比較される場合には，間をおかない点では即時記憶と同様だが加工して出力を要するような記憶をさす。たとえば数字の順唱は即時記憶であるが，数字の逆唱つまり言われたのと反対の順番で返答するような記憶は作動記憶と呼ばれる。短期記憶という用語は誤って使われている書籍も多いので，短期記憶と書かれている場合には，著者がどのような意味で短期記憶と記載しているのかを確認する必要がある。いずれにしても，即時記憶・作動記憶ともに記憶という名前こそついているが，基本的には注意機能に分類される能力と考えられ，前頭葉の背外側面と頭頂葉の共同作業で成り立っている能力と考えられている。

　一方で長期記憶とは，間に干渉課題（つまり別の刺激の処理や課題などの遂行）を挟んだのちにも覚えておく能力をさす。短期記憶に貯蔵された情報の一部は，海馬の関係するような長期記憶の貯蔵システムに移され，長期間貯蔵されることになる。このように，短期記憶と長期記憶では，その基盤となる脳のシステムが異なると考えられており，それぞれ独立して障害され得る。

③　前向性健忘・逆向性健忘

　脳が何らかの傷病で傷ついた場合，その後に新しい情報を記憶する能力が低下する場合（前向性健忘）と，その前にあった出来事の記憶が取り出せない場合（逆向性健忘），あるいは両者ともに認められる場合がある。特に意識障害を伴う脳損傷（たとえば交通外傷に伴う外傷性脳損傷など）では逆向性健忘を伴うことも多い。多くの場合，逆向性健忘の期間は経過とともに短くなり，たとえば最初は数年の逆向性健忘をきたしていた症例が，経過とともに徐々に過去について想起できるようになり，最終的には数カ月程度の思い出せない期間を残す，というような経過をたどる。

（4）社会的行動障害

　社会的行動障害とは，対人場面，社会生活場面など他者との交流が必要な場面で，適切な行動がとれないことを特徴とする。したがって，一人で過ごしている場面では目立たず，複雑な社会的場面になればなるほど目立つ傾向にある。意欲・発動性の低下，情動コントロールの障害，依存的行動，固執などが目立ち，結果として対人関係や社会行動に問題を生じることとなる。特に情動コントロールの障害に伴い易怒性が亢進すると，些細な出来事に対して他者に怒りを表明することとなり，介護者や支援者の負担が大きくなり，トラブルに発展することも多くなりやすい。注意や記憶の障害など，より低次の能力の障害の結果生じる二次的な社会的行動障害と，社会的行動障害そのものの障害に分けることが可能で，後者は前頭葉損傷と関連して生じることが多い。

（5）高次脳機能障害の支援

　最初に述べたように，高次脳機能障害とは，基本的には正常に発達した脳が人生の中途で何らかの傷病により傷つき，結果として生じた認知機能障害全般をさす概念である。年齢層として，就学・就労世代を中心とした年齢層が対象となるため，社会復帰に向けた支援が徐々に整いつつある。

　各都道府県あるいは政令指定都市の一部には高次脳機能障害支援センターが

設けられ，専門の支援員である高次脳機能障害支援コーディネーターがおかれることになっている。障害者自立支援法に基づいた福祉サービスの提供が行われ，大きく日常の身の回りの生活援助である介護給付と，社会復帰に向けた支援である訓練等給付に分けられる。

＊

　この章では，脳が物理的に障害されて生じる様々な病態について解説を行った。脳という臓器は，自然が作り出した非常に精巧な機能を有しており，その損傷により，われわれが普段想像することが難しい症状を呈することがある。このような脳の器質的（物理的）障害に伴って生じる症状を理解することは，正常な脳機能の理解を深め，また，内因性や心因性と呼ばれるような精神疾患の理解への一助となる。このような脳の器質的（物理的）障害は，脳血管障害や神経変性疾患，あるいは外傷性脳損傷などの非常にありふれた疾患によって生じ，多くの方がこのような疾患から由来する障害に苦しんでいる現状がある。医療に従事しない一般の人たちが，このような病状を理解することは，障害をもつ人たちが暮らしやすい世の中をつくっていくことに必要な条件だと筆者は考えている。

第8章

発達障害

1 発達障害とは

　発達障害という用語は，近年メディアでも取り上げられることが増えており，医療のみならず教育や就労の現場においても当たり前のように使われる言葉となっている。それでは，「発達障害」とは一体どういう状態を表すのだろうか。まずはその定義について，考えてみよう。

　日本において「発達障害」という言葉が広く使われるようになった理由の一つは，2005年に施行された発達障害者支援法にある。発達障害者支援法では，第二条に「この法律において「発達障害」とは，自閉症，アスペルガー症候群その他の広汎性発達障害，学習障害，注意欠陥多動性障害その他これに類する脳機能の障害であってその症状が通常低年齢において発現するものとして政令で定めるものをいう」と定められており，また，「この法律において「発達障害者」とは，発達障害がある者であって発達障害及び社会的障壁により日常生活又は社会生活に制限を受けるものをいい，「発達障害児」とは，発達障害者のうち十八歳未満のものをいう」としている（なお，本稿においては，DSM-5の記述に対応させそれぞれの「障害」を「症」と記載している）。つまりこの法律において「発達障害」は，その言葉の響きから予想されるような，「心理的・身体的発達がなんらかの原因で阻害されている状態全般」を示すのではなく，自閉スペクトラム症，注意欠如・多動症，限局性学習症などの，特有の状態像を有する，生来の脳機能の障害であると定義され，それぞれの障害に特有の状態像，つまり，「特性」と対人社会環境のミスマッチによって支援が必要な状況を示

している。

　このように，「発達障害」という用語は，支援の必要性を大きく捉えるうえでは有用ではあるものの，その人を正しく理解し，根拠に基づいた適切な支援，治療を行ううえでは，やや広すぎる概念であるため，「発達障害」という用語に含まれるそれぞれの障害の状態像を正しく理解することが必要不可欠となる。

（1）自閉スペクトラム症と注意欠如・多動症，限局性学習症の定義

　「発達障害」に含まれるこれらの障害は，標準的な診断基準であるアメリカ精神医学会の，DSM-5（Diagnostic and Statistical Manual of Mental Disorders 5th edition）によって以下のように定義されている。紙面の都合上，一部を抜粋して説明を加える。

■自閉スペクトラム症（Autism Spectrum Disorder：ASD）

A．複数の状況で社会的コミュニケーションおよび対人的相互反応における持続的な欠陥があり，現時点または病歴によって，以下により明らかになる（以下の例は一例であり，網羅したものではない）。

　⑴　相互の対人的－情緒的関係の欠落で，例えば，対人的に異常な近づき方や通常の会話のやりとりのできないことといったものから，興味，情動，または感情を共有することの少なさ，社会的相互反応を開始したり応じたりすることができないことに及ぶ。

　⑵　対人的相互反応で非言語的コミュニケーション行動を用いることの欠陥，例えば，まとまりのわるい言語的，非言語的コミュニケーションから，視線を合わせることと身振りの異常，または身振りの理解やその使用の欠陥，顔の表情や非言語的コミュニケーションの完全な欠陥に及ぶ。

　⑶　人間関係を発展させ，維持し，それを理解することの欠陥で，例えば，さまざまな社会的状況に合った行動に調整することの困難さから，想像上の遊びを他人と一緒にしたり友人を作ることの困難さ，または仲間に対する興味の欠如に及ぶ。

B．行動，興味，または活動の限定された反復的な様式で，現在または病歴によって，以下の少なくとも2つにより明らかになる（以下の例は一例であり，網羅したものではない）。

　⑴　常同的または反復的な身体の運動，物の使用，または会話（例：おもちゃを一列に並べたり物を叩いたりするなどの単調な常同運動，反響言語，独特な言い回し）。

　⑵　同一性への固執，習慣への頑ななこだわり，または言語的，非言語的な儀式的行動様式（例：小さな変化に対する極度の苦痛，移行することの困難さ，柔軟性に欠ける思考様式，儀式のようなあいさつの習慣，毎日同じ道順をたどったり，同じ食物を食べたりすることへの要求）。

　⑶　強度または対象において異常なほど，きわめて限定され執着する興味（例：一般的ではない対象への強い愛着または没頭，過度に限局したまたは固執した興味）

(4)　感覚刺激に対する過敏さまたは鈍感さ，または環境の感覚的側面に対する並外れた興味
　　（例：痛みや体温に無関心のように見える，特定の音または触感に逆の反応をする，対象を過
　　度に嗅いだり触れたりする，光または動きを見ることに熱中する）

出所：APA, 2013/2014

　なお，実際の診断基準は，上記のＡ項目およびＢ項目に加え，症状が幼少期から持続していることについてのＣ項目，社会的・職業的に治療対象となるレベルの機能障害が存在することについてのＤ項目，知的障害のみによって生じる可能性を鑑別するＥ項目からなり，すべてを慎重に評価することが必要である。

■注意欠如・多動症（Attention-Deficit/Hyperactivity Disorder：ADHD）

A.　(1)および／または(2)によって特徴づけられる，不注意および／または多動性―衝動性の持続的な
　　様式で，機能または発達の妨げとなっているもの：
　(1)　不注意：以下の症状のうち6つ（またはそれ以上）が少なくとも6カ月持続したことがあり，
　　　その程度は発達の水準に不相応で，社会的および学業的／職業的活動に直接，悪影響を及ぼす
　　　ほどである：
　注：それらの症状は，単なる反抗的行動，挑戦，敵意の表れではなく，課題や指示を理解できない
　　　ことでもない。青年期後期および成人（17歳以上）では，少なくとも5つ以上の症状が必要で
　　　ある。
　　(a)　学業，仕事，または他の活動中に，しばしば綿密に注意することができない，または不注意
　　　　な間違いをする（例：細部を見過ごしたり，見逃してしまう，作業が不正確である）。
　　(b)　課題または遊びの活動中に，しばしば注意を持続することが困難である（例：講義，会話，
　　　　または長時間の読書に集中し続けることが難しい）。
　　(c)　直接話しかけられたときに，しばしば聞いていないように見える（例：明らかな注意を逸ら
　　　　すものがない状況でさえ，心がどこか他所にあるように見える）。
　　(d)　しばしば指示に従えず，学業，用事，職場での義務をやり遂げることができない（例：課題
　　　　を始めるがすぐに集中できなくなる，また容易に脱線する）。
　　(e)　課題や活動を順序立てることがしばしば困難である（例：一連の課題を遂行することが難し
　　　　い，資料や持ち物を整理しておくことが難しい，作業が乱雑でまとまりがない，時間の管理が
　　　　苦手，締め切りを守れない）。
　　(f)　精神的努力の持続を要する課題（例：学業や宿題，青年期後期および成人では報告書の作成，
　　　　書類に漏れなく記入すること，長い文書を見直すこと）に従事することをしばしば避ける，嫌
　　　　う，またはいやいや行う。
　　(g)　課題や活動に必要なもの（例：学校教材，鉛筆，本，道具，財布，鍵，書類，眼鏡，携帯電
　　　　話）をしばしばなくしてしまう。
　　(h)　しばしば外的な刺激（青年期後期および成人では無関係な考えも含まれる）によってすぐ気
　　　　が散ってしまう。
　　(i)　しばしば日々の活動（例：用事を足すこと，お使いをすること，青年期後期および成人では，

　　電話を折り返しかけること，お金の支払い，会合の約束を守ること）で忘れっぽい。
　(2)　多動性および衝動性：以下の症状のうち6つ（またはそれ以上）が少なくとも6カ月持続し
　　たことがあり，その程度は発達の水準に不相応で，社会的および学業的／職業的活動に直接，
　　悪影響を及ぼすほどである：
注：それらの症状は，単なる反抗的態度，挑戦，敵意などの表れではなく，課題や指示を理解でき
　　ないことでもない。青年期後期および成人（17歳以上）では，少なくとも5つ以上の症状が必
　　要である。
　(a)　しばしば手足をそわそわ動かしたりトントン叩いたりする，またはいすの上でもじもじする。
　(b)　席についていることが求められる場面でしばしば席を離れる（例：教室，職場，その他の作
　　業場所で，またはそこにとどまることを要求される他の場面で，自分の場所を離れる）。
　(c)　不適切な状況でしばしば走り回ったり高い所へ登ったりする（注：青年または成人では，落
　　ち着かない感じのみに限られるかもしれない）。
　(d)　静かに遊んだり余暇活動につくことがしばしばできない。
　(e)　しばしば "じっとしていない"，またはまるで "エンジンで動かされているように" 行動す
　　る（例：レストランや会議に長時間とどまることができないかまたは不快に感じる；他の人達
　　には，落ち着かないとか，一緒にいることが困難と感じられるかもしれない）。
　(f)　しばしばしゃべりすぎる。
　(g)　しばしば質問が終わる前に出し抜いて答え始めてしまう（例：他の人達の言葉の続きを言っ
　　てしまう；会話で自分の番を待つことができない）。
　(h)　しばしば自分の順番を待つことが困難である（例：列に並んでいるとき）。
　(i)　しばしば他人を妨害し，邪魔する（例：会話，ゲーム，または活動に干渉する；相手に聞か
　　ずにまたは許可を得ずに他人の物を使い始めるかもしれない；青年または成人では，他人のし
　　ていることに口出ししたり，横取りすることがあるかもしれない）。

出所：APA, 2013/2014

　注意欠如・多動症の診断基準においても，自閉スペクトラム症の場合と同様，
上記のA項目に加えて，症状が12歳以前から持続していることについてのB項
目，A項目の症状が家庭や学校など2カ所以上で認められることについてのC
項目，社会的・職業的な機能を損なわせているか，あるいは，低下させている
ということについてのD項目，他の精神疾患による症状との鑑別についてのE
項目すべてについて評価したうえで初めて，診断に適用することが可能となる。

■限局性学習症（Specific Learning Disorder：SLD）

A．学習や学業的技能の使用に困難があり，その困難を対象とした介入が提供されているにもかかわ
　らず，以下の症状の少なくとも1つが存在し，少なくとも6カ月間持続していることで明らかにな
　る：
　(1)　不的確または速度が遅く，努力を要する読字（例：単語を間違ってまたはゆっくりとためら
　　いがちに音読する，しばしば言葉を当てずっぽうに言う，言葉を発音することの困難さをもつ）

　(2)　読んでいるものの意味を理解することの困難さ（例：文章を正確に読む場合があるが，読んでいるもののつながり，関係，意味するもの，またはより深い意味を理解していないかもしれない）

　(3)　綴字の困難さ（例：母音や子音を付け加えたり，入れ忘れたり，置き換えたりするかもしれない）

　(4)　書字表出の困難さ（例：文章の中で複数の文法または句読点の間違いをする，段落のまとめ方が下手，思考の書字表出に明確さがない）

　(5)　数字の概念，数値，または計算を習得することの困難さ（例：数字，その大小，および関係の理解に乏しい，1桁の足し算を行うのに同級生がやるように数字的事実を思い浮かべるのではなく指を折って数える，算術計算の途中で迷ってしまい方法を変更するかもしれない）

　(6)　数学的推論の困難さ（例：定量的問題を解くために，数学的概念，数学的事実，または数学的方法を適用することが非常に困難である）

出所：APA, 2013/2014

　限局性学習症では，特徴的な症状を記したA項目に加えて，特定の学業的技能が，年齢不相応に低く，かつ，日常生活における，明らかな障害の原因となっていることについてのB項目，能力の要求水準が低い場合には目立たない可能性に留意する点についてのC項目，知的能力障害や，身体的障害，精神障害および教育環境によって生じている可能性を除外するD項目からなる。

（2）発達障害における特性および症状の重なり

　以上のように，自閉スペクトラム症は他者とのコミュニケーション，興味における程度および対象，聴覚や視覚，触覚などの感覚のそれぞれにおける障害をもち，注意欠如・多動症は，注意の選択，持続および多動性・衝動性における障害，限局性学習症は，読字，書字，算数といった，特異的な学業上の能力における障害をもつ。

　これらの全く異なった特徴をもつそれぞれの障害がなぜ，「発達障害」としてまとめられたのだろうか。それは，これらの障害が単独で存在するのではなく，しばしば重なり合ってその人の特性を形作ることによる。さらに，「発達障害」という病態には，「二次障害・併存症」といった，精神疾患が重なっている場合が多く，特に，成人して初めて受診するケースの多くに二次障害を認めることが知られている（Joshi et al., 2013；Murphy et al., 2016）。このように効

果的な支援のためにはそれぞれの障害特性の理解，特性の重なりについての認識，二次障害・併存症の知識が必要であるため，本稿では，代表的な例として自閉スペクトラム症と注意欠如・多動症を取り上げ紹介する。

2　自閉スペクトラム症 (ASD)

(1) 疫　学

　自閉スペクトラム症 (Autism Spectrum Disorder：ASD) は，対人社会関係における相互交流の障害を主な症状とする症候群であり，1943年にレオ・カナーが発表した11人の子どもたちについての臨床記述「情動的交流の自閉的障害」によって最初に報告された (Kanner, 1943)。

　かつては，広汎性発達障害 (Pervasive Developmental Disorder) という用語が用いられ，1994年に発表され，2000年に改訂された DSM-Ⅳ においては，自閉症，アスペルガー障害，その他の広汎性発達障害と分類されていた。その後2013年に発表された DSM-5 は自閉症特有の症状を，明らかな自閉症としての特徴をもつものから，特徴があまり目立たない状態までの広がりをもった「スペクトラム」として捉え，一連の特徴をもつものを自閉スペクトラム症と定義している。このうち，DSM-Ⅳ で定義されていたアスペルガー障害は，その人が自閉症としての特性を有しているものの，言葉の遅れを伴わず，かつ知的な遅れも伴わない場合の診断名であり，ハンス・アスペルガーが1944年に「子どもの自閉的精神病質」のなかで記述した自閉的な特徴をもつ4人の子どもについての報告 (Asperger, 1944) が語源となっている。

　なお，「発達障害」のイメージとしてこのアスペルガー障害に合致する傾向を有する人たちがあげられることがあるが，その理由の一つとして，この人たちが一定の認知機能や言語能力を有する結果，就学や就労は可能であるものの，社会性の困難さやこだわりの強さ，感覚の過敏さなどが引き起こす様々な対人関係における摩擦を通じて，「困った人たち」と感じさせられ，それを説明する際に用いられてきたという側面がある。しかしながら，このような能力のア

ンバランスは，本人にとっても認識しづらく，また理解し難い状況である場合
も多く，実際には「困っている人たち」としてその苦悩を理解し，歩み寄るこ
とによって初めてお互いにとって望ましい結果をもたらすだろう。

（2）自閉スペクトラム症は増えているのか

米国疾病対策予防センター（CDC）の報告（Maenner, 2020）によると，米国
においては2016年時点で54人に1人（1.9%）が自閉スペクトラム症を有すると
報告されており，2006年時点での報告における110人に1人（0.9%）と比較し
て，有病率は急激に上昇している。この，有病率の上昇は，何によってもたら
されているのだろうか。

自閉スペクトラム症への注目が集まり，より多くの早期診断がなされるよう
になったこと，公衆衛生や行政サービスの診断システム，治療者や評価者の診
断スキルが上がったことにより，これまでは正常とみなされていた子どもたち
や，知的発達障害とみなされていた子どもたちにもその診断が行き渡るように
なったという社会環境の変化に一つの原因があるとされている（Elsabbagh et
al., 2012）。

生物学的な変化が生じているかどうかという課題については，両親の年齢が
影響を与えているといった報告（Sandin et al., 2016）や，医療が進歩すること
によって早期出生児の生存率が上昇したことなどが影響を与えているといった
報告（Agrawal et al., 2018）などがあり，研究や実践を通じた議論が続けられて
いるものの，現在明らかな結論には至っていない。

（3）自閉スペクトラム症の診断

自閉スペクトラム症をはじめとした，児童期から持続する疾患の診察におい
ては，周産期から診断に至るまでの詳細な生育・生活歴の聴取が重要となる。

診察では，本人だけではなく，可能な限り親あるいは療育者などへの問診を
行う。子どもの場合，会話だけではなく，遊びや作業を通じてコミュニケーシ
ョンや行動を観察することが望ましい。問診は，あらかじめ本人あるいは親な

どが記入した予診票や母子手帳に記載された情報に加えて，AQ 日本語版自閉症スペクトラム指数や日本語版 M-CHAT などのスクリーニング用質問紙などを参考にしながら実施する。連絡帳，通知表やテストの解答，絵なども重要な情報源となる。近年は，ビデオで撮影した普段の様子などをみながら問診を進める場合もある。WISC-Ⅳ や WAIS-Ⅳ などの知能検査は，知的発達レベルを評価すると同時に，言語，知覚，記憶，処理等能力のばらつきを把握し，支援が必要な項目を予測する際に役立つ。また，PF スタディ（絵画欲求不満テスト），HTP テスト（House-Tree-Person Test）などの投影法による心理検査は，心理的，社会的な発達状況を把握するために用いられる。また，自閉スペクトラム症の重症度および特性を評価するために ADOS-2（Autism Diagnostic Observation Schedule Second Edition），CARS2（Childhood Autism Rating Scale Second Edition），などの行動観察検査が利用される。面接自体を，PARS-TR（親面接式自閉スペクトラム症評定尺度テキスト改訂版）や，DISCO（The Diagnostic Interview for Social and Communication Disorders），ADI-R（Autism Diagnostic Interview-Revised）などの半構造化面接評価ツールを用いて実施することも可能である。

　これらの診断ツールや，心理検査を用いて客観的な情報を得ることによって，診断に根拠を与えると同時に，一定の手続きによる評価結果の研究への適用などが可能となる。しかしながら多くの精神疾患と同様に，その診断を確定するための生物学的マーカーとして確立したものは未だ存在しない。また，これらの評価方法は，それぞれ，一長一短の特徴をもち，最終的には，文化社会的な背景を含めた様々な情報を集約し，最もその可能性の高い診断を決定することが必要である。医師による診断に用いられる DSM-5 や ICD-10（International Classification of Diseases 10th edition）などの診断基準は，それ自体に診断を導くための多くの情報を含むが，本来，これらの診断基準は，対象となる症例の評価および診断を整理し，ある一定の規則に従ったデータとして整理することを目的としており，研究や臨床における治療者，支援者，当事者のコミュニケーションを円滑に行うために用いられることが望ましい。

（4）自閉スペクトラム症の治療

　自閉スペクトラム症の対人社会機能障害を直接治療する薬剤は現在，存在しない。近年，わが国でもオキシトシン点鼻薬による治療を目指した研究が行われているが現時点で臨床への応用はなされていない（山末，2019）。したがって，薬物療法はその鎮静作用や気分安定作用，不安軽減作用等により，自閉スペクトラム症によって生じる精神症状や行動上の困難に対する対処療法を通じて，環境への適応を促し，二次障害を予防するものである。日本においては，自閉スペクトラム症の易刺激性に対して，リスペリドン（リスパダール）およびアリピプラゾール（エビリファイ）を用いた治療が適用承認を受けており，感覚過敏やこだわりの強さ，衝動コントロールの難しさなどから，かんしゃくやフリーズなどを生じる子どもに対して，これらの薬剤を用いて改善を試みる方法が用いられる。また，国内では承認を受けていないものの，強迫症状や不安，抑うつへの効果を期待してフルオキセチンやシタロプラム，フルボキサミン等の選択的セロトニン再取り込み阻害薬（SSRI）が，小児に使用される場合もある。しかしながら，未成年者への使用は，衝動性の増加や，自殺企図を高める可能性があることから，原則として，成人以外への使用は控えることが望ましい。易刺激性や感覚過敏，衝動性などに対して，バルプロ酸（デパケン）などの抗てんかん薬が用いられることもあり，また，不眠，睡眠リズム障害に対して，ラメルテオン（ロゼレム），スボレキサント（ベルソムラ）等の新規睡眠薬が用いられる場合もある。これらの薬剤による治療はある一定の効果をもたらすが，副作用や長期的な使用による影響を考慮すると，自閉スペクトラム症の治療において，薬物療法はあくまでも補助的役割を果たし，幼少期からの療育や親・療育者に対するペアレントトレーニング，物理的構造化を通じた環境の調整等，特性に合わせた支援によるスキルの獲得と二次的な障害の予防を治療の基本とすることが重要である。

（5）療育と支援

　自閉スペクトラム症における支援は，その人の日常生活や就学・就労を支え

ることによって，症状および，社会的障壁によってもたらされる困難を軽減し，二次障害の発症を予防する。つまり，支援としての療育的アプローチが，効果的な治療としての役割を果たす（Howlin, 2005）。これらの支援には早期療育や親・療育者に対する心理教育やペアレントトレーニング，教育機関，福祉機関，行政機関による社会的支援などが含まれる。

　日本では，教育機関・行政機関などによる支援・療育が行われてきたが，その対象は主に知的障害を伴う自閉症を中心としていた。発達障害者支援法が2005年に施行され，以後，全国に発達障害者支援センターが拡充されるとともに，その対象はより症状の目立ちにくい自閉スペクトラム症や注意欠如・多動症，限局性学習症などに広がり，学校や会社などにおいても日常的に発達障害をもつ人への効果的な支援を行い，社会における困難を軽減しようとする取り組みが進められている。

　自閉スペクトラム症における具体的支援は，個々のアセスメントをもとに，特性に応じて実施されることが重要であり，代表的な療育には，学習理論としてのオペラント条件づけをその中核とする ABA（応用行動分析）による行動療法的アプローチや，絵カードを用いたコミュニケーション支援アプローチである PECS（Picture Exchange Communication System），そして，米国ノースカロライナ州公認プログラムとして実施され，日本においても，中心的な療育システムである TEACCH（Treatment and Education of Autistic and related Communication handicapped CHildren：自閉症および関連するコミュニケーション障害の子どものための治療と教育）などが用いられる。空間を構造化することにより，「どこで何をするのか」を明確にすると同時に，刺激をコントロールし，一つひとつの作業を細分化する「物理的構造化」，時間を構造化し「いつ何をするのか」を明確化することによって活動の見通しをもたせ，不安を軽減する「スケジュール」，絵，写真，アイコンや簡潔な文を用いて「何をするのか」を視覚的に提示し，理解および定着を促す「視覚的構造化」，などを用いつつ，全体としてそれぞれの活動をどのように進めるのか，という見通しを提示する「ワークシステム」を構築することによって，学習や作業のみならず，日常生活におけ

る身辺処理や家事，余暇などを順序立てて実施することが可能となる。TEACCH においては，綿密なアセスメントを繰り返すことによって，これらの構造化された環境のなかで個々の強みや興味関心を生かし，成功体験を積み重ねてゆくことによって，治療的な影響および効果をもたらす。

　支援の枠組みは，早期療育におけるこれらの療育プログラムに限定されるものではなく，一般的な就学，就労の場面においても，個室やパーテーションを利用した作業環境の整備，イヤーマフやサングラス，ノイズキャンセリングヘッドホンを用いた聴覚刺激の調整，クッションやアクセサリーなどのスージング（落ち着かせる）アイテムの利用などを用いることによって，自閉スペクトラム症の特性をもつ人たちが効果的に自らのタスクに取り組める状況を整えてゆくことが，個々の生活の安定に結びつく。

　さらに，SST（Social Skills Training）などによる，対人社会スキル支援や，認知行動療法（Cognitive Behavioral Therapy：CBT）を用いたストレスコーピング，さらに，コンピューターやモバイル端末などの情報通信機器を用いたセルフマネジメント支援などは，知的能力が高い自閉スペクトラム症の就学・就労および日常生活支援においても有効な支援アプローチとして裾野が広がっている。

3　注意欠如・多動症（ADHD）

　自閉スペクトラム症と並んで，注意欠如・多動症（Attention-Deficit/Hyperactivity Disorder：ADHD）は「発達障害」における主な疾患である。第 1 節に述べたように，注意欠如・多動症は注意および衝動コントロールの困難さが本質であり，DSM-IV までは自閉スペクトラム症との併存は認められていなかった。厳密な疾患単位としての注意欠如・多動症を正確に定義する必要性はあるものの，実際には自閉スペクトラム症の多くに，注意欠如・多動症特有の症状が存在し（Leitner, 2014），また，その人の困難を理解し，有効な治療，支援へと結びつけるためには，注意欠如・多動症の特性を理解することが特に重要で

ある。

（1）疫　学

　米国疾病対策予防センター（CDC）が2016年に実施した，全米の2歳から17歳の子どもをもつ親を対象とした調査によると9.4％が注意欠如・多動症と診断されている（Danielson et al., 2018）。また，DSM-5では，小児の2.5％，成人の5％が注意欠如・多動症を有するとされている。注意欠如・多動症の罹患率も年々上昇しているとされ，自閉スペクトラム症の疫学調査と同様の現象が生じているといわれているものの，その増加率は頭打ちの傾向にある。

（2）診　断

　注意欠如・多動症の診断も自閉スペクトラム症と同様の手順によって行われる。自閉スペクトラム症が社会性の困難さを主な症状とすることに対して，注意欠如・多動症の特性は，不注意，多動性・衝動性が主な症状である。このうち多動症状は，日常生活や学校での行動様式として現れやすく，診察や検査の場面における行動観察で評価することが可能である。一方で，不注意症状が優勢である場合，行動観察のみではその症状が目立ちにくく，日常場面や学業上の困難さなどを丁寧に聴取し，評価することが必要である。

　注意欠如・多動症の診断には，WISC-IV 知能検査や WAIS-IV 知能検査などの認知・発達機能を評価する一般的な検査ツールや次のような評価尺度を補助的に用いつつ実施する。

　家庭内および学校での行動観察をもとに，それぞれの状況における症状とその差異を簡便に評価する ADHD-RS（ADHD 評価スケール），注意欠如・多動症に関連の深い問題について不安・抑うつといった精神症状を含めて，保護者，教師，本人が記入する質問紙で評価する Conners3（Conners 3rd Edition），現在の環境や生育歴および症状についての半構造化面接によって注意欠如・多動症の診断を補助する CAADID（Conner's Adult ADHD Diagnostic Interview For DSM-IV），自記式質問紙と観察者評価式からなり，成人の注意欠如・多動症の

重症度評価の際に補助的に用いられる CAARS（Conners' Adult ADHD Rating Scales）などが代表的である。また，注意欠如・多動症のスクリーニングツールである ASRS（成人期の注意欠如・多動症の自己記入式症状チェックリスト）は，日常的な診察場面などで用いられる。

　これらの情報をもとに，聴取した生育歴や現在の症状を包括的に捉えたうえで，診断を確定し，DSM-5 や ICD-10 などの診断基準でコード化していくことが重要である。

（3）治　療

　注意欠如・多動症においても，治療の原則は，疾患の正しい理解と環境の調整である。失敗とそれによる傷つき，自己評価や自己効力感の低下は，本人の QOL を低下させるばかりではなく，二次障害の可能性を高めるため，早期の診断を通じて，幼少期から周囲や療育者が適切に関わり，障害によって生じる様々な困難を最低限に抑えることが重要である。また，特性に合わせた問題解決能力を養うことによって，日常生活をはじめとして，就学，就労の場面において，自分に合ったやり方で対応することで達成可能なことが増えるという経験を重ねることが望ましい。自閉スペクトラム症と同様に，療育を通じたスキルの獲得を目指すことに加え，認知，行動特性による課題に適切に対応するための，ペアレントトレーニングを行うことによって，療育者が適切に特性を受け入れ，また，課題解決を通じて療育者自身の自己効力感を高めることが望まれる。

　また，注意欠如・多動症の集中困難，多動性および衝動性については，神経伝達物質であるドパミンおよびノルアドレナリンの神経末端での伝達機能調節を介して特定の脳領域に作用する，メチルフェニデート（リタリン，コンサータ）やリスデキサンフェタミン（ビバンセ），アトモキセチン（ストラテラ）や，神経伝達の効率を上昇させるグアンファシン（インチュニブ）といった薬物を用いることによってそのバランスを整え，集中困難や衝動性等の症状をコントロールしやすくすることによって，より適切な行動を導くことができる可能性

がある。

　一方で，これらの薬剤には，依存性や血圧低下，食欲不振等の副作用が存在するため，それらを十分に理解したうえで効果とのバランスを慎重に検討しながら使用することが重要である。日本では，濫用の危険性があるメチルフェニデートおよびリスデキサンフェタミンといった薬剤については，流通が厳格に管理されており，管理システムに登録された一定の経験と知識を有する医師のみが処方可能となっている。

（4）支　援

　注意欠如・多動症に対する支援は，自閉スペクトラム症への支援と同様に，早期の診断および療育的な関わりがポイントとなる。自閉スペクトラム症への支援が，主にコミュニケーションやこだわり，感覚過敏などを対象とすることに対して，注意欠如・多動症への支援は，多動性や衝動性，集中困難や遂行能力の困難さに対して実施される。一般的に，幼児期から学童期にかけては，「他の子どもへのちょっかい」「授業中の立ち歩き」「喧嘩」「教室からの飛び出し」「ものの貸し借りのトラブル」など，多動性や衝動性に関連した特性が目立ちやすく，教育現場における「困りごと」として事例化しやすい。一方で，「忘れ物」「なくし物」「ケアレスミス」や「片づけられなさ」などの不注意・集中困難に関連した特性は比較的見過ごされやすかったり，把握されていても支援が後回しにされる傾向がある。多動性や衝動性は年齢が上がると目立たなくなる場合が多いが，不注意・集中困難の症状は持続しやすく，青年期および成人の就学環境および就労環境における作業能力の不安定さや日常生活や家事，育児などにおける困難さとして現れやすい。

　このうち，不注意・集中困難といった症状は，注意の選択および持続の困難によるものであるため，情報量を制限し，集中すべき物を明確にすること，たとえば，教育場面において，机の上に必要な教材だけを配置したり，座席を工夫するなどして，視覚的な情報を減らすことや，職場環境において，パーテーションを用いて個別のスペースを確保したり，タスクの割り当てを明確にして

進捗をこまめに確認することは代表的な構造化である。さらに，注意の逸れやすさや，指示の入りにくさ，記憶への定着の困難さなどに対しては，集団よりも個別に指導や指示を実施し，要所で注意を惹きつける声かけなどの働きかけをすることで，目の前のことへ集中を促す工夫が有効である。注意の持続や見通しの立てにくさに伴う症状に対しては，課題を分割し，スモールステップで目標の達成を確認しながら結果を積み重ねつつこまめに励まし，本人が興味をもつ題材を用いた課題を設定することによる動機づけなどが有効である。また，忘れ物や片付けの苦手さについては，療育者や教師の補助だけではなく，アラームやタイマーなどを活用した時間感覚の補助，忘れ物防止用タグやスケジュールアプリなどを用い，ワーキングメモリーや処理速度における困難さを補うスキルを自ら身につけることを促すことも支援に含まれる。

4　二次障害・併存症

　これまで述べてきたように，自閉スペクトラム症や注意欠如・多動症といった，「発達障害」の症状によってもたらされる様々な困難は，その人の生活に大きな影響を及ぼし，社会生活に一定の制限を与える。

　自閉スペクトラム症および注意欠如・多動症の人は，障害をもたない人と比較して不安症，うつ病の併存率が高く，生まれつきこれらの疾患に罹患しやすいと考えられている（Reale et al., 2017）。さらに，特性によって環境要因の影響を受けやすく，また，社会的場面における摩擦や葛藤を生じる機会も多いため，その結果としての精神疾患の可能性が高くなる。

　その意味では，発達障害の治療や支援においては，障害自体への支援のみならず，二次障害・併存症についての理解が不可欠であり，医療的な視点に立った介入が重要となる。もし，二次障害の存在を理解せずに支援を続けた場合，その効果は限定され，時に支援者や当事者のバーンアウトを招く。環境調整をはじめとした支援の限界を認識し，治療の必要性を正しく評価するうえでも二次障害・併存症に対する適切な理解が求められる。

　自閉スペクトラム症において，不安症が42〜56％，うつ病が12〜70％，強迫症が7〜24％，精神病状態が12〜17％，物質依存が16％以下，摂食障害が4〜5％併存し，睡眠障害の併存は50〜80％に及ぶとされている（Lai et al., 2014）。また，注意欠如・多動症においては，不安症が15〜35％，うつ病が12〜50％，双極性障害が5〜47％併存すると報告されている（Gnanavel et al., 2019）。

　たとえば，自閉スペクトラム症におけるこだわりの強さは強迫症の強迫観念や強迫行為と混同されやすく，対人コミュニケーションにおける困難さや感覚の過敏性，独特の信念や空想癖，強いストレス下での解離性幻覚症状は，統合失調症における社会認知機能の低下や幻覚，妄想などと似通っていることから，その症状が特性によるものか，精神疾患によるものなのか判別し難い場合もある。これらの鑑別のためには，症状が出現した時期や経過などに焦点を当てた診察，評価が重要である。また，治療が困難な精神疾患の基盤に，見逃されていた発達障害が存在する場合もある。つまり，困難を抱える人を理解するうえで，発達障害および精神障害それぞれの存在を念頭におきつつその人を理解する姿勢が求められる。

5　発達障害と文化

　これまで述べてきたように，発達障害は，その人が生まれもった一定の特徴と社会環境との相互作用によって生じる状態像を有する疾患である。また，症状の本態は大多数の人，つまりマジョリティが「当然」と考えている対人相互作用における困難さにある。この「当然」という感覚を共有することは，「群れ」としての集団を形成することによって人類がこれまで生存し，進化を成し遂げるために，必要不可欠であったのかもしれない。そのため，「当然」という感覚をもつことが困難な場合，「群れ」のなかでの生活は大きな困難や苦痛を伴う可能性が生じる。

　一方，「群れ」が存続し発展するうえで，これまでその集団が経験し得なか

った状況が生じた場合などには，この「当然」という感覚に囚われずに，俯瞰的，あるいは合理的に状況を捉え，鋭敏な感覚に基づき行動する個体が必要であったのかもしれない。また，マジョリティではあっても，集団を形成するうえで生じる個体差による微細な摩擦や葛藤状況を緩和することによって安定を保つしくみとして，集団の均質化によってもたらされる苦痛を理解し，その痛みを緩和する役割を担う立場があっても不思議ではない。

　このように，社会の成り立ち，大多数の「群れ」が，共通の対人関係の原則によってその枠組みを支え，集団を存続させる役割を担うなかで，原則に囚われない一定数の集団は，社会構造におけるレジリエンスを高め，発展の原動力となる可能性を有する。

　つまり，「発達障害」の状態にある人たちを理解し，大多数の「当然」という感覚のみで評価することなく，その人の存在をどれだけ自然に社会のなかに受け入れていくことができるかということこそが，これから人類が豊かな社会を築き，存続するうえで欠かせない視点となるだろう。

第9章

依存症

1 依存症（アディクション）とは

（1）アディクションの精神医学的な定義

　精神医学において国際的に利用されている DSM-5（アメリカ精神医学会による『精神疾患の診断・統計マニュアル：American Psychiatric Association, 2013）や ICD-10（世界保健機構（WHO）による『疾病及び関連保健問題の国際統計分類』）には，依存症に関しての診断基準や定義が存在する。ICD-10 によれば，「依存症」とは，「精神に作用する化学物質の摂取や，ある種の快感や高揚感を伴う特定の行為を繰り返し行った結果，それらの刺激を求める抑えがたい欲求が生じ，その刺激を追い求める行動が優位となり，その刺激がないと不快な精神的・身体的症状を生じる疾患」と定義されている。

　1994年に刊行された DSM-IV から19年後の2013年に改訂された DSM-5 では，それまで「物質依存（substance dependence）」とされていたアディクション（依存症）が「物質関連障害および嗜癖性障害群（substance-related and addictive disorders）」と呼ばれるようになった。そして，アルコール依存はそのなかのアルコール関連障害群の「アルコール使用障害（alcohol use disorder）」として分類されるようになった（表9-1参照）。これまでの dependence から addiction へと概念が変更されたことによって，依存および嗜癖の問題を広い意味で捉えることができるようになったと考えられる。また，物質以外に対するアディクションとしては，ギャンブル依存は非物質関連障害群のなかの「ギャンブル障害（gambling disorder）」（表9-2参照）として，最近話題になるこ

表9-1　アルコール使用障害（DSM-5，A基準）

A．アルコールの問題となる使用様式で，臨床的に意味のある障害や苦痛が生じ，以下のうち少なくとも2つが，12カ月以内に起こることにより示される。 (1) アルコールを意図していたよりもしばしば大量に，または長期間にわたって使用する。 (2) アルコールの使用を減量または制限することに対する，持続的な欲求または努力の不成功がある。 (3) アルコールを得るために必要な活動，その使用，またはその作用から回復するのに多くの時間が費やされる。 (4) 渇望，つまりアルコール使用への強い欲求，または衝動。 (5) アルコールの反復的な使用の結果，職場，学校，または家庭における重要な役割の責任を果たすことができなくなる。 (6) アルコールの作用により，持続的，または反復的に社会的，対人的問題が起こり，悪化しているにもかかわらず，その使用を続ける。 (7) アルコールの使用のために，重要な社会的，職業的，または娯楽的活動を放棄，または縮小している。 (8) 身体的に危険な状況においてもアルコールの使用を反復する。 (9) 身体的または精神的問題が，持続的または反復的に起こり，悪化しているらしいと知っているにもかかわらず，アルコールの使用を続ける。 (10) 耐性，以下のいずれかによって定義されるもの： 　(a) 中毒または期待する効果に達するために，著しく増大した量のアルコールが必要 　(b) 同じ量のアルコールの持続使用で効果が著しく減弱 (11) 離脱，以下のいずれかによって明らかとなるもの： 　(a) 特徴的なアルコール離脱症候群がある。 　(b) 離脱症状を軽減または回避するために，アルコール（またはベンゾジアゼピンのような密接に関連した物質）を摂取する。

出所：APA, 2013/2014

　とも多いクレプトマニア（窃盗癖）は，秩序破壊的・衝動制御・素行症群（disruptive, impulse-control, and conduct disorders）のなかに「窃盗症（kleptomania）」として分類されている。性逸脱行為などは，パラフィリア障害群（paraphilic disorders）のなかに分類されている。また，WHOは2018年に，最新版のICD-11にゲーム障害を追加し，2019年5月の年次総会で承認した。WHOがゲーム障害を認定したことは，ゲーム業界にも少なからぬ影響が及ぶことになるだろう（日本経済新聞社，2019）。ICD-11では，「強迫的性行動症（compulsive sexual behavior disorder）」は精神疾患として定義されているが，「セックス依存症」はまだ精神疾患として定義されておらず，議論が行われている最中である。このように，精神医学において種々の依存や嗜癖の定義がなされているが，そ

表 9 - 2 ギャンブル障害（DSM-5, A基準）

A. 臨床的に意味のある機能障害または苦痛を引き起こすに至る持続的かつ反復性の問題賭博行動
 で，その人が過去12カ月間に以下のうち4つ（またはそれ以上）を示している。
 (1) 興奮を得たいがために，掛け金の額を増やして賭博をする要求。
 (2) 賭博をするのを中断したり，または中止したりすると落ち着かなくなる，またはいらだつ。
 (3) 賭博をするのを制限する，減らす，または中止するなどの努力を繰り返し成功しなかったこ
  とがある。
 (4) しばしば賭博に心を奪われている（例：過去の賭博体験を再体験すること，ハンディをつけ
  ること，または次の賭けの計画を立てること，賭博をするための金銭を得る方法を考えること，
  を絶えず考えている）。
 (5) 苦痛の気分（例：無気力，罪悪感，不安，抑うつ）のときに，賭博をすることが多い。
 (6) 賭博で金をすった後，別の日にそれを取り戻しに帰ってくることが多い（失った金を"深追
  いする"）。
 (7) 賭博へののめり込みを隠すために，嘘をつく。
 (8) 賭博のために，重要な人間関係，仕事，教育，または職業上の機会を危険にさらし，または
  失ったことがある。
 (9) 賭博によって引き起こされた絶望的な経済状況を免れるために，他人に金を出してくれるよ
  う頼む。

出所：APA, 2013/2014

れらは現在も議論が行われているものであり，複雑に分類されている。

（2）依存的（嗜癖的：addictive）行為や対象としてのアディクション

　昔から「飲む，打つ，買う」という言葉があるように，アルコール，ギャン
ブル，性行動にはまることはしばしばみられたが，近年では社会の変化ととも
に様々な対象への嗜癖（依存）がみられるようになってきており，次第に問題
も複雑化している。インターネット，ゲーム，スマホ，買い物，飲食，占い，
恋愛，ポルノ鑑賞，リストカットなどの自傷行為，タトゥーやピアッシング，
カルトなど，嗜癖の対象となるものは数多い。また，暴力や虐待にも，依存症
の心理や進行プロセスと似たところがある。特に，自分でもそれらの行為が良
くないものだと思いながらもエスカレートしていくあたりは，まさしくアディ
クティブであるといえるだろう。虐待に対して嗜癖するという観点から「嗜
虐」という言葉も使われるようになっている。
　覚醒剤のような違法薬物への依存だけではなく，プロセスへの依存，アディ

クティブな行為なども含めてアディクションとして考えると，「○○愛好家」「○○収集家」「○○研究者」「○○ファン」「巧」などもそれと同じようなものといえないだろうか。熱狂的な阪神ファンも，阪神アディクト（阪神タイガースを依存対象とする人物）といってもよいのではないか。道頓堀川に飛び込み，暴徒化した野球版フーリガンの姿は，まさに病的な状態だということもできるだろう。アイドルファンは，握手会のために何十枚とCDアルバムを買い，「追っかけ」と称して全国で開催されるイベントにくまなく参加するために多額のお金を使う。SNSや「ガチャ」系ゲームも，同じように人々に多額のお金を使わせ，負債はどんどん増えていく。このような行為は本人の問題だけではなく，ファンやゲーム愛好者のアディクティブな思考や行動を利用したビジネスであり，提供側にも何らかの問題があるのではないだろうか。

　一連のアディクティブな行為は，その程度や，社会や家族がどこまで受け入れることができるかによって，精神疾患と診断されることもあれば，違法行為とされ取り締まりの対象となることもある。しかし，すべての依存が悪いものだというわけでもない。常に問題となるのは，依存対象との関係性や依存の程度である。他者に夢や希望や恩恵を与えることができ，自身や他者に害が及ぶのでなければ，アディクティブな行為であったとしてもその行為は許され，ときには称賛すらされるのである。

（3）進行性かつ慢性的な疾患としてのアディクション

　アディクションとは，簡単にいうならば，気分を変える物質（薬物やアルコールなど）を使い続けることや，リスクを負って報酬を獲得する行動を繰り返すことであり，また，それらを行わずにいられない精神的・身体的な状態である。多くの依存者は「いつでも止められる」，「自分は大丈夫」，「自分は依存症じゃない」と自分を過信し，さらに依存症が進行していくことになる。誰しも，自ら使っている物質に関して，依存者になりたくて依存者になるのではない。

　アディクションは，糖尿病や高血圧症などの慢性疾患と同じような経過をたどる。つまり，時間をかけて発症し，治療にも長期間を要する。また，完治も

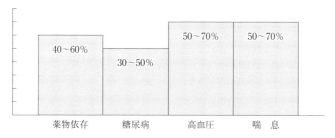

図 9 - 1　薬物依存とその他慢性疾患の再発率
出所：McLellan et al, 2000 より作成

難しく，再発を繰り返しやすい。これらは，まさに慢性疾患の特徴である。

　一般的には，薬物依存者は「意志が弱い，だらしのない者」と思われている。しかし，図 9 - 1のように，薬物依存とその他の慢性疾患の再発率を比較してみると，薬物依存の再発率は40〜60％であるのに対して，他の慢性疾患の再発率もおよそ同じ程度である。もし，糖尿病患者が再発を経験し悪化したときに，ひとはそのことに腹を立てて責めるだろうか？　むしろ，家族や医療関係者は心配し，食事の管理や健康管理に協力し，治療や支援を惜しまないだろう。

　実際のところ，依存症に対する誤解と偏見によって，治療の場や回復資源の設置が遅れている現状がある。その結果として，回復していくための資源にアクセスすることができず，病気がさらに進行し，「薬物依存症は治らない」ということになってしまう。治療の場や回復資源が身近にあり，もう少しアクセスしやすかったとすれば，多くの人々が依存症を進行させることなく回復に向かうことができるだろう。

　このように，依存症は脳や心の病気であり，その人の意志や性格上の問題ではないのである。

（4）否認の病気──依存者自身がもつ恥の概念

　依存症は「否認の病気」ともいわれている。「私は依存症なんかではない」，と言って自分が病気であることを認めないことが「否認」と呼ばれているのである。薬物依存の場合，「薬物さえやめていれば何の問題もない」というタイ

プの否認もある。自分が依存症であることを認めることは，（薬物依存症であれば）薬物使用者として「人間失格」，「ダメな者」というレッテルを貼られるようなもので到底認められないのである。彼らは，依存症といわれない程度に上手に物質を使えないことが恥であるとも思っている。この恥の概念がさらに偏見や差別を助長させ，自分が依存していることを認めにくくさせているし，助けを求めにくくさせている。彼らは，「自分はこれまで問題なく薬物を使ってきたし，これからも上手く使える。だから，そこまで重症ではない」と言う。もしくは，「もうやめているから大丈夫」と言う。しかし，実際はそれがどのような病気であり，どのように進行していくかについてはよくわからないままに，自分が依存症であることは否認している。体調が悪くなって行った病院で医師に「糖尿病」と診断されて，否認する人があるだろうか。依存症になる人は，完璧であろうとする傾向があったり，自己評価が低かったりする人も多い。また，薬物などの使用に伴う罪悪感もあるため，自分で何とか解決しようとしてしまいがちである。

　私たちの経験からいえば，依存者たちは，それぞれが抱える深刻な問題に対して，アルコールや薬物，あるいはアディクティブな行動によって一時的な安心を得ようとしたり，その問題から逃避しようとしてきた人物である。だとすれば，その人を依存症に向かわせた根本的なトラウマや痛み，悲しみを明らかにし，意識的にそれらに取り組む必要がある。周囲の人々が依存症を理解することは，当人の恥の意識を減らし，依存以外の代替手段を見つける手助けとなり，回復を促進させることができる。

（5）誤解と偏見——薬物乱用防止教育の弊害

　日本では，1981年に「深川通り魔殺人事件」という薬物乱用者による事件が起きた。商店街の路上で，主婦や児童らが包丁で刺され，児童1人と乳児1人を含む4人が死亡し，2人が怪我を負った事件である。後に，犯人が覚せい剤を使用していたため心神耗弱状態と判断されたが，無期懲役の判決が言い渡された。当時はいわゆる戦後2度目の薬物乱用期にあり，この事件は社会問題と

して大きく取り上げられることとなり，1980年代には日本民間放送連盟による
「覚せい剤やめますか？　それとも人間やめますか？」という麻薬撲滅CMの
キャッチフレーズをもとに薬物乱用撲滅キャンペーンが展開された。この，
「人間やめますか？」というキャッチフレーズは人権の観点からも問題があり，
「人間をやめた人」，つまり「廃人」や「ゾンビ」のような誤った薬物依存者の
イメージを植え付けることになった。今でも，教育関係者のなかには，「一度
薬物を使った人間でも回復できるということを知ってしまうと，安易に薬物に
手を出してしまうのではないか」と考え，薬物依存症から回復した人物が薬物
乱用防止教育などに関わることを否定的に捉える向きがある。

　2016年には，依存症の治療・回復の関係団体と専門家が「依存症問題の正し
い報道を求めるネットワーク」を結成した。このネットワークが目指すのは，
依存症について誤解や中傷を振りまくのではなく，依存症という病気を正しく
伝え，回復を後押しする報道が行われることによって，世の中の依存症問題が
改善されていくことである。

（6）依存者は犯罪者か病人か？

　違法薬物などを取り締まる法律には，「麻薬及び向精神薬取締法」「大麻取締
法」「あへん法」「覚せい剤取締法」「国際的な協力の下に規制薬物に係る不正
行為を助長する行為等の防止を図るための麻薬及び向精神薬取締法等の特例等
に関する法律（麻薬特例法）」「毒物及び劇物取締法」がある。中国やアジア諸
国では薬物に重い刑が科せられ，死刑になることもあると思われているが，密
売や密輸などに関わった場合にのみ最高刑として死刑が法定されているのであ
って，単純な使用や所持では死刑にはならない。さらに中国では，回復のため
の「薬物依存治療条例」という取り組みがあり，薬物乱用は刑法ではなく「治
安管理処罰法」によって対処される。この法律は，薬物乱用者の回復の支援の
ために国が各種の措置を講じることを定めるものであり，薬物乱用者に対して
刑罰ではなく治療，教育を主とする方針が示されている（宮尾，2011）。また，
タイにおいても「薬物乱用者更生法」が定められており，「薬物使用者（drug

user)」は犯罪者としてだけでなく病人としても扱われ，「薬物依存者（drug addict）」には社会復帰のための更生が必要であるという考え方が示されている。さらにタイでは，起訴前ダイバージョン（道路交通法違反に対する反則金制度のように，通常の起訴を回避する方法）と一体となった薬物乱用者強制処遇制度が導入されている。そのため，捜査官によって裁判所へと引き渡された被疑者が薬物使用者又は薬物依存者を検証するために，裁判所はその被疑者の薬物乱用者更生センターへの移送の決定を行う役目を担っている（染田・寺村，2005）。

　このように，中国や東南アジアでは，薬物依存者は「薬物使用によって病気を患った人物」である。アヘン戦争（1840-42年）と同じように，薬物は他国から持ち込まれた，国家を存亡の危機に陥らせる可能性のある危険物であり，それを使用した者は犯罪者であるというよりも，むしろ被害者であるという考え方なのであろう。反対に日本は，戦争の際の費用を麻薬によって稼いだ歴史がある。覚せい剤を作ったのは日本人であり，戦時中はそれが多くの場面で使われたといわれている。絶対に使ってはいけない，「ダメ。ゼッタイ。」というキャッチコピーが出てきたのは，そのような経験からではないだろうか。

　現在，日本の裁判実務では，覚せい剤の所持使用罪の検挙者の多くは単純執行猶予となる。懲役1年6月，執行猶予3年という判決が大半である。執行猶予中に再犯すると，執行猶予の取り消しとさらに懲役1年2カ月から2年程度の懲役刑が科され，3年近く刑務所のなかで過ごすこととなる。刑務所のなかでは，これまで薬物離脱指導が20時間程度しか行われていなかったが，2016年には，「薬物使用等の罪を犯した者に対する刑の一部の執行猶予に関する法律」（平成25年法律第50号）が施行された。これによって，3年以下の懲役または禁錮刑の言い渡しを受けた被告人の社会復帰促進や，保護観察による再犯防止などを目的として，判決の時点で2〜6カ月程度（現在の運用であり，刑の一部猶予期間は定められているものではない）を刑の一部猶予期間とし，1年から5年の保護観察付一部執行猶予として社会内処遇を行うこととなった。海外の友人から，「なぜ，日本では，覚醒剤の所持使用が，刑務所のなかで人権を侵害されなければならないほどの重い罪となるのか」と聞かれたことがある。実際，諸

外国の罰則などと比べると日本は薬物に対して厳罰主義をとっており，まだまだ依存症は病気であるという理解が進んでいない。

（7）依存症のハイリスク要因

　「なぜ，人は依存症になってしまうのか」という問いには，虐待や不適切な養育を体験した人は依存症になるリスクが高いという事実をもって答えることができるだろう。また，AC（アダルト・チルドレン）という概念があるが，これは「アルコール依存者のいる家庭で育って大人になった子どもたち」のことをさす。このような人々のなかには，幼少期に様々なトラウマ的な出来事を体験したせいで，後になって「生きづらさ」や対人関係の問題が現れ，その結果として，アルコールや薬物依存，ギャンブル依存，家庭内暴力などの問題が生じている者が少なからずいる（一般社団法人日本うつ病センター，2016）。

　実際に，全国のダルク（薬物依存者のための回復施設）の調査からも，「中学生ごろまでに暴力を受けた（45.4％），心が傷つく様なひどいことを言われた（51.3％），ネグレクトを受けた（20.7％）」という結果が得られている。このように，薬物依存者には，幼少期から困難な生活を送っている人々が少なくなく，実にその半数近くが児童虐待や暴力の被害者なのである（平井ほか，2009）。上記のデータが示しているように，薬物依存者は，薬物を自分の快楽のために使っているというよりも，心の傷を癒し，心の痛みを取るために使っているといったほうがより正確なのである。

2　依存症からの回復

（1）心理学者による依存症実験

　1960年代から1970年代にかけて，アルコール・薬物依存に関する様々な実験が数多く行われた。アルコール依存症患者にLSD（今では違法薬物として取り締り対象となっている幻覚剤）を投与してみたり，脳に直接電流を流してみたりといった，かなり異様な実験も行われていた（William, 2014）。また，動物実験も

多数行われている。ラットを使った実験において，1匹のラットをケージに入れ，麻薬入りの水ときれいな水を提供すると，ラットは麻薬入りの水を好んで飲み続け，ついには死んでしまうというものだ（1979年のアブラハム・ゴールドスタイン教授の「自己注射実験」；スレイター，2005）。

　しかしながら，1970年代後半にカナダのサイモン・フレイザー大学のブルース・アレクサンダー教授が，この薬物依存の実験に「なぜ，1匹のラットで実験するのか？」という疑問をもち，「ラットは1匹でケージに入れられたため，さみしくなったから麻薬入りの水ばかり飲んだのではないか」と考えた。彼は，自分の理論を実証するために「ラットパーク」という実験を行った（マクミラン，2019）。「ラットパーク」とはネズミの楽園のことであり，実験においては遊具や繁殖環境の整った広いケージが用いられ，さらにラットが孤独感を感じないように複数の雄や雌の個体が投入された。このような自由な環境下であらためて「麻薬入りの水」と「きれいな水」を与えたところ，依存症となり死んでしまったラットは1匹もいなかったのだという。仮説のとおり，ラットは一匹でケージに入れられる孤独や不安に耐えられずに麻薬入りの水を飲み続けているだけであり，ラットは麻薬という化学物質を好んだというよりも，実験のための隔離や社会的・心理的要因が強く働いた結果として，依存症になっていたのである。また，狭いケージに入れられ依存症となったラットをラットパークに戻したところ，そのラットは禁断症状に耐えながらも，麻薬入りの水を飲まなくなっていき，最終的にはきれいな水しか飲まない回復したラットとなった。この実験結果はラットだけに当てはまるものではなく，人間にも当てはめられるのではないか。人間の世界はラットほど単純ではないが，人間はより先を見据えて行動できる動物であり，ラットにできることが人間にできないわけはない。

　薬物依存が起こるのは，化学物質ではなく「ケージ」が原因である。薬物依存に対する認識を，そのように変えなければならない。人間は人と人とのつながりのなかで幸せを感じ，人生を豊かなものにしていく。しかし，つながりがなくなってしまうと，人は孤独を感じ別の種類の安らぎとつながろうとする。

そんな時に人は，ギャンブルやゲーム，アルコールや薬物を使うことで自分を
ごまかそうとするのである。

先に述べた虐待や暴力被害を受けたというような不適切な養育や機能不全家
庭という環境では，健康的なつながりが希薄となり，不健康なつながりが前面
にあらわれている。薬物やアルコールを使うこと自体も，健康でないつながり
を増やし，依存を進行させることになる。反対に，依存症の治療や回復，依存
者の人としての成長に必要な健康的なつながりを提供することによって，依存
症になる人は減り，依存者も回復へと向かうことができるのである。

（2）依存症からの回復──当事者活動の歴史

依存症当事者の活動は，アメリカで1935年に始まった AA（アルコホーリク
ス・アノニマス；Alcoholics Anonymous）が最初である。当時のアメリカでは，
アルコール依存者にモルヒネなどを処方したり，ロボトミー治療が行われたり
しており，依存症回復治療における受難の時代でもあった。1950年代に日本で
始まった断酒会は，AA のプログラムを取り入れ，日本流にアレンジしてでき
たものである。そして，AA などアルコール依存者の活動のなかに薬物の問題
を抱えている人が加わると，どうしても深い部分で共感することができず，一
体性が保てないということで，NA（ナルコティクス・アノニマス；Narcotics
Anonymous）が1953年にアメリカで始まっている。日本では NA は1980年に開
始されている。2007年には，日本でも MA（マリファナ・アノニマス；Marijuana
Anonymous）という大麻が主たる問題の人が集まるグループができている。こ
れも，薬物依存者のなかでは「マリファナなんて大した問題ではない」（ヘロ
インやコカインこそジャンキーであり大麻では依存症にならないという考えをもつ人も
多い）という扱いをされ，マリファナの問題をもつ人々は共感を得られず，希
望をもてないがゆえに誕生したグループである。

依存症回復施設でも，アルコール依存症の MAC（メリノール・アルコール・
センター；Maryknoll Alcohol Center）という中間施設が1978年に始まっている。
後にダルク（ドラッグ・アディクション・リハビリテーション・センター；Drug

Addiction Rehabilitation Center）を作った近藤恒夫も MAC で回復プログラムを受けていたが，スタッフから「薬物依存者は良くならない」というイメージをもたれたため，「薬物の問題を抱えている人が安心できる場所，自身にとっても安全な居場所が欲しかった」という思いから1985年に東京都荒川区にダルクを開設したのである（近藤，2009参照）。

　ダルク（DARC）は，この35年間，つながりにおける回復を実践してきた。現在，全国に59の運営組織があり，95の施設を運営しており，利用者は1,000人を超えている。ダルクは，薬物問題をもつ当事者同士が助け合い薬物を使わずに生きるための学びと実践の場であり，現在のように様々な制度がない頃に創設された施設である。

　ダルクは，医師や看護師，PSW（Psychiatric Social Worker：精神科ソーシャルワーカー）などの専門家が所属しない回復支援施設として活動しながら，依存からの回復についても啓発してきた。ダルクは薬物をやめたいと願う仲間が集まる場所であり，その手助けをする場所である。スタッフと利用者は支援する者と支援される者との一方向的な関係ではなく，ダルクに集う仲間として回復経験のある者がスタッフとなっているため，今日初めてやってきた薬物依存者にも過去の経験を生かして手助けすることができるのである。ダルクでは回復に向けた一体感や回復という雰囲気を保つことを大切にしている。それは，コーヒーカップを洗うことから食事を作ることやパソコンを使っての事務や作業など，助け合いながら，薬物を使わず生きるための共同作業である。最も大切にしていることは，自分自身と向き合い，体験から得た経験を分かち合うミーティングであり，そこで薬物をやめ続けようとするモチベーションの維持，絶望的な状況だったことを分かち合い希望と出会うことである。全国にある多くのダルクが午前，午後，夜間に一回地域で行われている NA のミーティングへの参加を基本的なプログラムとしている。このミーティングの基本は「言いっぱなしの聞きっぱなし」で討論はしない。他にはディスカッション・ミーティングや質疑応答のあるミーティング，講演形式のミーティングもある。ミーティングでは家族のことや他人や社会，政治の話はせずに体験から得た自分自

身の経験を話す。司会者はある程度プログラムを実践してきた仲間やスタッフが行い，ミーティングの話題やテーマを決める。参加者は仲間の顔が見えるようなかたちで座り，話したい人や指名された人がその日の話題に沿って仲間と経験を共有する。

　また，回復のためのプログラムは隔離された場所で行うのではなく，地域社会のなかで取り組むことが重要である。日常生活において，様々な困難を乗り越える道案内をすることにより，早く社会に受け入れられる有用な一員となれる。さらに，仲間が社会に出て新しい生き方を実践するとき，一般の人から薬物依存者はダメな人間という偏見は取りのぞかれ，回復する病をもつ人として社会に受け入れられることになる。ダルクでの回復率を指摘されることがあるが，だれもが利用できることが一番大切であり，回復率は二の次だと私たちは考える。

　ダルクの34年の歴史を振り返ると，ダルクは最初の10年で 5 か所に開設されたのみだったが，次の10年で30か所程度まで増えている。その後の10年では，少しペースは落ちたが，約25か所が設立されている。初期の10年は，薬物依存症が病気であることを理解してもらう10年でもあった。当時，精神科で診察を受ける患者こそいたが，薬物依存症で障害者手帳の取得や障害福祉サービスを利用したりすることはできなかった。また，薬物依存症治療を行う医療機関もほとんど存在しなかった。

　1999年に，当時の厚生省が法的に薬物依存症を精神障害として捉えるようになり，法整備がなされ，障害福祉サービス事業所，精神障害者のための作業所やグループホームとしてダルクを運営できるようになった。それまでは寄付や民間企業の助成金で運営していたダルクも，公的で安定的な資金調達に目処がつき，各地でダルクの設立があいついだ。また，2000年以前のダルクにおいては，一つのダルクに一つの支援団体があるような独立性のあるダルクが多くを占めていたが，2000年以降は，広がり方が変わりだした。既存のダルクが新たにダルクを設立し，支援者を募っていくように広がっていったのである。

3　精神疾患としての依存症の治療

　依存症の治療としては様々なアプローチがあるが近年注目されている2つの
治療法についてここでは紹介する。

（1）SMARPPの台頭

　2006年に，松本俊彦が中心となり，SMARPP（せりがや覚せい剤依存再発防止
プログラム；Serigaya Methamphetamine Relapse Prevention Program）が，開発さ
れた。アメリカの西海岸で実施されているマトリックス研究所のマトリック
ス・モデルという治療プログラムを参考に，認知行動療法や動機づけ面接の手
法を取り入れ，アレンジされた再乱用防止プログラムである。現在では，刑務
所，保護観察所，精神保健センター，精神科医療機関，ダルクなどで，セッシ
ョンの回数や内容に若干の変更を加えたプログラムが提供されている。このプ
ログラムは，薬物依存者に関わる専門職にも薬物依存者の回復について理解を
深めさせた。2015年には，全国69ヵ所の精神保健センターでプログラムの提供
を行うことが決定された。2016年には，同プログラムに依存症集団療法として
の診療報酬加算が認められることとなった。これにより，多くの行政機関や医
療機関で提供されている。しかし，薬物依存者のために作られたプログラムで
あるにもかかわらず，診療報酬加算が認められたことで，アルコール依存者に
もプログラムが提供されている機関も出てきて問題となっている。そのような
適用では，本来のエビデンスの信頼性も崩れてしまう。このことは，まさしく
依存症の治療が専門化によって商業化されたことを物語っている。

（2）条件反射制御法

　条件反射制御法は，パヴロフ条件づけ学説に基づいて，ヒトの行動原理に関
する技法として，不適切な行動の根源となる欲求，好まない感情や感覚，パタ
ーン化された業務における不注意などを治療あるいは予防するプログラムとし

て，2006年に平井愼二によって開発されたプログラムである。このプログラム
は，プログラム内で行われる疑似接種や疑似行為について，アディクションに
関わる医療関係者や支援者などから倫理上問題があると指摘を受けていること
もあり，SMARPP のような広がりはみせていないものの，司法関係者からは
注目されている。

4　刑事政策における取り組み

（1）刑務所における依存者の取り扱い

　2006年に「刑事収容施設法（刑事収容施設及び被収容者等の処遇に関する法律）」
が施行され，刑務所において薬物依存離脱指導が行われるようになった。指導
にあたっては，そのすべてにおいてダルク職員が指導に協力することになった
が，近年 SMARPP が台頭したことによって，指導内容も変更され，ダルク職
員の協力機会も減少している。また，依存度別にグループが作られるようにも
なり，ダルクなどで行われる多様な状況の仲間が参加し相互に体験から得た経
験を共有するものではなくなった。このことは，回復のモデルとなる人物との
出会い，ひいては希望と出会う機会を失うことでもある。1〜3年程度の受刑
期間のあいだに提供される薬物離脱指導教育時間は，10〜12単元（1単元は60
分）で行われており，総指導時間が20時間もないことは残念である。薬物事犯
の裁判において，「長期の矯正教育を必要とする」などという論告が検察から
あるが，実際の刑罰は懲役刑であり，そのなかで行われる教育時間など微々た
るものにすぎない。これでは矯正教育とは言いがたいであろう。今後，懲役刑
を廃止し，強制的作業を伴わない禁錮刑や自由刑が導入されるのであれば，任
意での教育の時間が増やせるため，回復支援に大きな期待がもてるのではない
かと筆者は期待している。

（2）保護観察における依存者の取り扱い

　刑事司法や更生保護においても，福祉化が進んでおり，ダルクも自立準備ホ

ーム（国の委託を受けて収容保護し，社会生活に適応させるための生活指導等を行う施設）としての登録を行い，出所後に行き場のない元受刑者の支援を行っており，さらには薬物依存者以外の帰る場所のない者や精神障害などのため支援を必要とする者の受け入れも行うようになってきている。全国59のダルクに対するアンケートの結果では，52のダルクが自立準備ホームとしての登録をしていた（加藤，印刷中）。このような傾向が，更生保護施設の設置が進まないなか，当事者による主体的・ボランタリーな活動でもあったダルクを一時的に安価な下請け施設のように利用することになっていることを示していることは否めない。

（3）再犯予防と刑の一部執行猶予

　「薬物使用等の罪を犯した者に対する刑の一部執行猶予に関する法律」の条文には，「規制薬物等に対する依存を改善する」という文言がある。薬物使用を単なる犯罪行為ではなく，病気であると捉えたところは前進である。しかしその一方で，保護観察期間が長期になり，薬物検査において陽性反応が出て再収監ともなれば，長期にわたる受刑者を生む可能性も否定できない。結果的に，薬物依存者に対する刑の長期化，厳罰化につながる可能性もある。実際，この間の判決を見ていると，猶予期間が3～8カ月と短いわりに，2～4年といった長期の保護観察期間があり，積極的な社会内処遇であるとはいえない。猶予期間を延ばし，積極的な社会内処遇を設定していくことこそがこの法律の趣旨だったのではないだろうか。先のダルクのアンケートにおいても，この点について肯定的な意見が90％あるのに対し，否定的な意見も同様に88％みられた。さらなるよりよい運用が期待されるところである。

5　国内外の新たな動き

（1）回復擁護運動

　薬物依存が「病」であるとか，「罪」であるといったことより，回復を歩む者にとって重要なことは，「依存からの解放」である。回復は，精神科医療に

おける「寛解」や刑事司法における「更生」といった狭いものではなく，アディクト（薬物依存者）が特定の対象にのみ依存せず生きることができるようになることである。ダルクのようなアディクト主体の活動は，未だその数は少ないが，社会のなかに回復しやすい環境を作るために，以下のような新しい回復擁護運動を始めている（これは私たちの責任でもあり，私たちのことは私たち自身で行動を起こしていかなければならないのである）。

2010年に東京で始まった新たなムーブメントであるリカバリーパレード「回復の祭典」は，年々各地で行われるようになり，今では，東京，横浜，仙台，鹿島，大阪，京都，広島，北九州，沖縄，と全国9都市において行われるまでになった。これはアメリカにおける回復擁護運動の流れを汲んでいる。1950年に，マーティ・マン（AA初期の女性メンバー）は社会全体の回復への意識を高めるためにアルコール依存症の全国協議会を設立し，教育を提供する活動を始めた。12ステップやその他の多様なプログラムによって回復している人々が地域に回復センターを設立し，「回復は現実である」ことを社会に知らせ，偏見と差別のない社会，回復しやすい社会を作る活動を推進してきた。乳がんの女性やHIV／AIDSの人々と同じように，勇気をもって依存からの回復を提唱する人々が集まり，共に公衆の認識を変え，依存問題における施策を進め，依存者にとってもそうでない者にとっても安全で安心できる地域社会づくりのための情熱的で新しい回復擁護運動が行われている。

（2）世界の新しい薬物政策

①ポルトガルの取り組み——非犯罪化，非刑罰化

ポルトガルは，薬物の使用目的の所持に対する刑事罰を廃止したヨーロッパで最初の国（2001年に廃止）として注目を浴びている（なお，アメリカやヨーロッパ諸国では，薬物の使用自体は，基本的に処罰の対象ではない）。これには理由があり，ポルトガルの人口が約1009万人（1997年）に対して薬物使用者（多くがヘロイン）が約10万人に達したために抜本的な政策変更に迫られたのである。1997年に専門家グループを召集し，薬物と薬物依存に関する新たな国家戦略が立案

され，2000年に薬物の個人使用と使用のための所持は非犯罪化された。その法律は2001年7月から施行された。また，その政策が成功を収め，この政策を南米やヨーロッパでもモデルとする動きが出てきている。

　もはや，刑務所などでの治療によって薬物を使用・所持したことについての「反省を促す」という，刑罰を土台とした薬物政策は採られない。国際的な自己使用者・自己所持者に対する薬物政策は，ドラッグ・コート（処罰ではなく治療を提供することを目的とした薬物専門裁判所）をはじめとする刑事司法の中における治療的・福祉的観点からのアプローチか，非刑罰化・非犯罪化した状態での社会保障による公衆衛生的観点からのアプローチかのいずれかによって動いている（丸山，2016）。

②カナダの取り組み──嗜好品大麻の合法化

　2018年10月より，カナダでは嗜好品としての大麻が合法化された。実際，バンクーバーに調査に出向いてみると，合法化の理由が，①若者が大麻にアクセスできないようにすること，②違法大麻市場を健全な市場に置き換えること，③大麻に対する製品の品質と安全性を担保し公衆衛生として問題解決を図ることなどであったことがわかった。

　合法化によって若者を大麻から守るというのはいっけん矛盾しているようではあるが，違法な市場で売人は若者に効能成分の強いものを売り，よりハードなドラッグも売ろうとするため，安全な大麻を健全な市場で販売することによって，違法な密売者を排除し，犯罪活動を抑止し軽減させることができるのである。また，合法的販売をするものが法律に違反すれば，重い刑罰を科されることになる。いわば，日本のアルコール市場をより規制をかけた形態にすることによって，若者をアルコールから守ろうとしているようなものと考えれば理解できるだろう。つまり，メーカーに違法な強い酒を造らせず，アルコール度数の低いアルコール飲料だけを健全な市場で扱うようにするようなものなのである。

　若者の大麻使用を助長させるポップな広告や啓発も禁止されている。若者の

40％近くに大麻使用経験がある状況において，薬物犯罪の取り締まりや処罰を行うための司法への支出や経費を削減し，反対に公衆衛生のための政策を強化し，薬物による健康リスクを縮減させ，それと同時に，新たな薬物政策の理念を伝え，薬物使用による健康被害の啓発に努める。日本のタバコやアルコール以上に，市場を厳格に管理し，国民を薬物による被害から守るという政策である。

　かつては処罰の対象であった大麻を容認する政策変更を行っている国では，大麻の使用者・経験者が30〜40％近くになったあたりを臨界点として，刑罰から公衆衛生へと政策を転換する国が多いようである。ヨーロッパやアメリカのいくつかの州でも，容認政策がとられている。実際，合法となったからといって，全国民が使用し，社会が破綻するようなことは起きていない。日本では，大麻使用経験率が1.2％であるといわれている。現時点で単純に合法化すれば，乱用を助長するおそれもあり，自由化すべきではないであろう。しかし，今のうちから公衆衛生や健康問題として政策転換を行わなければ，結局のところ犯罪者を多く作り出すことによって，刑事司法や収容のための経費がかさむことになり，政策変更を迫られる事態にもなりかねない。したがって，厳罰政策や排除政策から，公衆衛生的な健康問題として扱う政策への変更を段階的に行うべきだと考える。

6　依存者の回復と成長

（1）12ステップ

　先述のように NA への定期的参加が習慣づけられることによって，12ステップ（アディクションなどからの回復のための12段階の指針）をもとに薬物を必要としない生き方を継続することができる。長期間にわたってプログラムを実践しつづけている信頼できる仲間を「スポンサー」（特定の相談者）として見つけ，日々の生活相談や12ステップの理解や回復をサポートしてもらう。また，それぞれの地域にいくつかのグループがあるため，そのグループのなかで自分もボ

ランタリーな役割をもち，ミーティングの準備やメッセージ活動などのグループサービス活動に参加する。そういったフェローシップによって，経験，力，希望を分かち合い，クリーン（薬物を使っていない状態）を継続できるからである（加藤，2013参照）。

　NA の12ステップで示されていることをまとめてみると，次のようになる。

- 問題があることを認める。
- 助けを求める。
- 徹底的に自己分析を行う。
- 信頼している人に自分のことを打ち明ける。
- 傷つけた人に埋め合わせをする。
- 回復を望んでいるアディクト（薬物依存者）の手助けをする。

　プログラムのなかで，「神」「ハイヤーパワー」「自分よりも偉大な力」などの宗教を思わせるものも出てくるが，決して特定の宗教を信じることを勧めるものではない。キリスト教でも仏教でもお天道様や自然でもかまわないのである。しかし，「自分が理解した，自分以外の力である」ということが大事である。自分自身が信じられるものでよい。プログラムにつながった当初は，それが仲間であったり，ミーティングであったり，プログラムであったという仲間も多い。

　このプログラムは特定の宗教を必要としないが，スピリチュアルな原理として，12番目のステップに「スピリチュアルに目覚める」と書かれている（"Introductory Guide to Narcotics Anonymous", 2007）。それは，孤独が終わりをつげた感覚，生き方の方向性がつかめたという感覚である。しかし，心の平穏が深まることにも，人への思いやりが伴わなければ意味がないことを私たちは知っている。私たちが使う「スピリチュアル」という言葉は，希望，降伏してすべてをゆだねること，受容，正直，偏見のない心，やる気，信じるこころ，寛容，忍耐，謙虚さ，感謝，無条件の愛，分かち合い，思いやりなどであり，これらによって薬物依存者を手助けする力が与えられる。これが，宗教ではないが，スピリチュアルな原理といわれる所以である（加藤，2018参照）。

（2）社会として解決されるべき問題

　一般的に，単純に薬物を使っていない状態をつくることが薬物依存者にとっての成功であり，長期間にわたって薬物を使わずにいられれば回復したと考える人が多い。しかし，長期間使っていなければ回復したということでもない。回復は一生続くものであり，今日一日を自分自身と向き合いながら生きることがより重要なことであり，回復の過程での再使用は単なる失敗というわけではなく，そこから学びさらなる回復のチャンスとなればよいのである。依存者同士が助け合い共に歩む回復（プロセス）は，今日一日という小さな一歩から始まり，その可能性を信じる，スピリチュアルな希望の旅である。

　回復を歩む依存者が地域のなかで人々とつながることも重要である。ダルクだけが関わって依存症が良くなるのではなく，地域が薬物依存者に地域で暮らす人として当たり前に関わることが期待される。どこかの施設や病院に入って数カ月後，「治りました」と言って家族の元に帰り，問題なく生活が続けていけるものかといえば，そうではない。地域でのつながりがあってこそ，アディクションから回復していくのである。

　ダルクの始まりは，仲間としてのものであったが，仲間への手助けとして取り組んでいたものは社会に伝えられ，社会の課題として認知され，自治体の施策として制度や税金で支えられた施設が整備されるようになった。このような公的制度が出来上がりさえすれば万全だというわけでもない。精神科に通院する必要もなく，逮捕されたことのない薬物依存者もいるからである。薬物をやめたいという人がいれば，「一緒にやめていきましょう」と言える場所があることが重要なのである。しかし，仲間だけからなる支援だけでいいわけでもなく，出来上がった制度にまかせればいいわけでもない。フォーマルとインフォーマルな支援がともに補完し合うことが重要であり，社会の状況の変化に伴って薬物問題とその施策が変わっていくなかで，ダルクも様々な取り組みと役割を担ってきた。社会に回復を歩む薬物依存者たちの生活の場や就労先がなければ，当事者主体の回復も水の泡になってしまうだろう。

　回復は，寛容な地域社会においてこそ万全なものとなるのである。

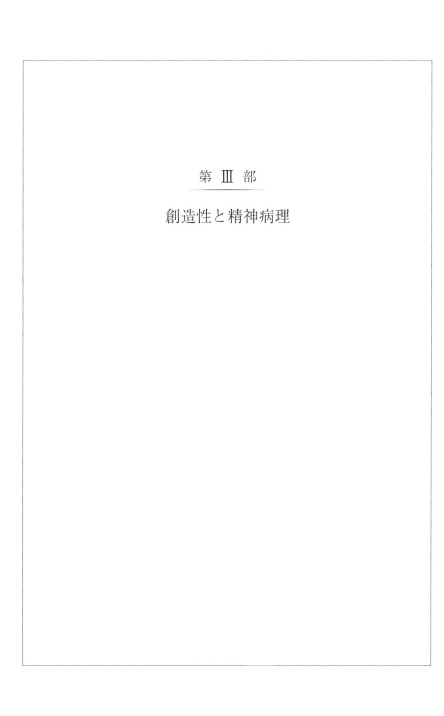

第 III 部

創造性と精神病理

第 10 章

表現と芸術療法 I
——芸術療法, 病跡学, アール・ブリュット／ アウトサイダー・アート

1 芸術と癒し, 芸術と病理

　作家, 深沢七郎がこんな言葉を残している。「此の世は嫌なことがあると, それを書けば美しい世になってしまうのだ」(深沢, 1980)。小説家である深沢のこの言葉は, あらゆる芸術や創作行為の, 錬金術的な不思議な役割を言い当てている。直接に現実を変えることができるわけでなくとも, そのフィルターを通すことで苦悩を緩和し価値あるものに変える力が, 芸術にはあるようだ。また「プチ芸術療法」「セルフ芸術療法」とでもいえそうな営みは世間にあふれている。落ち込んだときに楽器を演奏したり, 絵を描いて心を和ませたり。そんなことを特に意識せず行っている人は多かろう。では心が癒されることと芸術の関係はどのように捉えられてきただろうか。

　一方で芸術や創造行為は, 病理性と結びつけられることもある。たとえば優れた芸術作品や才能あるアーティストについて, 「狂気を感じる」といった形容をしたことはないだろうか。「天才と狂気は紙一重」という言い方はよく知られている。芥川龍之介が『地獄変』で描いた絵師良秀のように, 平穏や正気を犠牲にして生み出される美しい作品, それもまたわれわれのイメージする「芸術」である。では, 病理や「狂気」は, 芸術や創造にどのように関与すると考えられてきただろうか。

　本章では, 芸術と癒し, 芸術と病理というテーマをめぐるものとして, 「芸術療法」「病跡学」「アウトサイダー・アート」という三つの領域を紹介する。それぞれの領域のなかで, 芸術の役割や, 癒し・病理との関係がどのように考

えられてきたのかをみていこう。なお「芸術」という語と「アート」という語
は異なる意味を込めて用いられることもあるが，本章では特に区別せずに用い
る。

2　芸術と癒し

（1）芸術療法

　芸術療法とは，『新版精神医学事典』によれば，「心身障害者の精神・心理療
法のために諸芸術活動を治療メディアとして応用する治療法のすべて」（徳田，
1993）である。絵画，造形，コラージュなど視覚芸術をはじめとして，俳句，
文章，音楽，ダンスなどを含むこともありその幅は広い。絵画ひとつとっても，
中井久夫は，芸術療法的なもの，作業療法的なもの，レクリエーション的なも
のという3つの極を頂点とする三角形を想定し，絵画療法はそのどこかに位置
づけられ，さらに個人で行う場合とグループで行う場合に分かれるとする（中
井，1983）。よって，対象によって，また目的によって，どんな方法・形態が選
ばれるかは様々であるけれど，まず，芸術療法の確立に寄与した人々の理論を
みることで，芸術による癒しのメカニズムがどのように考えられてきたかをみ
てみよう。

　芸術療法にはいくつかの源流がある。芸術療法という語を考案したのは1942
年，イギリスの画家，エイドリアン・ヒルであるとされる。ヒルは，結核患者
が絵を描くことを推奨した。画作に集中することで悦びと価値が得られ病気が
問題でなくなってしまう，というのがヒルの主張した効用である。そうした作
業療法的側面だけでなく，患者の精神的煩悶が画作に転換される効果も指摘し，
殊に精神病院においてそれが必要であると提案した（Hill, 1951）。

　精神療法としての芸術療法の創始者とされるのはマーガレット・ナウムブル
グである。彼女は，精神分析の考え方をバックボーンとし，患者の言語化され
ない内面が絵に現れることを重視した。ジークムント・フロイトに始まる精神
分析は，自由連想（「こんなことを話してはいけない」などの判断を介入させることな

く患者の連想の赴くままに語らせる技法）のなかで語られる言葉から患者の無意識を探ろうとしたが，ナウムブルグは，判断を介入させず描かれたなぐり描きの線から患者の自発的イメージを展開させる「なぐり描き法（スクリブル）」を考案した。描かれるものにその人の内面が現れ，絵画が言語の代わりになるという考え方である。そして，絵画という象徴言語を通して患者と治療者の間の象徴的コミュニケーションが促進されることが治療に作用する（Naumburg, 1966）。

　また，人間性心理学の立場から芸術療法を発展させた人として，ナタリー・ロジャーズがいる。ロジャーズは絵画や造形のみならず身体の動きや言語による表現も用いた。彼女は，人間は皆創造性を秘めているという立場に立ち，治療とはそれを解放することであると考えた。さらに，表現によって社会的仮面を脱ぐことで文化や民族の垣根を超えられるとも考え，アートによる文化間の橋渡しを実践している。ロジャーズは，クライエントの表現を精神分析的に解釈することを批判してはいるが，表現によってその人の内的世界（ロジャーズは「秘密の花園」と呼んでいる）に触れられると考える点はナウムブルグと同様である（Rogers, 1993）。

　このように重視する点やバックボーンとする理論は様々であるが，言語化できない内面を表出する効果や，表現を介したコミュニケーションの促進が，芸術の機能として考えられてきたといえる。そして，芸術療法においては，「芸術」よりも「療法」に主眼をおく，ということも共通する留意点である。セラピストとの受容的関係のなかで表現が行われるという点が，「芸術療法」が「芸術」と異なる点である。ヒルは技術指導もしていた一方で，無理に技巧を学ぶよりも患者の思うままの表現が大事だとしている（Hill, 1951）。ロジャーズも「完成された」表現を目指さないとし（Rogers, 1993），ナウムブルグは患者の作品を「象徴言語」として捉え，その完成度は問わないとしている。ナウムブルグの症例では，技術の向上のため美術学校に行きたいと申し出た患者に対し，「美術の授業を受けるなら芸術療法はやめねばならない」と説得したことが記されている（Naumburg, 1966）。技術としての芸術を学ぶことと，精神療法として芸術を用いることは，時に両立し難いものと捉えられていたことがわか

る。

　芸術は多面的であり、ヒルも当初「患者の過度の熱中による害」を警告され
ていたというように（Hill, 1951）、その制作がときに日常を脅かし制作者の負担
となる面もある。芸術療法は、芸術が負の方向に働くことに注意を払う。だが
それは、単に穏やかで無難な表現が治療的とされるということではないようだ。
ナウムブルグの症例を見てみると、患者たちは面接で絵を描いていくなかで、
痛みを吐露するような、一見不穏な出現をきっかけに快方へ向かっている。殺
害による親族の死を経てうつ症状を呈していた女性は、当初静物画ばかり描い
ていたが途中から死のイメージを湛えた独自の象徴表現を生み出す。苦しみを
解放したその絵をナウムブルグは、「感動的（touching）」と表現している
（Naumburg, 1966）。こうした過程は、そもそも芸術療法における治癒とは何か、
という問いと関わっているだろう。アートセラピストである関則雄は、癒しの
過程においては痛みを伴うことに言及しながら、「アートセラピーは全体性を
求める自分自身のためにあり、まわりの基準に合わせることを治療目標に置く
ことではない」（関, 2002）と述べている。そんな芸術の癒しにおける役割、ま
た癒しとはどういうことか、という問いを考えさせられる例として、狭義の芸
術療法ではないが、精神病院で行われている絵画活動を紹介する。

（2）芸術による「癒し」とは──平川病院の造形教室

　筆者が東京・平川病院の造形教室について知ったのは、ドキュメンタリー映
画『破片のきらめき』（高橋愼二監督, 2008）による。この造形教室については、
藤澤三佳『生きづらさの自己表現』（晃洋書房, 2014）、荒井裕樹『生きていく
絵』（亜紀書房, 2013）など、その活動に関わってきた研究者による論考もある。
筆者は直接取材したわけではなく、詳細は上記を参照されたいが、上記の映画
および論考を通して知った限りで、印象的であった点を紹介したい。

　平川病院の造形教室の前身は、安彦講平により丘の上病院で1968年に始まっ
た。安彦が看護助手として精神医療に関わり始めた頃、患者は「鍵と檻で閉鎖
された中」で管理された生活を送っており、医師や看護師の反対を受けながら

も，病棟を渡り歩き患者たちと絵を描いたのが始まりであるという（安彦，2002）。映画の冒頭でまず語られるように，この営みは「セラピーでも教育でもない」。映画には，年齢も性別も抱える事情も異なるメンバーがそれぞれのスタイルで制作し，制作の合間に和やかに時には真摯に語り合う姿が収められている。合評会では笑いや冗談も交わされ，創作の場が交流の場でもあることがわかる。

　映画では各メンバーの作品と背景が紹介されるが，ここではそのなかから，油絵を描く本木健の言葉を紹介したい。彼は当初は絵を描いたことがなく，造形教室に参加してしばらくは風景画を描いていた。しかしある時，ふと貝殻の絵のなかに傷を描き込むと，「ほっとして，自分の姿が出た」ようであったという。その後「宿痾シリーズ」と題して，強迫性障害の症状に苦しむ自らの姿を絵に描き続ける。「どんどんラクになっているんですよね，症状を絵にすることで，治ったっていうんじゃないけど」と語る彼は，その行為を「自分を表現すること，癒し」と述べる。ここでは，「治る」ことと「癒し」は異なることとして語られている。「癒し」は毎年の展覧会のタイトル（「"癒し"としての自己表現展」）としても使われているが，安彦はこの語について，今日「あやしい，いやしい」響きがまとわりつき，メンバーの間でも論議があるとしつつ，部分的な「治療」と異なり「全体性」を意味するその語源（ギリシャ語の holos）に，芸術との深い関連をみている（安彦，2002）。

　藤澤の著作で紹介されている，困難な環境を生き抜くなかで描くことを支えとしてきた作家，杉本たまえ（藤澤の著書では「すぎもと」）の言葉も引用しておきたい。杉本は，血液で描かれた葉の絵をはじめとして，繊細で精密な画風を特徴とする人である。作品が注目を受けても，本人は，絵は自分にとって生きる支えなのでありお金が関わると「純粋に絵と向き合えなくなると思う」という。また，彼女は仕事をもっているが，「一番恐ろしいのは，このまま，まともな社会人になってしまわないかということです」と語る。「自立して生活安定していく事と絵に没頭することの両立はとても難しいのです」「今は安定しているから平凡です。つまらない。もっとどん底に堕ちなきゃ何も生まれま

せん」(藤澤, 2014)。描くことが「生きる支え」であるなら，それによって生活が安定すればそれでいいはずではないか，と思いきや，そうではない。描くことが支えるという生は，単に「生活の安定」以上の意味をもつことがわかる。芸術は日常を脅かしたり制作者の負担になったりする面ももつと上に述べたが，杉本の言葉には，そうした側面もひっくるめての「癒し」が捉えられているといえないだろうか。

　平川病院造形教室の取材からは，芸術が創作者の癒しとなり支えとなっている様子がわかると同時に，その「癒し」は単に生活を安定させたり社会に適応したりすることではないらしいことがわかる。この造形教室は狭義の芸術療法ではないが，そこで芸術が担う役割は，先述の，芸術療法についての関の言葉(「まわりの基準に合わせることを治療目標に置くことではない」)とも符合する。もちろん，関は「人々の病態とレベルの違いに応じたアートセラピーを柔軟に組み立てていく」(関, 2002) 必要も述べている。芸術療法の対象となる人たちは，障害・疾患もその水準も年齢も状況も様々であるから，芸術療法の現場では対象のニーズに応じた配慮がなされることになる。

　ところで映画のラストには，展覧会にて仲間のギター伴奏に乗せ詩を朗読する本木の姿が収められているが，その言葉も印象的である。「病んでいるといわれているうちに描くのは，実は千載一遇のチャンスなのだ！　芸術とは治ってはいけない病気なのだ！」。(この詩「或る決意——重大な」は藤澤の著作でも全文引用されている。) この詩では，病は癒す対象であるだけでなく芸術の源泉として捉えられている。創造と病理の関係に焦点を当てる病跡学という分野も，そのように，病を源泉として創造してきた人たちへの関心から生まれたといえる。

3　創造と病理

(1) 病跡学

　「病跡学 (pathography)」という語は聞き馴れない人もあるかもしれない。傑

出した人物の創造と病理の関係を考える研究，伝記や作品のなかに病の痕跡を辿る研究をさす。ドイツのパウル・ユリウス・メビウスが20世紀初頭に初めて用いた語とされており，日本語では「病誌」と訳されることもある。対象とされてきた人物は芸術家や音楽家，文学者，学者，政治家，実務家，漫画家や映画監督と様々である。医学，心理学，美学，文学などが関わる学際的領域であり，定まった方法論がある分野ではないが，病跡学の名のもとどんな研究がなされてきたかを述べる。

　病跡学の一つの源流は，19世紀末のチェーザレ・ロンブローゾらによる天才研究であるとされる。創造性と「狂気」の関係についてはそれ以前から論じられてきたが，ロンブローゾは天才を「変質徴候」と結びつけ，天才と精神病者や犯罪者との連続性を唱えた。「変質」とは，19世紀半ばのベネディクト・モレルらによる概念であり，遺伝によって異常な特徴が劣化しながら伝達されるという説である。現代の「変質者」という語もこれに由来する。大いに問題含みの説であり，20世紀に入ると学説としては否定されるが（福島，1993），しかし，ロンブローゾが描き出す「世間的な徳や役に立つものを欠いている」（Lombroso, 1984）天才たちの例はいきいきとしており，狂気と天才を一体とする説は読者に強い印象を与えたことだろう。日本でも辻潤による訳で出版され，広く影響を与えた。

　その後，天才論の枠組みをこえて，様々な人物の病跡について，多様な視点からの研究が現れた。精神医学，精神病理学の発展に伴って起こった，作品や伝記からその人物の疾患を推定する診断的研究。また，芸術と病理が幻想という領域を介して同根であることを示したフロイトをはじめ，個人の内面や過去に焦点を当てる方法を提供した精神分析的研究。人々の受容や名声という点から天才を論じたランゲ＝アイヒバウムのように，社会学的視点をもった研究……等々。作者の病理に焦点を当てるという病跡学の視点に関しては，作品の純粋な評価を妨げる，作品を作者の病理に還元してしまいかねない，などの批判もあろう。病や「狂気」が創造に対してポジティブに働き得ることを示したのは病跡学の意義といえようが，病跡学的研究においては，作品と作者，ある

表現とある疾患が必ずしも一義的につなげられるわけではないことは念頭にお
いておきたい。ここで，病跡学でしばしば取り上げられる人物，かつ病の創造
への関与を自ら語っている人物として，世界的に有名な芸術家の例を取り上げ
よう。

（2）自己治癒から世界へ──草間彌生の水玉

　草間彌生は，今や，水玉模様のモチーフやカボチャのオブジェでよく知られ
る芸術家である。そのポップでカラフルなデザインを目にしたことのある人は
多いだろう。グッズ製作や企業とのコラボレーションなど商業的にも成功して
いる。だがトレードマークであるあの水玉は，もともと幻覚を描き留めたもの
であった。初個展に訪れて草間と関わるようになった精神科医・西丸四方は，
統合失調症と感情障害の合併した非定型精神病と診断している（澁田見，2004）。
　草間は1929年生まれ，長野の厳格な旧家，不仲な両親のもとで育った。自伝
によれば，子どもの頃から，物体の周りにオーラが見える，動物や植物の話す
声が聞こえるという幻覚・幻聴が出現した。ある時スミレの花のひとつひとつ
が人間の顔をもって話しかけるのが聞こえ，恐怖で家に逃げ帰ると彼女は，そ
の幻視を次々とスケッチブックに描いていった。「驚きや恐怖をそうやって静
めていく。それが私の絵の原点である」（草間，2002）。子ども時代のスケッチ
には，人物や静物に被さるように，斑点や蜘蛛の巣のような模様が描かれてい
る。後年の水玉や網模様の原形である。また，1957年に渡米し，60年代に制作
し始めた男根状のスカルプチュアは，彼女の性恐怖に由来するものであった。
少女時代の厳格な教育や，性と暴力が結びつくという意識から彼女は性を嫌悪
していたが，その恐怖の象徴である男性器をかたどったオブジェをびっしりと
家具やドレスに貼り付けていく。「セックスへの嫌悪感，恐怖感を治すために
作り出したのが男根である。男根を作って，作って，そうやって恐怖を克服し
ていく。つまり，自己療法としての男根作りである」（草間，2002）。恐ろしい
幻覚を描き留める，嫌悪の対象を模したオブジェを作る，そんな「自己療法」
が彼女の創作の原点であった。量産した男根のなかに寝転がると，怖かったも

のがおかしなもの，面白いものに代わり，「太陽の下できらびやかに病気を賛美することができるようになる」（草間，2002）と彼女は言う。本章の冒頭で述べたような，芸術というフィルターの役割がここにも表れている。恐怖や嫌悪の対象を描くことでそれを客観化し，コントロール下におき，その意味を変容させるという役割である。

　幻視や性恐怖という症状から始まった作品は，次第にポップで新奇なデザインへと練り上げられ，同時に世界へ向けたメッセージを孕んでゆく。「私はこの水玉一つで立ち向かってやる（中略）これに一切を賭けて歴史に反旗をひるがえすつもりでいた」（草間，2002）と世界の美術界に進出した水玉は，無限の宇宙と接続する球体としての生命たちを表す象徴となり，また，性嫌悪のテーマは，米国でのハプニングアートのなかで，性を抑圧する社会への異議申し立てとなり反戦や平和のメッセージにつながってゆく。70年代に帰国したのち，日本でも草間の評価は高まり，現在も次々あふれるアイデアを作品にすべく，精神病院からアトリエに通って制作を続けている。

　精神病理学者・カール・ヤスパースは，傑出人物の病跡で問題になることとして，「創造が病にもかかわらず現われたのか」「病によって現れたのか」という問いをあげている（Jaspers, 1913）。草間の例はまず，症状が作品になったという点では，病によって創造した例であるといえる。西丸も「精神病を治さずП におくと天才となっており，治すと凡才とな」る，と草間を評した（西丸，1991）。しかしその創作の展開には，美術の技巧，単身アメリカへ渡る行動力，病に悩まされながら逆境のなかでも制作を続けた情熱などが介在し，さらに，西丸ら理解者との出会いという環境も手伝っていた。病跡学的研究においては，単に「狂気」と創造をロマンティックに結びつけるのでなく，複数の変数を考えたうえで，その創造の苦闘の跡を追うことが必要となろう。

　ところで，ここまで病跡学を，傑出人物の創造と病理の研究と説明してきたが，傑出した芸術家／表現する一般人の間に，明確な線を引くことは難しい。病とともに創造する世界的に有名な芸術家の例として草間をあげたが，その草間は，身体障害者が懸命にわずかなねじをはめる仕事をし，生きる証を感じた

という話に感動したと語り，その営みと芸術を連続したものと捉えている（草間，2002）。そこには，世界的な評価を受ける自らの創作と，著名ではない一人の障害者の仕事を，いずれも等しい社会的価値をもつものとして同じパースペクティブで捉える草間の芸術観が現れている。こうした視点は，次に扱うアウトサイダー・アートに通じていよう。宮本忠雄は，病跡学の対象が天才論の枠組みをこえて，明確に精神疾患をもった傑出人物のみならず，一般の病者の創造物や，広く芸術における時代精神と病理の関係を考察する研究へと広がっていったことを示しているが（宮本，1997），病跡学の発展と併行して，20世紀以降，一般の，病とともに創造する人々にも目が向けられるようになった。この注目は，アウトサイダー・アートと呼ばれるジャンルの発見へつながっていく。

4　アール・ブリュット／アウトサイダー・アート

（1）アール・ブリュットとその前史

　創造と病理というテーマと密接に関係しつつ，また異なる位相にあるのが，アール・ブリュット／アウトサイダー・アートというジャンルである。詳しい人であれば，このジャンルの花形的な人物の名をいくつか思いつくかもしれない。独居の部屋で人知れず，少女たちが活躍したり惨殺されたりする長大な絵物語を創ったヘンリー・ダーガー。精神病院のなかで，大きくも空虚な目をもつ男女の絢爛な恋愛場面を描き続けたアロイーズ・コルバス。不遇な生い立ちと精神病院の独房を経て，反復される文様と楽譜で彩られた架空の自叙伝を描いたアドルフ・ヴェルフリ……などなど。また，空白なくびっしりと埋められた画面や，文字と図の混然一体や，同一モチーフへの固執といった特徴を思い浮かべる人もあるだろう。確かに，このジャンルによくみられる作風は存在する。しかしそれがアール・ブリュット／アウトサイダー・アートの条件であるわけではない。あるいは漠然と，知的障害者や精神障害者の作品をさすと考えている人もあるかもしれない。実際，現状，そうした使い方をされている面もある。しかしそもそもは「アール・ブリュット」は「障害者の芸術」という意

味ではない。アール・ブリュットという語を発明したのはフランスの画家，ジャン・デュビュッフェであるが，まず，この概念の前史をみておこう。

　20世紀の前半，精神病患者の絵が注目され始めた。1921年，スイスの医師，ヴァルター・モルゲンターラーが，患者であったヴェルフリの絵を論じた『芸術家としての精神病患者』を刊行し，翌年には，ドイツの医師，ハンス・プリンツホルンが『精神病患者の造形』を出版し，多くの患者の絵や彫刻をあげながらその特徴と病との関連を論じた。こうして紹介された作品に注目したのは，ドイツ表現主義，ダダイズム，シュルレアリスムといった，前衛芸術のアーティストたちであった（服部，2003）。既存の芸術の枠組みや約束事に反発し，新たな表現を模索していた彼らは，既存の芸術から排除されてきた領域に注目し始めた。それが，非西洋の文化や，子どもの絵や，精神病者の絵であった。彼らはそこに，理性＝合理性を尊ぶ西洋近代の価値観とは異質なものを見出したのである。シュルレアリスムを例にあげよう。その提唱者であるアンドレ・ブルトンは，フロイトの無意識についての理論をひとつの拠り所とした。無意識は，人間の理性の底に潜在する非理性的な領域である。ブルトンらはそれを引き出すため，自動書記（判断を介入させず手を動かして詩や絵を描く）という方法を発想した。これはフロイトの自由連想法からの着想とされるが，ナウムブルグが芸術療法の技法として用いたなぐり描き法（205頁）も同様の発想であったことを思い出したい。芸術療法が患者の内面に接近するために採った技法が，前衛芸術においては内面からの新しい表現を生み出すために採られていたのだった。ブルトンは「シュルレアリスム宣言」でこう述べている。「狂人たちの打明け話，これをさそいだすためなら，一生を費やしてもいいくらいだ」（Breton, 1924）。

　一方，ファシズムの時代には，精神病者の作品も前衛芸術も，ナチスによって「退廃芸術」のレッテルを貼られた。「退廃」は，209頁で言及した「変質」と同じ語であるが，ナチスの時代にはそれがユダヤ人や障害者，また不都合な芸術家を排斥する理論として採られた。ナチスは1937年，「退廃芸術展」を開き，退廃芸術とみなした前衛芸術の作品を見せしめ的に展示するが，その際，

それらを精神病者の作品と並べて比較してみせた。この際，プリンツホルン以来のコレクションをもつハイデルベルク病院が出品を要請されたという（v. Lüttichau, 1995）。前衛芸術の諸派が自らの一種の理想としてそれらの作品に注目したのに対し，ナチスは前衛芸術の諸派を貶めるために精神病者の作品を用いたのである。

　「アール・ブリュット」という語が生まれるのは，第二次世界大戦の終わる1945年である。1901年生まれのフランスの画家，デュビュッフェは，若い頃には幻視をする女性と交流していたこともあり，プリンツホルンの本にも興味をもっていた（末永, 2012）。彼は，スイスへの旅行でヴェルフリやアロイーズらの作品と出会い，「アール・ブリュット（生の芸術）」という語を考案した。フランス語の「brut」は，「自然のままの，手を加えられていない」などの意をもつ形容詞である。1948年にはアール・ブリュット協会が結成されブルトンらも入会した。では，デュビュッフェはどのようなものを「アール・ブリュット」と呼んだのか。「文化的芸術よりアール・ブリュット」と題する展覧会に寄せた文章で，彼は「アール・ブリュット」を既存の芸術と比較し，模倣がないことや，主題や素材の選択などのすべてが伝統や流行でなく創作者自身の内面から引き出されていることをあげている（Dubuffet, 1949）。つまり重視されたのは，既存の文化や制度の影響を受けない作品であることであり，デュビュッフェは，「アール・ブリュット＝障害者の芸術」とカテゴライズしたわけではなかった。精神病院の人々の作品が多く含まれていることは否定していないが，精神の病気は多様であるから一律のレッテル貼りはできないとしている。むしろ，芸術的創造のメカニズムは誰でも同じであるとし，「消化不良の人の芸術や膝の病気の人の芸術がないように，狂人の芸術もないのだ」と述べる（Dubuffet, 1949）。

　「アウトサイダー・アート」という語は，イギリスの評論家，ロジャー・カーディナルがアール・ブリュットを論じる本のタイトルに用いた語である。ただ，「アール・ブリュット」の直訳ではなく，既存の美術制度のインサイダーに対しその外側にある芸術という意味合いが強まる語となっている。本来デュ

ビュッフェが指した範囲と厳密には異なるものの，現状，一般的にはほぼ同義
として用いられている（本章でも以下，便宜的に「アウトサイダー・アート」に統一
する）。

　日本では，90年代に世界を巡回した「パラレル・ヴィジョン」展によりこの
ジャンルが広く知られるようになり，アロイーズ展やヘンリー・ダーガー展な
ど個別の展覧会も開かれるようになった。同時に「エイブル・アート」という
和製英語のもとに障害者の芸術が推進された。日本の特徴としては，障害者の
芸術が，アートの世界より福祉・教育主導で紹介されてきたことがある（服部，
2003）。また，欧米のアウトサイダー・アートが精神障害者の作品への注目か
ら始まっていたのに対し，知的障害者の作品が多いことも特徴である。

（2）治療か創造か──友原康博の詩

　以上にみるように，「アウトサイダー・アート」というカテゴリには明確な
線引きがあるわけではない。そんななか，ある作品をアウトサイダー・アート
として認定する際には，作品自体よりも作者の情報や「物語」（疾患や障害のみ
ならず，貧困や不幸なども）が重視されてきたこと，そしてその背景には昔なが
らの，狂気と創造性の関連づけがあることを，デイヴィド・マクラガンが批判
的に指摘している（Maclagan, 2009）。デュビュッフェは，「狂人の芸術」という
カテゴライズを否定したが，「狂気」には肯定的な意味を見出している。「狂気
は人々に翼を与え，透視の力を助けるものだ」と（Dubuffet, 1949）。

　一方で彼は，後に芸術療法による作品を見たときは，医学的には有意義でも
自分の求める真に自発的な創造は見つからないとの感想を抱いたという（末永，
2012）。ローザンヌのアール・ブリュット・コレクションの館長を務めたミシ
ェル・テヴォーも，芸術療法の治療的価値が認められつつあることに言及しつ
つ，それが逆に，抑圧的な環境から生み出されていた患者の創造性を低下させた
と憂えていた。薬も患者の苦悩を軽減する一方で創造力を失わせたとしている
（Thévoz, 1975）。芸術療法においては，治療的価値が芸術的価値に優先される
のに対し，アウトサイダー・アートという視点は，芸術的価値の観点から作品

を捉えることになる。その時，治療と創造，医療・福祉と芸術は，時に対立的に語られる。

　まだアウトサイダー・アートという語のない頃の例であるが，友原康博という人の例をあげよう。1950年生まれ，中学時代の一時期に多くの詩を書いたという人である。友原は中学生のとき，「チョークの箱のうらがきれい」という詩を書き国語教師に叱られた。それを見て彼に興味をもった美術教師が，前衛芸術家である嶋本昭三であった。嶋本は，意味は不明ながらも個性的でユニークな彼の詩に心酔し，生活の世話をするとともに，個展を開いたりガリ版の詩集を作ったりという活動をしたがそれ以上の発展はなく，友原は統合失調症を発症していたことが後にわかり，その後入院生活に入る（嶋本，1995）。『いざつむえ』は，友原が45歳になった頃に，中学三年生時に書かれた膨大な作品のなかから編まれた詩集である。生原稿がそのまま印刷され，そのなぐり書きのような書体と相まって，意味はわからなくとも力強い独特のリズムと文体をもって迫ってくる。タイトルの「いざつむえ」は，詩のなかで何度か現れる造語である。「苔国／作用の／仕天は／作極の／しずみを／焦す／いざつむえ」（友原，1995）。こうした造語は，統合失調症の症状であるネオロギスム（言語新作）によるものと思われる。ケースワーカーによると彼の詩自体が「言葉のサラダ」（思考を統合できず，ただ言葉を並べた支離滅裂な文を作ってしまう統合失調症の症状）である（都築，2006）。ただしすべてが支離滅裂であるわけではなく，たとえば，母を思う詩や，人種差別を受ける在日朝鮮人の知人（？）を思う詩などは，思いが明確に伝わるものとなっている。

　彼の詩集はこれ一冊のみだが，その後，写真家の都築響一が著書『夜露死苦現代詩』で取り上げ，2012年には神戸で「言葉のアール・ブリュット」と題する展覧会が開かれた。『夜露死苦現代詩』は，死刑囚の俳句や暴走族の衣装の刺繍などストリートで出会う言葉を「現代詩」として捉えた著作であり，そのなかで都築は，56歳時の友原を取材している。取材によると，精神科治療のあり方も大きく変わった現在，投薬で症状が抑えられており，本人は当時の作品を「病気が書かせたもの」「あんなのはくだらん詩です」と述べている。都築

は，病識を得たことは治療にとって重要であるとはいえ「それが天与の才能を
失わせることになったのも，残念と言えば残念だ」（都築，2006）と先のテヴォ
ーの言葉とも響き合うような感想を述べている。

　友原においては（少なくともかつての作品を評価する者にとっては）治療が創造
に対立的に働いたといえよう。そして本人がかつての作品を症状の産物とみな
しているのであれば，その消失を惜しむことは，当事者でない「アート」の側
の勝手な言い分にみえるかもしれない。しかし彼の詩を取り巻く人たちが，そ
の作品の熱量と独創性に驚嘆し心打たれたこともまた事実である。嶋本は，そ
の後も障害者のアートに関わり続けることとなるが，最も影響を受けた少年と
して友原の名をあげている（嶋本，1995）。

（3）アウトサイダー・アートにおける「発見」，葛藤と可能性

　アウトサイダー・アートに属する作品がすべて，障害の特徴とダイレクトに
関係していたり治療によって変質したりするわけではない。だが友原の例には，
ある表現をアウトサイダー・アートとして見出す際の葛藤が現れている。それ
が芸術的に価値ある作品であっても，病と闘う当事者にとっては良きものとは
限らないかもしれないという葛藤である。もちろんそれはどんな表現にも起こ
ることであるが，アウトサイダー・アートの場合その定義上，作者本人が自分
の意志でアートの世界に属すわけでなく，一方的に「発見」される存在である
ことにその特異性がある。

　これまでも，美術界の「インサイダー」が「アウトサイダー」を「発見」し
てきた過程について，それがインサイダーによる搾取になりかねないという葛
藤が語られてきた。アウトサイダー・アートというジャンルの成立過程は，先
にみたように，西洋の美術界が外部の文化を発見し取り込んでゆく歴史と連動
していた。美術史家の亀井は，その歴史が20世紀初頭の宗主国／植民地という
構造を背景とし，力の強い者が弱い者を異質の「他者」として興味を示しつつ
取り込んできた歴史であることを指摘したうえで，初めてアウトサイダー・ア
ートに触れたときの戸惑いを，健常者が精神病者や知的障害者という「他者」

を美術に取り込むことが「他者の文化を取り込み消化してしまおうとする過去の歴史に連なるかのように思われた」と述懐している（亀井，2013）。

　だが一方で，アウトサイダー・アートという概念はそもそも，それまで不当に社会から疎外されてきた表現を捉えるための概念であったことも思い出したい。アウトサイダー・アートというカテゴリが現状妥当であるかは別として，その名によって，ともすれば見捨てられていた豊かな表現世界に目が向けられてきた。つまり，作者が芸術のプロでもない病者や障害者であるからという理由で，施設や病院のなかで打ち棄てられてきたような表現や，単なる病理の発現とされていたものが，「作品」として捉えられる可能性が作られたのである。何かを作品として見出すのも他者であるが，何かを「症状」とするのもまた他者であり社会である場合がある（「退廃芸術」の例のように）。障害者の表現だけではない。たとえばテヴォーは，文化の主流から除外されてきた女性の表現がアウトサイダー・アートの領域では大きな役割を果たしていることを指摘している（Thévoz, 1975）。これはそれまで偏見や社会制度によって芸術から排除されていた表現を発見する枠組みとして，アウトサイダー・アートが働いたことを示す。

　アウトサイダー・アートにおける「発見」について，精神科医の斎藤環は，ヘンリー・ダーガーの作品を発見したネイサン・ラーナーの例などをあげながら，「アールブリュットは発見者がなくては成立しないジャンル」であり，発見者もある意味では表現者だと述べている（斎藤，2013）。もちろん発見されることとマーケットに参入することがつながっている以上，そこには現実的な諸問題が生じる。金銭の問題，作品に関する権利の問題，公開をめぐる意思決定の問題などである。制作者には，意思の決定や伝達が難しい人もあり，社会的に弱い立場におかれた人が多い。マクラガンは，公開によって当事者が悪影響を被る危険性がこれまで見過ごされてきたことも指摘している（Maclagan, 2009）。こうした課題について，現場で実践的・具体的な取り組みがなされていることについては，たとえば，川井田祥子編『障害者の芸術表現——共生的なまちづくりにむけて』（水曜社，2013），服部正編著『障がいのある人の創作

活動──実践の現場から』（あいり出版，2016）を参照されたい。

（4）揺らぐ境界，広がる表現

　現在「アウトサイダー・アート」という語を用いるとき，多くの人が括弧つきの概念として，その自明性を疑いながら用いていよう。報酬や名誉でなく内側からの衝動から創作するという態度はアウトサイダー・アートの特徴だが，そうした態度は「インサイダー」であるプロの芸術家のうちにもみられないわけではない。美術評論家の椹木野衣は，たとえ美術界にいて名声を得ていても，あくまで個人的な動機から創作を行っている人をアウトサイダーと呼び，「アーティストということばは，本質的にはアウトサイダー・アーティストの略称だ」とまで言う（椹木，2015）。デュビュッフェも，精神病者も「正常人」も創作のメカニズムは同じであり，精神病者の作品を隔離する理由はないとしたうえで，「誰が正常人なのか？」と問うていた（Dubuffet, 1949）。アール・ブリュットは，「狂気」にレッテルを貼るのではなくて，「正常」を問い返す概念でもあったともいえる。

　このように「インサイダー」のうちにも「アウトサイダー」性が見出される一方で，「アウトサイダー」がアウトサイドにあり続けることも難しくなっていよう。日本では，2020年開催予定だったパラリンピックを見据えて，文化庁が障害者のアートの推進を提言し，2018年には「障害者による文化芸術活動の推進に関する法律」が施行されている。こうしたなか，かつてデュビュッフェが定義したような「文化的影響を受けないアート」という枠組みでそれらを考えることはさらに難しくなっているだろう。

　インサイド／アウトサイドの境界がそのように揺らいでいると同時に，「アート」の領域も常に問われ続けてきたものだ。「アートとは」という問いは本稿の範囲を超えるので触れないが，「アート」の周縁的な表現のなかに，アウトサイダー・アートの近縁といえそうな表現が存在することに触れておきたい。たとえば，朝日放送のバラエティ番組『探偵！　ナイトスクープ』が取材する「パラダイス」はご存知だろうか。市井の個人が郊外の土地などに趣味で作っ

た奇想天外なスポットをさす。番組がある施設に取材に行ったところ，各地から類似の情報が寄せられ，「パラダイス」はそうしたスポット全般をさす一般名詞となり，番組の人気コーナーになった。「パラダイス」には，採算を度外視して作ったようなオブジェや，素人が周囲からは理解しがたい情熱と思考のもとに作ったオブジェがあり，どこかユーモラスであったり，少し不気味であったりする。アウトサイダー・アートの先駆として，フランスの郵便配達夫シュヴァルが30年余りを費やして独りで建てた宮殿や，戦前に精神科医・式場隆三郎が注目した二笑亭など，独学で作られた建築類があるが，「パラダイス」への関心はこれらへの関心によく似ている。番組ではタレントによって面白可笑しく取材されているが，その根底にあるのは，商業的な採算や合理性の外側で創作する人への驚嘆と，彼らが独りいきいきと情熱を注いで自分の世界を作り続けていることの面白さであろう。これは人々のアウトサイダー・アートへの驚嘆とよく似ている。われわれはそれと知らずアウトサイダー・アート的な価値に触れていたのだ。

　友原康博を紹介した際にあげた（216頁）写真家・都築響一の仕事も，そうした領域を訪ねる仕事の一例である。都築は，暴走族の改造単車や独自の生き方をする高齢者も取材している。広島県の鞆の津ミュージアムはアウトサイダー・アートを扱う美術館であるが，その広がりの一環として「ヤンキー文化」を扱ったことがあり（たしかに「ヤンキー文化」もまた，独特の形態をもちながらこれまで美術史の文脈では捉えられてこなかったものだ），それに寄せて都築はこんなことを言っている。「独学で何か作り続ける老人が珍しいわけじゃないし（中略）派手な成人式が珍しいわけじゃない。それを珍しがって報道する，東京の姿勢の方がおかしいんじゃないのって気持ちが，根本にはありますね」「芸術は可能性を広げるのが目的だから，狭めちゃいけないですよ」（都築，2014）。東京に対する地方の視点を述べた言葉だが，この姿勢は，未知の表現に接する際に，単なる奇妙な「他者」や搾取の対象として接するのではない接し方のヒントになるだろう。「可能性を広げる」という言葉は，芸術が可能性を広げるとも，芸術の可能性を広げるともとれるが，まさに，「アート」がその領域を

広げていった近代のなかでアウトサイダー・アートやそれに類する多様な表現が発見され，そしてそうした表現がさらに「アート」の世界を広げていくという相互作用があった。それはまた，インターネットなどを通して個人が表現や創作物を発信・共有することもたやすくなった今，われわれ一人ひとりがそのなかで多様な表現とどのように付き合っていくか，ということにも通じているだろう。

5　結び，孤独と共生

　以上，芸術と癒し，また，芸術と病理というテーマに関わるものとして，「芸術療法」「病跡学」「アウトサイダー・アート」という3つの領域をみてきた。

　まず，第2節では芸術療法の理論を概観しながら，芸術と癒しの関係がどのように考えられてきたのかをみた。そこでは，芸術がもつ効果だけでなくその危険性も認識されていた。だが同時に，そうした芸術のある種の不穏さも含めて「癒し」に関わっているような例もみられた。

　病理や「狂気」が創造に対しポジティブに働き得る可能性を知らしめたのは，第3節で扱った病跡学という分野であった。ただその働きは一様ではなく，創造の「病によって」現れる面と「病にもかかわらず」現れる面は，一人の人物のなかでも絡み合っていた。

　病と創造を関係づける視点は，アール・ブリュット／アウトサイダー・アートの発見につながっていったが，それは，「病理」や「癒し」の問題を括弧に入れて芸術的観点から作品を見出そうとする概念でもあった。アール・ブリュット／アウトサイダー・アートと呼ばれる領域は，その概念の難しさや現実的な課題を抱えてもきたが，同時にそれまで潜在していた豊かな表現を発掘することにも貢献した。その個々の表現を本章では充分紹介できていないので，様々な個々の作家や作品については，ぜひ作品集や展覧会を参照してほしい。

　ところで，第4節では治療と創造性が対立的に語られる例を紹介した。しか

し，アウトサイダー・アートにおいて「癒し」と創作が常に対立する，あるいは無関係であるかといえばそうではないだろう。服部は，作品を精神医療から切り離そうとしたデュビュッフェの言説のなかにも「注意深く観察すると療法的な視点が含まれていないわけではな」く，アウトサイダー・アートを芸術として語る際もその治癒的効果が「表面化されない磁場のように作用している」ことを指摘している（服部，2013）。これまでアウトサイダー・アートと呼ばれる作品の多くは，孤独のなかで作られてきた。その点でも，セラピストとの関係性のなかで行われる芸術療法とは異なるように思われる。だがそこには，孤独のなかでの自己療法のような性質——本章冒頭に「セルフ芸術療法」とでもいうべき営みをあげたがそれにも通じるかもしれない——がみられることがある。われわれがヘンリー・ダーガーやアロイーズやヴェルフリの作品世界に目を奪われてきたのも，彼らが困難な現実の生を生きながらも，別の新しい生の世界を，作品のなかで独り黙々と創り上げたその姿勢に対してであろう。

　さらに，そうして生まれた作品が表現の「可能性を広げる」ことへつながっていったならば，それは広く受け手，社会の側を「癒す」作用をもつともいえないか。殊に，それらが現代の受け手に与える効果として，「孤独」が生む価値を再認識させてくれることがあると考える。アウトサイダー・アートや表現の多様性への注目は，現在，「共生」の文脈で語られることが多い。だが，孤独のなかで，あるいは物理的に孤独でなくともその人だけの内的動機から創られた作品世界は，殊更コミュニケーションやつながりが重視される現代において，閉じられたなかから花開くものがあることを教えてくれる。もちろんわれわれは，その作者たちがおかれた環境としての孤独をただ無責任に賞揚すべきでないことをすでに知っている。しかしそのことと，一人ひとりが独自にもつ内的な世界を尊重することは別のことのはずだ。

第11章

表現と芸術療法 II
——作品「ねじ式」とつげ義春の病跡

　つげ義春は，日本のマンガ界において独自の地位を占め，多数とはいえない
が強固な支持者をもっている。作品自体の素晴らしさについては，すでに多く
の賛辞や論評がある。30歳頃までに発表された作品の抒情性，その後の作品に
おける生の実相に迫る目の確かさ，すべての作品に通底する独創性と芸術性，
どれをとっても，つげ作品は他に抜きんでているといわざるを得ない。

　一方，つげ義春が，赤面恐怖症，そして，後年は，不安神経症（罹患当時の
病名，現代でいうパニック症，全般性不安症など）に苦しんでいたことは，広く知
られている。本稿では，つげ義春の赤面恐怖症とその克服の試みが，作品とど
のような関係にあるかを，問題作「ねじ式」（つげ，1968）を取り上げ考察する。

1　つげ義春の生活歴，病歴

1937年（0歳）　旅館の板前の父と仲居の母の次男として，東京葛飾の母の実
　　家で生まれる。泣き声をあげず，母の実父が人工呼吸を施し，しまいには両
　　足を持って振り回したという。

1941年（4歳）　伊豆大島で育ち，母の郷里である千葉県の漁村へ転居。幼稚
　　園に入園したがなじめず，3日で退園する。

1942年（5歳）　父が42歳で死去。錯乱状態となった父の末期の姿に，つげは
　　恐怖を感じる。

1945年（8歳）　新潟県に学童疎開。この時，赤面恐怖症を発症する。
　　終戦後は，葛飾区立石に住む。母が再婚し，乱暴な義父の仕打ちにおびえる
　　日々が続く。

　小学校卒業後，つげは兄の勤めるメッキ工場に見習い工として就職する。

1951年（14歳），翌**1952年（15歳）**と２度の密航を試みるも失敗。この頃，親友
Ｏの中華そば屋で出前持ちとして働く。同じそば屋で働いていた少女と，初
めてのデートをする。

1954年（17歳）　赤面恐怖症がひどくなり，人に会わずに済む職業としてマン
ガ家を志す。

1955年（18歳）　赤面恐怖症の治療のために，通信講座を受けるも無効。また，
赤線（当時，半ば公認で売春が行われていた地域）で初体験をする。この頃から
貸本漫画で，作品を発表する。

1956年（19歳）　旅館の仲居と親密になる。

1958年（21歳）　女子美大生と交際。やがて同棲するが，相手の親の反対で破
綻。

1960年（23歳）　「コケシ」という渾名の女性と知り合い，同棲を始める。

1962年（25歳）　上記の女性との確執から，アパートで睡眠薬「ブロバリン」
を大量に飲み自殺を図るが，未遂に終わる。

1966年（29歳）　この年から２年半ほどの期間に，今日「つげ義春」という名
から連想される傑作群が立て続けに生み出される。マンガ雑誌『ガロ』に発
表されたものに限れば，「沼」から「もっきり屋の少女」に至る18作品であ
る。「ねじ式」は，その16番目にあたる。この豊饒な時期は，1968年９月
（30歳）のつげの蒸発で，終焉を迎える。つげはマンガをやめると決意し，
九州への蒸発を決行したが，10日間で帰京する。

1969年（32歳）　後に妻となる状況劇場の女優藤原マキと知り合う。

1970年（33歳）　１年４カ月ぶりに，マンガの新作を発表。以後，つげブーム
や過去の作品の文庫本化で，ある程度の収入があり，寡作となっていく。

1975年（38歳）　長男が誕生し，12月に藤原マキと入籍。

1976年（39歳）　この年以降５年間ほど，妻の癌発病をきっかけに，つげは心
身の不調をきたす。

1980年（43歳）　パニック発作と思われる不安状態が始まり，精神科を初診。

不安神経症と診断される。薬物療法以外に，森田療法も試みる。

この後，不安を主症状とする神経症は，増悪と軽快を繰り返しつつ慢性に経過する。つげは，精神医学書，仏教書を読み漁ったり，水泳を始めたりする。

1987年（50歳）　強度の不安発作が襲い，座禅，ヨガ，漢方薬などで，窮地を脱する。事実上，この年を最後にマンガは描いていない。

1989年（52歳）　この頃より，以下の病気を順次罹患したという。口内炎，虫垂炎の手術，中心性網膜炎で左目は不治，右目は視力が悪化，耳鳴り，不整脈，腎盂炎，ぎっくり腰，リウマチである。

1997年（60歳）　妻が胃癌で手術。

1999年（62歳）　1月に母，2月に妻が死去。

近年は，息子と二人，落ち着いた生活を送っているという。

2　診断について

（1）赤面恐怖症

つげは，回想記等で，少年期からの赤面恐怖症に繰り返し言及している。その記載内容から，つげの自己診断に疑義はない。

赤面恐怖症は，8歳のときの学童疎開中に始まった。つげは，学童疎開の「なれない集団生活が直接の原因であったとは思えないが」と断りつつ，発病当初の病状を以下のように記す。

「ちょうどその頃から，ぼくはタチの悪い赤面恐怖症になってしまった。この奇癖のおよぼす影響は，すべての将来をろくでもないものに決定してしまった。とにかく，人に名前を呼ばれるだけで，不意に背中をこづかれたようにギクリとなり，赤くなるぞ赤くなるぞと思うと，顔中が火事のようになり，口をきくことも笑うこともできなくなってしまうほどで，できるだけ人前では目立たないよう常に気を配っていた。学校でも国語の朗読や唱歌の時間になると，だんだん自分の番が近づいてくるのが耐えられず，急に仮病をつかったり用足しに立ったりして難をのがれるようにしていた。

　この傾向は，のちに六年生頃にはもっと著しくなり，秋の運動会のとき，大勢の人前で走るのが恐ろしくて自分の足の裏をカミソリで切ってしまった。怪我をしたと偽れば，運動会に出なくてすむと思ったのでそうしたのだが，傷は計算以上の大きさになり，数日も治らなかった。」（つげ，1969①）

　赤面恐怖症は対人恐怖症の一部とされ，日本文化論とも結びつき，様々に議論されてきた。近年は，操作的診断基準の浸透とともに，診断名が社交不安症に統一されつつあるが，つげの診断に関係して次の2点に注目したい。

　1点目は，問題となる他者である。対人恐怖症で問題になる他者は，内沼の言うように，ごく親しい人たちでも全然見知らぬ人たちでもない「中間群の人たち」である（内沼，1977）。つげの恐怖の対象も，そうである。ただし，つげは，重症であると思われ，「中間群の人たち」の幅が広い。長年の知人に会うことも，つげに恐怖や疲労感を引き起こす。しかし，家族には安らぎを感じているし，つげの旅好きや蒸発への夢想からは，全く見知らぬ人たちに囲まれることも，つげにとって楽な状況であると考えられる。

　2点目は，他者配慮性である。対人恐怖症のかなりの症例には，強い他者配慮性が認められる。具体的には，それは，自分の外見や臭いが他人に不快，不審の念を起こさせるという確信として出現する。以下の述懐からわかるように，つげの赤面に関する確信は，その典型例と思われる。

　「理由もなく突然顔を赤くすると，人に不審がられ，こいつは異常者ではないかと思われるのが恐ろしく，いつも平気を装うのに緊張していた。そして，平気を装えば装うほど人の視線が意識されるので，それを遮るつもりで顔の半分がかくれるほど髪を長くのばして，いつもうつむきかげんにしていた。」（つげ，1969②）

　以上より，つげの少年期から青年期における診断は，赤面恐怖症を主症状とする対人恐怖症で他者視線恐怖を伴うものとしたい。ただし，以下では赤面恐怖症という診断名を使用する。

（2）後年の精神疾患

　つげは，後年，不安神経症ほか，いくつかの神経症症状に苦しむ。本稿は，30歳時に書かれた「ねじ式」を扱うものであるので，後年の精神疾患については，簡単に触れるにとどめる。

　赤面恐怖症より後につげが罹患した可能性がある精神疾患としては，離人症，不安神経症（パニック症），心気症，身体症状症，全般性不安症，うつ病などが考えられる。それらの疾患と思われる症状は，互いに併存しながら長期に続くので，その消長を正確に追うことは公開された資料からは望めない。

　資料からわかる症状の悪化は1977年（40歳）で，前年妻がガンの手術を受けたことが誘因となっている。そして，1980年（43歳）に，パニック発作と思われる不安状態が始まり，精神科を初診した。その時の診断名は，不安神経症で，薬物療法のほか，森田療法を試みている。その後，不安が主症状である神経症症状は，慢性化し，つげの人生そのものとなっていったようである。

3　つげ義春の対人恐怖症克服のための方策

　以下では，つげの行動のうちで，赤面恐怖症とその根底にある不安の克服のための方策と思われるものを列挙する。

（1）人との接触を避ける

　これは，赤面恐怖症患者にとって当然の方策である。つげも対人的接触を避け，半ば隠者のように暮らしている。ただし，赤面恐怖症の患者は，人嫌いではなく，ある程度の対人接触は求める。つげほどの重症例でも，完全に孤立して生きることはなく，異性やごく近しい者との接触は希求している。

（2）髪を伸ばし，顔を隠す

　これについては，第2節（1）において，つげの述懐を引用したとおりである。

　また，その頃のつげのことを，水木しげるは，次のように書く。

　「「つげさん，つげさん」　長井氏の障子の破れたような声がいきなりひびいたのでうしろをみると，髪の長さ四十五センチぐらい，ヒゲ十二センチぐらい，おそらく顔にはアカもかなりくっついていたのではないかと想像しているが，何しろその異様な風体に圧倒されて声をかけてはしかられやしないかと，ぼくは三洋社の片隅で震えていた。」（水木，1968）

　つげは，目立たぬようにとの意図で長髪にしたのだが，ひどく目立っていたことがわかる。

（3）旅人となる

　つげの傑作群には，「旅もの」と呼ばれる旅のエピソードを描く一連の作品が含まれる。それらの主人公は旅人で，つげ義春その人を連想させるキャラクターである。実際のつげも旅好きで，多くの土地を訪れ，マンガの着想を得たり，旅行記をものしたりしている。

　旅人となることは，赤面恐怖症患者にとって，二つの大きな利点があると考えられる。一つは，「中間群の人たち」をなくすことである。旅に出てしまえば，周囲は見知らぬ人ばかりとなる。

　もう一つは，不審者と思われにくいことである。第2節（1）で引用したつげの回想に示されるように，つげをはじめとする赤面恐怖症の患者は，不審者と思われることを恐れる。その点，旅行に出れば「旅人」というわかりやすい自己を他者に示すことができる。旅人となることは，他者に対し「自分は，不審者ではなく，いつかは去るものです」と示すことであり，自分に対する警戒や敵意を解除するよう促すサインとなるのである。

　この後者の理由だけからは，必ずしも旅人である必要はない。他者にわかりやすい何者かであればよい。それが，他者にとって受け入れやすい何者かであればなお良いのである。

（4）密航，蒸発

　つげは，14歳と15歳のとき2度密航を試み，以下のように回想している。

　「そのあと，ぼくは，また別のメッキ会社へ勤めていたのだが，先述したように赤面癖になやまされて，かなりのノイローゼになっていた。そのことが，自分の内部でどのようにつながりをもっていたのか省略するが，海だけがすくいのような気持になっていたので，親友のO君にも内緒で，一人密航を企てた。」（つげ，1969①）

　「内部でどのようにつながりをもっていたのか」の省略が惜しまれるが，密航と赤面恐怖症が大いに関係があったことは確かである。

　「ねじ式」を描いた数カ月後に試みた蒸発に関しては，その理由をつげは次のように言っている。

　「理屈はないんですよ。とにかく不安定で，不安でいたたまれないという気持ちが強かったんですよね。」（つげ　ほか，2004）

　蒸発は，第一義的には不安への反応であったようである。しかし，単なる反応ではなく，蒸発は，不安を克服する方策でもあったことは，つげ自身が別のところで説明している（現在は，参照不能）。

（5）社会からのドロップアウト

　つげは，犯罪者や狂人や社会の底辺の人々に，ある種の憧れを感じている。そこにも，赤面恐怖症から自己を解放するためという側面がある。以下の，つげの述懐でわかるように，社会からドロップアウトしてしまえば，もはや人目を気にする必要がなくなるからである。

　「近頃でなら，ヒッピーやフーテンの長髪スタイルは少しも珍しくはないが，その頃の長髪はかえって人の注目を集める結果となってしまい，道を歩いていると，幼い子供たちがゾロゾロと，気違いでも見るような目つきでついて来たりした。そんなときは，カッとなり，いきなり五，六人をつかまえて，電車の走ってくる線路へ投げとばしてやりたい衝動にかられた。「自分は顔が赤くなるからといって，けっして隠しごとや悪事を秘めているのではないんだ。なの

になぜそんな怪しげな目つきで見るんだ」と，いつも心の中で叫んでいた。そして，しまいには，いっそ犯罪者にでもなってしまたほうが（ママ），もはや自分は正常な人間とみられないから，かえって異常者として大手を振って生きていけるような気持になっていた。」（つげ，1969②）

　以上述べてきた方策（1）〜（5）は，程度の差こそあれ現実の社会を捨て去るという方向性をもっている。人との接触を避けることや旅人となることは，社会の一部を捨てることであり，蒸発やドロップアウトは，現実の社会を完全に捨て，別の社会を獲得しようとする方策である。

　社会を捨てることは，社会的動物である人間にとって，かなり無理な方策と言わねばならない。人間への愛着を失っていないつげは，当然のごとく，これらの方策を完遂できない。2度の密航はすぐに発見されて終わり，蒸発は10日間で挫折する。

　そんなつげが社会を捨てずに済む唯一の方策は，女性による救済であった。

（6）女性による救済

　異性は人間にとって重要なものであるが，つげにとっては，ことに重要であるように思われる。つげは，マンガで生々しい情交シーンを描いた最早期の作家であるし，実生活においても幾人かの女性と交際し，その一人との別離をきっかけに自殺未遂に至っている。また，ストリップ劇場は，いくつかの作品で，つげに安らぎを与える場として描かれている。

　1955年（18歳），つげは女性による救済を求めて，赤線に向かう。下の回想からは，赤面恐怖症克服の方策としての赤線体験であることが，はっきりと意識されていたようである。ただし，女性による救済は，一時的なものでしかなかった。

　「「女を知れば度胸が出るかもしれない」そう思って，自転車に乗って赤線へ行ってみた。夢中だったので相手を選ぶ余裕はなかった。一番最初に声をかけられた女の部屋にあがった。女は親切で，自転車を外に置いておくと盗まれる

からといって，玄関の中へしまってくれた。

　部屋の中はベッドがひとつと，フロ屋で使うような篭がひとつ置いてあるだけだった。ぼくは，ふるえが止まらないでいると，彼女は「おぶうをひとつあげようね」といって，お茶をだしてくれた。彼女はぼくより三ツ位年上の，感じの良い人だった。

　外に出ると急に勇気が湧いてきたように思えた。付近の中川の土手を無茶苦茶に自転車を走らせた。そして川べりで仰向けになっていると，嬉しくて嬉しくて涙が止まらなかった。

　（中略）勇気がでたと思ったのは，一時的な現象だった。ようやく，マンガで自立できるようになったので，間もなく家を出て，錦糸町のアパートで生活をするようになった。そして，このアパートの三畳の部屋で，十年近くもノイローゼで苦しんでいた。」（つげ，1969①）

（7）その他

　本稿には直接関係しないが，40歳頃からの不安神経症に対する方策としては，精神科を受診し通常の薬物療法を受けたほか，森田療法・座禅・漢方薬・水泳などを試みている。

4　作品「ねじ式」概要

（1）作品「ねじ式」について

　「ねじ式」は，つげ義春30歳時の作で，タイトルが記された表紙を含めても23ページの短編マンガである。その前衛的な内容が当時のマンガの概念を遥かに越えており，大きな反響を巻き起こした。内容の難解さから，今日に至るまで，様々な解釈が行われている。

　「ねじ式」は，つげが見た夢が元になっている。元の夢と，「ねじ式」の作品世界は，種々の違いはあるが医者を捜し歩くという大筋は変わらない。つげは，「だけどいろいろ見た夢のうちで，なぜこの夢だけをマンガ化しようとしたの

か思いだせないですね。」(つげ・権藤, 1993) と語るが，当然ながら，つげにとって重要な夢だったのであろう。フロイトを持ち出すまでもなく，そこには，つげの心的生活の反映が認められるはずである。そして，つげが長年苦しんできた問題は，赤面恐怖症である。よって，「ねじ式」を，つげの赤面恐怖症の反映という視点から検討することは，当然ともいえる。

（2）あらすじ

　「ねじ式」のようなシュールな作品の概要を言葉で伝えることには，絶望的な気分にならざるを得ないが，作品の全体像を示すため簡単に紹介しよう。「ねじ式」は，現実的な場面と超現実的な場面の交錯のうちに，次のように進んでゆく。

　主人公は，不気味な雰囲気の少年もしくは青年である。一応少年ということにして，名前がないので以下では「少年」と書く。「少年」は，海から現れる。メメクラゲというクラゲに噛まれ腕の静脈が切断されたために，「少年」は近くの村で医者を捜す。しかし，村人は，「少年」の問い掛けに答えようとしない。

　絶望した「少年」は，隣り村で医者を捜そうとその村を出る。するとそこに，機関車が通りかかり「少年」は乗り込むが，機関車は後ろ向きに走り，着いたところは元の村であった。

　「少年」は，再び絶望しかけるが気を取り直し，医者捜しを続ける。金太郎飴を売る老婆に逢った「少年」は，産婦人科の女医が居ないかと尋ねる。老婆は，自分のビルに居ると教えてくれる。その時，「少年」は，その老婆が自分の「おッ母さん」であることを直感し問いただすが，明確な答えは得られない。

　「少年」は，がれきの街を抜けて，女医の部屋に入る。女医は，「少年」の頼みを聞き，「お医者さんごっこ」をしてくれる。布団のなかでもつれ合った後，女医は手術が成功したことを告げる。「少年」の切断された静脈は，ねじのついた金具で接続されたのである。

　最後のシーンでは，モーターボートに乗った「少年」が，ねじの埋め込まれ

た左腕を誇らしげに示す。

5　考察——赤面恐怖症克服の方策と「ねじ式」

　「ねじ式」は，大きく4つの場面に分けられる。冒頭から順に，1．村で医者を捜す場面，2．移動の場面，3．元の村に回帰した場面，4．ラストシーンである。そして，3は，老婆の場面と女医の場面の2つに分けられる。以下では，この5場面に分けて，考察する。

（1）村で医者を捜す場面

　主人公の「少年」は，海から現れる。独白により，「少年」は，たまたまこの海辺に泳ぎに来たよそ者であることがわかる。つげの赤面恐怖症克服の方策という観点から考えれば，「少年」には，旅人と過去のない蒸発者という2つの方策が反映されていることがわかる。

　「少年」は，メメクラゲに左腕の静脈を切断されているので，医者を捜すために村人たちに話しかけねばならない。精神科医の高橋徹は，対人恐怖症患者にとっては，視線を合わす程度のことで，他者との親密性が変化してしまうことを報告している（Takahashi, 1989）。そのため医者の所在を尋ねねばならない村人は，「少年」にとって，縁なき衆生ではなく，中間群の人々に変貌している。「少年」は，恐怖感を押し殺した表情で，村人に医者の居場所を尋ねる。しかし，村人から返ってきたのは「すると　お前さまは　イシャを捜し　ているのだね」と「きみはこう言いたいのでしょう　イシャはどこだ！」というオウム返しの言葉だけであった。村人の様子は，静かな無視，ないし忌避である。これらの場面は，対人恐怖症患者の感じる他者の恐怖を的確に伝えている（図11-1）。

　「少年」は，深い絶望に沈む。というのも，この場面で「少年」は旅人であり，それに加えて「医者を捜す怪我人」という誰にでもわかりやすく，同情を惹きやすい姿なのである。「少年」の立場からは，およそ最も拒絶される可能

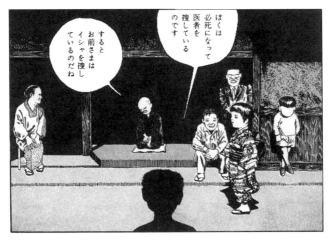

図11‐1 村で医者を捜す場面

出所：「ねじ式」（ガロ増刊号，青林堂，p.5）

性が少ない「医者を捜す怪我をした旅人」という方策をとっても，他者に受け入れられなかったが故の絶望なのである。

　一方，村人の立場からみると，「少年」を拒絶するのは当然である。つげが的確に描いていればこそだが，腕から血を流しながら必死の表情で医者を捜す「少年」の姿は，不気味でしかない。村人の目には，不審者そのものなのである。

　ここには，克服や防衛の方策として出現したはずのものが，症状となって患者を苦しめ，他者に奇異の念を抱かせるという一部の神経症に特有のパラドックスがみられる。たとえば，何かの防衛であったはずの強迫行為が，患者を苦しめる症状となる。つげ自身を例にとると，人目を避けるための長髪がかえって人目を引き，水木しげるには畏怖の念を起こさせている。

　「ねじ式」冒頭のこの場面は，神経症そのものが表現されている。

（2）移動の場面

　村人の拒絶にあった「少年」は，隣り村で医者を捜そうと歩き始める。そこ

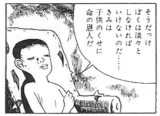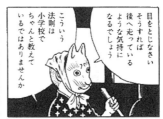

図 11 - 2　移動の場面

出所：「ねじ式」（ガロ増刊号，青林堂，p.12）

へ，蒸気機関車が通りかかり，「少年」はそれに乗る。機関車は後ろ向きに走っており，明らかに元の村に戻るとわかっているのに，機関車を運転する子どもの「目をとじなさい　そうすれば　後へ走っている　ような気持に　なるでしょう」というおかしな理屈に，「少年」は判断を停止してしまう（図11-2）。

　高橋は，「ねじ式」では「不安と緊張」と「安堵の安らぎ」が繰り返されると指摘している（高橋，2010）が，その最初の「安堵の安らぎ」の場面が，この機関車のシーンである。赤面恐怖症という観点からは，ここで安らぎが訪れるのは当然である。「少年」は，移動の途中すなわち全き旅人であり，機関車のなかには，運転する子どものほかに乗客がいない。存在する唯一の他者が，見知らぬ人であり，かつ子どもであり，しかも狐の面をかぶり視線を隠している。赤面恐怖症が，起こり得ない状況といえる。

　ここで注意しておかねばならないのは，「少年」は，その様子と「そうだっけ　ぼくは淡々と　しなければ　いけないのだ……」などのセリフから，どこか無理をして安堵していることである。それにつづく「おや　風鈴だ」というセリフも，通俗的な季節感に何とか浸ろうとしているようである。「こういうところを　ひと目　母にみせた　かった」というセリフからは，「少年」が第二の目で自己を見て，行為そのものに溶け込めていないことがわかる。この場面の安堵は，自己意識から解放されず行為に没頭できないままの，演技的な安堵なのである。

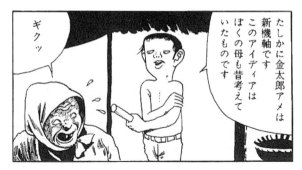

図 11 - 3　老婆の場面

出所：「ねじ式」(ガロ増刊号, 青林堂, p.16)

（3）元の村に回帰した場面

　後ろ向きに走る機関車は，当然のように元の村に着く。「少年」は，元の村に戻ったことをマニエリスティックに嘆くが，わかっていたことである。「少年」は，直ぐに気を取り直し，「テッテ的」に医者を捜そうと決心する。つまり，「少年」は赤面恐怖症の治療をしなければ，人のなかで生きていけないことを改めて自覚するのである。一度は視線をそらされ無視された村で，「目医者」の看板の視線の嵐に曝されながら，「少年」は歩き始める。

　この場面は，前半と後半に分けられ，それぞれに一人ずつ女性が登場する。前半に登場するのは老婆であり，後半は産婦人科の女医である。つまり，「少年」が最後に頼った方策は，現実の社会を捨てずにすむ「女性による救済」なのである。

①　老婆の場面

　ここでは，金太郎アメを売る老婆が登場し，医者の居場所を教えてくれる。「少年」は，老婆を見て自分の母であると直感する（図11-3）。「少年」が，「ぼくが　生まれる　以前の　おッ母さんなのでしょう」と詰め寄ると，老婆は，それには答えず「深ーいわけがある」というが，そのわけは教えてくれない。「少年」は，金太郎アメの顔を通して，間接的に母である老婆と別れの挨

拶をする。

② 女医の場面

　女医が登場する前に，女医のもとへ移動する
場面が設けられる。「死なんて真夜中に背中の
方からだんだんと……巨人になってゆく恐怖と
くらべたら　どうってことないんだから」とい
う意味ありげな独白のあるページである。完璧
という印象を受けることが多いつげ作品にして
は珍しいことに，やや説明的であるように感じ
られる。

　次いで，女医が登場し，「少年」は女医に
「シリツをしてください」と頼む。女医は，一
旦断るが，すぐ「ではお医者さんごっこをして
あげます」と遊戯としての性を提供することを
宣言する。女医は，娼婦であったのである（図11-4）。

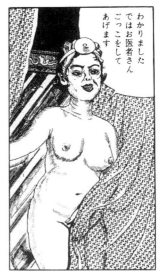

図11-4　女医の場面
出所：「ねじ式」（ガロ増刊号，青林堂，p.
20）

　布団のなかでもつれ合いつつの「シリツ」が済むと，「少年」の左腕には，
ねじが埋め込まれている。女医は，ねじを締めると血液の流れが止まると注意
し，それは「○×方式を応用したもの」だと説明する。

　この２つの場面で行われていることは，母と別れ，娼婦に救われるという物
語である。現在の文化状況ではかつてほど妥当しないかもしれないが，赤面と
は，若い男女の出会いに際して起こるものだという含意がある。赤面を引き起
こす異性は，憧れの対象としての異性である。男性の立場でいえば，憧れの女
性，聖なる女性の前で，赤面が起こるのである。聖なる女性は赤面の苦しみを
与えるのであるから，娼婦に救いを求めるのは，理にかなっている。18歳のつ
げは，実際にそれを行い，効果はあったが一時的であったと回顧しているのは
すでに見たとおりである。

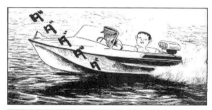

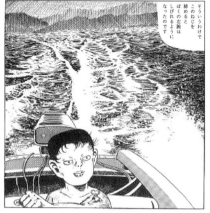

「そういうわけで　このねじを　締めると　ぼくの左腕は　しびれるように　なったのです」

図11-5　ラストシーン

出所：「ねじ式」（ガロ増刊号，青林堂．p.23）

「ねじ式」で別れを告げる「おっ母さん」は，外見からはかけ離れているが，神秘的で聖なる女性の系譜に属すると考えたい。母親は，子どもにとって，常に聖母であるからである。

（4）ラストシーン

脈絡なく「少年」は，モーターボートに乗っており，行き先はわからない。「少年」は，読者に向かって，腕のネジを示し，「そういうわけでこのねじを　締めると　ぼくの左腕は　しびれるように　なったのです」という独白が入り，モーターボートが白い航跡を長くひいて作品は終わる（図11-5）。

二度目の「安堵の安らぎ」の場面である。「安堵の安らぎ」というより，「少年」は静かな自信をみせているといった方がよいだろう。一度目の「安堵の安らぎ」の場面である機関車のシーンでは，「少年」は，無理に安らごうとしていたが，この場面では，自然な様子で落ち着いている。後ろ向きに走っていた機関車とは違い，モーターボートは前に走っている。ねじ式による治療は，確かに効果があったのである。

しかし，「少年」を取り巻く状況をみると，一度目の「安堵の安らぎ」の場面とほぼ同じである。「少年」は，移動の途中の旅人であり，周囲にはモーターボートの運転手以外に他者はいない。モーターボートの運転手は，お面こそかぶっていないものの顔は影で黒く見えるばかりで，その視線は背後にいる「少年」には届かない。つまり，「少年」は，赤面恐怖症が起こり得ない状況で

安定しているにすぎない。ねじ式による治療は，根治的なものではなかったのである。そのことは，女医の「それは○×方式を応用したものです」という言葉に，前もって示されている。○×方式というと，精神科医には操作的診断基準が思い出されるが，ここでは表面を取り繕っただけというニュアンスが感じ取れる。ねじ式による治療は，弥縫策だと宣言されているのである。

6　「ねじ式」のねじの意味

「少年」の左腕に埋め込まれたねじについては，様々に解釈できよう。たとえば，われわれは，その時々で，場当たり的に何かをしびれさせ，ごまかして，やっとこの生を生きている。ねじは，広い意味では，そうしたわれわれの生を象徴するものと考えてもよい。しかも，ただ象徴するのではなく，実際に腕にねじが埋め込まれているような身体感覚として迫ってくるところが，「ねじ式」の傑作たるゆえんであろう。

また，人間の根源的な不安を作品から読み取り，その不安からの，ねじを埋め込まれた奇怪な姿での回復を描いていると考えることもできる。作品のイメージから「奇怪な姿」と書いたが，描かれているのはありふれた回復の姿である。胃癌を手術した人間は，完全な健康体に戻るのではなく，胃のない人間となって回復する。ねじを埋め込まれた姿と，本質的な差はない。身体的な疾患であれ，精神的な疾患であれ，全く元通り回復することはむしろ少なく，回復後は回復前とは何かしら違っている。その違いが，たとえば，精神的な成長というポジティブな価値をもつこともある。「ねじ式」の「少年」の場合は，ラストシーンで他者に出会っていないので，本当に精神的成長を遂げているかどうかは開かれた問いのままである。

では，ねじを，本稿の論旨に沿った狭い意味で解釈するとどうなるだろうか。ねじは，遊戯としての性により「少年」の腕に埋め込まれる。「少年」は，聖女から娼婦へと，救いを求める対象を変えている。そして，ねじは締めるとしびれるものであり，ねじ式は弥縫策である。

　以上から,「少年」は,性の快楽で,聖なる女性への憧れを消去するという
方策を採ったということがわかる。ねじがしびれさせるのは,女性への憧れで
ある。女性への憧れがなくなれば,女性の前で赤面することもなくなる。同時
に,それは,女性を娼婦的側面から捉えるという方策でもある。女性を一側面
から捉えることは,やはり弥縫策と言うべきものであろう。

付記：現役の作家を病跡学的考察の対象にすることについて

　つげ義春は,近年作品を発表していないとはいえ,現役のマンガ家であり文筆家でもある。論評や
研究の自由は最大限尊重されるべきと考えるが,現役の作家を対象に病跡学的考察を行う場合,相応
の慎重さが求められよう。

　それでも,本稿を起こそうとした背景には,つげの症状・病名・病歴について,すでに多くの書物
のなかで公表されていることがあげられる。つげ自身,種々のエッセイや自伝で青年期の赤面恐怖,
後の不安神経症による精神科受診について詳細に書いている。妻である藤原マキも,著書で,つげの
病状や病名を公開している。それ以外にも,編集者や評論家の手になるつげの年譜やつげ作品の論評
の一部で,つげの赤面恐怖や対人恐怖は,しばしば言及されている。また,清水正の一連の著作のよ
うに,つげ作品を精神医学的に論じている著作もすでに数多く存在する。

　広く知られ,論じられているつげの精神疾患と作品の関連を,精神医学の入門書である本テキスト
でも取り上げたいと考えた。

　加えて本稿では,以下のような配慮をしたうえで論を進めることとした。

1. 資料は,誰にでも接近可能な刊行物のみを使用した。本書にあるつげの精神疾患や精神症状につ
   いては,すべてすでに公表されているものである。
2. 表現に配慮を行った。

なお,引用のなかには,今日では不適切と思われる語句が含まれるが,原文を尊重してそのままとし
た。

第12章

芸術創造による回復
——うつ病の精神分析理論

1 精神分析とメランコリー

　第Ⅲ部では表現と芸術療法をめぐって紹介してきたが，本章では，うつ病からの回復に芸術創造が果たす役割を精神分析理論によって説明する。以下で見ていくように，精神分析の祖ジークムント・フロイトは，うつ病（メランコリー）を「対象喪失」をきっかけとした，自我への対象の取り込みによる病だと捉え，新たな観点を提示した。続いて，その高弟のカール・アーブラハムは，ある画家の具体例を取り上げて，その芸術創造を，喪失した対象を抑うつの反復のなかで蘇らせようとする行為に他ならないものだと論じたのである。二人の理論的相違にも配慮しつつ，うつ病における喪失から創造への道筋を本章で見ていきたい。そのために，まずはうつ病（メランコリー）の医学的研究の歴史を概観し，「対象喪失」と「取り込み」を主軸にして論じたフロイトのメランコリー論がいかに特異なものであったかを第1節で確認していくことにしよう。

　メランコリーという語の歴史はとても古く，その起源をわれわれは古代ギリシアに見出すことができる（第2章も参照）。それは，『ヒポクラテス集典』に収録されている紀元前5世紀頃の文書において使用された「黒い胆汁〔μέλαινα χολή〕」という語である。「黒い胆汁」とは，「胆汁〔χολή〕」が黒く変色した病的状態をさす医学用語だった。『ヒポクラテス集典』には，さらに「黒い胆汁」を一つの独立した体液「黒胆汁〔μελαγχολία〕」として記載している論文が収録されている。紀元前400年頃の論文「人間の自然〔本性〕について〔Περὶ

$φύσιος\ ἀνθρώπου$）」がそれであり，ここにおいて「四体液説」が初めて体系化された。四体液説とは，人間の基本体液が血液・粘液・黄胆汁・黒胆汁からなり，これらの体液の混合比が保たれた状態であれば健康であり，どれか一つの体液が増えすぎるか，あるいは少なくなりすぎると病気になるという考え方である。

　当論稿においては，黒胆汁がもとになる病は四日熱とされ，それは秋（「冷・乾」の気候）に，そして壮年期（熱が少なく乾燥する年頃）に最もかかりやすいものだとされている。この論文以外にも『ヒポクラテス集典』には黒胆汁に関する記述が散見されるが，そこで黒胆汁が引き起こす病としてあげられているのは，「てんかん症状〔$ἐπιληπτικός$〕」や「恐怖感・不安感〔$φόβος$〕」「狂気〔$μανίη$〕」といった身体から精神にわたり極度にバランスを崩した状態である。このように，黒胆汁と呼ばれている言葉のうちには，現代のメランコリー（うつ病）につながるような要素は見出せない。

　しかしながら，黒胆汁を精神と結び付けているものもある。「流行病」第3巻では，食欲減退，抑うつ気分ないし気力減退，不眠，焦燥などがあげられている。これらは，精神疾患のマニュアルとして，現在，臨床の現場で採用されているDSM-5の「うつ病（DSM-5）／大うつ病性障害」の診断基準に当てはまる。古代ヒポクラテス医学におけるメランコリーは現代のうつ病につながる意味をすでに含んでいたといえるだろう。

　『ヒポクラテス集典』では，熱病，てんかん，狂気，抑うつなどといった危険な病を引き起こすものだと考えられていたメランコリーだが，ギリシア悲劇とプラトン哲学の「狂気〔$μανία$〕」の観念の影響を受け，この概念は変貌を遂げる。そして，紀元前3世紀中頃に編纂されたとされる擬アリストテレスの『問題集』第30巻1において，メランコリーと神から授けられた「狂気」との結び付きが決定的なものとなった。とりわけ影響力をもったのは，ヘラクレスやアイアスといった英雄の物語を引き合いにして語られる以下の冒頭部である。

　　哲学であれ，政治であれ，詩であれ，技術であれ，これらの領域において

並外れたところを持つ者はみな，明らかに黒胆汁質〔μελαγχολικοί〕であり，しかもそのうちのある者に至っては，黒い胆汁が原因の病にとりつかれるほどのひどさであるが，これはなぜであろうか。たとえば，英雄の物語のなかから一つ例を挙げると，それはヘラクレスについてのものである。［……］てんかん持ちの症状を昔の人は彼に因んで「聖なる病」と名づけた。［……］さらに，アイアスやベレロポンテスについての物語もある。前者は完全に正気を失った状態になったし，後者は人里離れた場所を探し求めた。（Aristotle, 1957）

　この論文中には，メランコリーに関する詳細な医学的論述もみられる。たとえば，黒胆汁はその温度や量が一定しないと，卒中や麻痺の原因となったり，沈うつ，恐怖感・不安感をもたらしたり，また逆に躁状態に至らしめたり，狂気の病に侵されたりするということが述べられている。さらには，理由もなく意気消沈し，そのために自死に至る若者も多いと記されている。熱さと冷たさの混合が一定している場合のみ，その人物は並外れた者になるとここではいわれているのである。

　以上でみてきたように，黒胆汁論ではメランコリーは，傑出した才能と結び付くものであると同時に，自死へと至る危険のある恐ろしい病でもあった。古代において，メランコリーは肯定的な面と否定的な面を併せもつ両義的なものになっている。

　中世医学史においては，アラビアの医師たちが果たした役割が大きいが，ここでは，キリスト教の聖職者たちが捉えたメランコリー概念をみていこう。聖職者が主であった中世の医家たちの間では，メランコリーは邪悪なものとみなされていた。それは，メランコリーが大罪の一つである「アケーディア〔怠惰〕」とほぼ同一視されていたからである。アケーディアと結び付けられたメランコリーは「修道士の病」と呼ばれていた。他方で，肉体に及ぼされるメランコリーの症状は神が修道士に与えた試練であり，恩寵であるとも理解された。各々の説の提唱者の意図に差異が認められるとはいえ，中世の医家たちの理解

では，概してメランコリーは神との関係において語られるものであった。

　ルネサンス期に入ると，人文主義者たちは，「土星〔サトゥルヌス〕」とメランコリーの関係とそれらの支配を受ける人間の特徴に目を向けた。彼らは，不吉な悪霊であると同時に知性の神でもある土星のもとに生まれた人間は最善のものか最悪のものであると考え，そこから「メランコリックな天才」という観念が誕生した。この観念を真に完成したのは，ネオプラトニストであり，また医師にして神学者でもあったフィチーノ（1433〜1499）である。彼は，その著書『生について』（第１巻は1482年，第２，３巻は1489年完成）のなかで，土星からもたらされるメランコリーは神からの贈り物でもあり，博学な人間は黒胆汁に犯されやすいということを述べた。フィチーノは，ペリパトス派の黒胆汁論で言及されていた並外れたところをもつ者たちのメランコリーとプラトン哲学の「神から授けられる狂気」とを同一視し，メランコリー概念の肯定的な面を復興したのである。

　このようなフィチーノの思想は当時の思想家や芸術家に受容された。その影響を深く受けた芸術家の一人がデューラー（1471〜1528）である。彼は土星の影響下にある天才気質としてのメランコリーをモチーフにし，精巧な銅版画を描いた。この銅版画《メレンコリアⅠ》が，ヨーロッパのメランコリーの代表的なイメージを形作ったといっても過言ではないだろう。かくして，ルネサンス期には，メランコリーは土星の影響下にあったということが理解できる。

　17世紀には，スイスにおいて「ノスタルジー」という語が医学用語として造られ，この語はメランコリーに結び付けられるようになる。この病は，郷愁や望郷によって徐々に憔悴し，ときには死に至ってしまうものであり，その抑うつ的症状はメランコリーに似通ったものであった。

　しかしノスタルジーは，次第に文学用語となり，ロマン主義者たちが主題の一つとした「憧憬〔Sehnsucht〕」へ移行してゆく。一方，天才の徴としてのメランコリーというルネサンス期のイメージも存続しており，それはとりわけエリザベス女王時代のイギリス文学にみられる。バートンの『メランコリーの解剖』（1621）が出版されたのもこの時期である。バートンは自らがメランコ

リーの病から逃れるために，メランコリーについて書くことに勤しんだ。このようにメランコリーは文学の対象になっていった。

　上記のことからわかるように，近世においては，もはやメランコリーは自然や神との影響関係から説明されるものではなくなり，人間の内面にその原因が求められるようになっていった。しかしながら，身近にいる個人との愛憎関係において惹起されるようなメランコリーの捉え方に至るにはフロイトの論を俟たなければならなかった。

　19世紀に入ると，精神医学（Psychiatrie）の台頭により，文学における状況とは逆に医学的な分野では，メランコリーという概念はその多義性ゆえに駆逐されていった。たとえば，フランスの精神科医ジャン・エティエンヌ・ドミニク・エスキロール（1772～1840）は，メランコリーをもはや疾病用語としては用いず，自らは「リペマニー（lypémanie）」という語を使用した。しかし，この術語は一時期広く使用されたものの，次第に忘れ去られ，1880年以後はほとんど用いられなくなった。

　以上のような変遷を辿り，メランコリー概念は，エミール・クレペリン（1856～1926）によって，その著書『精神医学　第 8 版』（1913）において，周期性精神病と循環性精神病の領域全体と単一躁病とが一括され，さらにメランコリーの大部分やアメンチアの一部，周期的ないし持続的な軽い気分異常も加えられて，「躁うつ病〔manisch-depressives Irresein〕」という統一体に総括されることとなる。クレペリンのこのような疾病分類は，その後のうつ病の診断の雛形になった。

　そして，クレペリンの疾病単位と並んで20世紀におけるメランコリー理解のもう一つの雛形としてしばしばあげられ，この概念の歴史上に特異な位置を占めているようにみえるのが，ジークムント・フロイトのメランコリー論である。フロイトは，1917年の論稿「喪（Trauer：悲哀・哀悼）とメランコリー」において，メランコリーを喪と区別し，その機制を自身のメタサイコロジー（力動論・局所論・経済論）を用いて説明しようと試みた。

2　メランコリーの精神分析的研究

　フロイトの論稿「喪とメランコリー」（1917〔1915〕）は，「ナルシシズム的同一化（narzisstische Identifizierung）」という精神分析特有の概念の導入によって，精神医学の既存のメランコリー研究に新たな視座を提示した。これは，フロイトがメランコリーを主題として公表した唯一の論稿である。その後のフロイトの著作においてもメランコリーへの言及が散見されるが，それらはみな，この論に基づくものである。

　このメランコリー論に影響を与えた人物はフロイトの高弟カール・アーブラハム（1877～1925）である。彼はフロイトに先駆けて，メランコリー論を発表している。1912年に発表された論稿「躁うつ病およびその類似状態の精神分析的研究と治療のための端緒」がそれである。これは精神分析理論にナルシシズム概念が導入される以前の論稿であるので，メランコリーにおける「ナルシシズム的同一化」の問題は当然のことながら扱われていないが，サディズムとメランコリーとの関係がすでに示されている。

　また，アーブラハムは「喪とメランコリー」の公表前の原稿をフロイトから受け取り，1915年3月31日の手紙で様々な見解を述べている。とりわけ，メランコリーにおいて同一化の身体的原型である食人的体内化（赤児が好きなものを飲み込んでしまうようなイメージと重なる体内化）が大きな役割を果たしていることをフロイトに示唆した点は注目に値する。というのも，この助言はフロイトの最終原稿に取り入れられることになるからである。この点だけでも，フロイトのメランコリー論へのアーブラハムの影響の大きさがわかるだろう。

　フロイトがメランコリーを主題とした論稿は，先に述べたように「喪とメランコリー」のみだが，主要な理論が全体的に刷新された1920年代にメランコリーへの言及が増えた。なかでも『集団心理学と自我分析』（1921）と『自我とエス』（1923）においては，メランコリーに多くの紙面が割かれており，その内容は一つのメランコリー論と呼べるものになっている。

　他方でこれらと同時期に，アーブラハムは「精神障害の精神分析に基づくリ
ビード発達史論」（1924）を発表し，そのメランコリー論を発展させた。これ
は，フロイトが論じたリビード（心の性的なエネルギー）の発達段階を細分化し，
どの段階にメランコリー患者のリビードが退行するのかを改めて提示したもの
である。また豊富な臨床例によってフロイトの論の実証が試みられている。
　フロイトとアーブラハムのメランコリー論は，その後の精神分析におけるメ
ランコリー研究の基本文献となっている。その当時，彼らのメランコリー論に
いち早く反応したのは，アーブラハムの分析をベルリンで受けていたシャーン
ドル・ラドーであった。彼は1927年に「メランコリーの問題」という講演を行
った。そのなかで彼は，フロイトとアーブラハム同様，メランコリーにおける
愛の対象の取り込み（ナルシシズム的同一化）の問題を取り上げ，一つの対象を
「良い対象」と「悪い対象」に分けて心に取り込む「二様の体内化過程」とい
う独自の新機制を打ち出したのである。フロイトのメランコリー論でもアーブ
ラハムの先の論稿でも，メランコリーにおいて対象が取り込まれる先は自我の
みとされていたが，ラドーは対象が超自我にも取り込まれることを示した。
　「良い対象」と「悪い対象」という彼の考えは，児童分析にその才覚を表し，
イギリスで自らの学派を築くまでになったメラニー・クラインが1940年に提唱
した「内的対象」という概念の誕生に寄与した。クラインが重視した「良い対
象」と「悪い対象」が総合される「抑うつ態勢」についての理論も，彼女のメ
ランコリー（うつ病・躁うつ病を含む）研究から生み出されたものである。彼女
はまたラドーと同じく，ベルリンでアーブラハムの分析を受けていた。
　時期は少しずれるが，ベルリンで精神分析の訓練を受けたエーディト・ヤー
コプゾンも，うつ病の研究で有名である。彼女がベルリンにやってきたのは，
アーブラハムが亡くなった1925年なので，彼の分析を直接受けたわけではない
が，その理論に感銘を受けたことは想像に難くない。ヤーコプゾンはまた，ラ
ドーの見解である「二様の体内化過程」を重視し，それに若干の修正を施し，
うつ病の過程を論じた。この論述は1971年の自らの著作『うつ病の精神分析』
に収められている。

　このようにフロイト，アーブラハムに始まったメランコリーの精神分析的研究は，ラドーやクライン，ヤーコプゾンへと引き継がれていき，今なお，その意義は薄らいでいない。以下では，精神分析におけるメランコリー研究の雛形となったフロイトとアーブラハムのメランコリー研究の内容をみていくことにしよう。

（1）フロイト（Freud, S.）

　ここまで述べてきたように「メランコリー」をタイトルに掲げたフロイトの論稿は1917年に発表された「喪とメランコリー」のみである。この論稿は，第一次大戦中の1915年に書き上げられ，その２年後に公表された。これは，フロイトが「メランコリー」を主題として公表した唯一のものであると同時に，精神分析の理論的側面を支えるメタサイコロジー論の一つでもある。

　「喪とメランコリー」の冒頭でフロイトは，メランコリーの概念規定の難しさを述べている。彼によれば，メランコリーは，（クレペリンの）記述精神医学においてもその概念規定は明確でなく，また臨床においても様々な形態で現れて，ひとつの疾患単位として統合することが危ぶまれるようなものである。さらにメランコリーは，器質的な疾患か心因性の疾患かも解明されていない。しかし，フロイトは心因性だと思われるメランコリーに注目することで，その本質を，正常な情動である「喪〔Trauer：悲哀・哀悼〕」との比較から炙り出そうとした。この比較の根拠は，喪とメランコリーとが「対象喪失」という共通の誘因をもっており，両者の特徴的な状態（ひどく苦痛な気分変調・外界に対する関心の喪失・愛するという能力の喪失）がほぼ一致しているという点に求められる。

　ここから喪とメランコリーとを区別するものを探っていくことで，フロイトは，メランコリーにおいてのみ，自我感情（自己評価・自尊心）が著しく低下しており，患者は自責の念に駆られるということを見出した。さらにフロイトは，メランコリー患者の自責の訴えを注意深く聞くことにより，その自己批判の内容が患者自身に当てはまるものではなく，実は患者の愛の対象に当てはまるものだという見解に達した。

フロイトは，ある主婦の例をあげてこの事態をわかりやすく説明している。その主婦は，しっかりとしていて，能力が高く，夫に忠実な女性なのだが，メランコリーに陥って，自分のことをことさらに卑下し，自分のような無能な女と一緒になった夫が不憫でならないと嘆き訴える。しかし，実は彼女自身も気づいていないことなのだが，この嘆き（Klage）は夫に対する告訴（Anklage）であり，夫の無能さ加減を無意識のうちに訴えているものである。つまり，患者の自己批判は，愛の対象への批判が患者の自我へと反転したものなのだとフロイトは考えた。

以上のようなメランコリーの心の過程をフロイトはこう説明した。まず，愛する対象が選択され，特定の人へとリビードが結び付けられる。これは対象備給と呼ばれるものである。しかし，愛する人物の側から現実に傷つけられたり幻滅させられたりすることで対象との関係がぐらつくことがある。その際，正常な場合には，リビードがその対象から引き離され，新たな対象へ移動する。しかし正常でない場合には，対象から引き離されたリビードは，他の対象へ向かうことなく自我に引き戻されてしまい，放棄した対象と自我を「同一化〔Identifizierung〕」するために使用される。そして対象と同一化した自我は，それ以外の自我の一部分から責め苛まれることになる。

では，ここで示された「対象と同一化した自我」と「それ以外の自我の一部分」のうち，後者はいったい何者だろうか。メランコリー患者において，前者を批判的に評価する自我のこの部分を，フロイトは「批判的審級〔kritische Instanz〕」と名付け，これは一般に「良心〔Gewissen〕」と呼ばれるものだと述べている。

フロイトは，自我の機関の一つであるこの審級が単独で病気になり，この審級が「対象と同一化した自我」を「断念した対象」と取り違えてしまうところからメランコリーが生じるのではないかと考えた。つまり，このような取り違えが起きることで，対象に向けられるはずであった責めは，患者の自我に向けかえられることになる。自我とその愛する人物との葛藤という外界の出来事は，患者の内界において「批判的審級」と「対象と同一化した自我」との葛藤にな

るのである。

　しかし，ここまでみてきたようなメランコリー患者の心の過程には，ある矛盾が見出される。フロイトはその矛盾を次のように表現した。「一方では愛の対象への強い固着があるにちがいないが，しかし他方では，それと矛盾して対象備給は抵抗力があまりないにちがいない」（Freud, 1917）と。換言すれば，愛する対象にまだ未練があり，執着しているにもかかわらず，対象に愛のエネルギーを注ぎ込むこと（対象備給）をすんなりやめて，自分にこのエネルギーを引き戻してしまうところに矛盾がある，ということである。

　この矛盾を裏側から言い表すならば，そもそもなぜ自我は対象と同一化するのかという問いにまとめられる。この矛盾を解消し，同一化問題に解決を図るべく，フロイトが用いた概念が「ナルシシズム」である。フロイトのナルシシズム論（「ナルシシズムの導入にむけて」(1914)，『精神分析入門講義』(1916〜1917 [1915〜1917]）第26講「リビード理論とナルシシズム」）によると，ナルシシズムとは，自他の区別がまだついていない原初の状態のことである。この状態においては，外界に対象を見出すことがまだできていないので，リビードは自我に格納されたままである。またこの状態は，現実に対して心の出来事を過大評価する「思考の万能〔Allmacht der Gedanken〕」の状態でもある。この段階をフロイトは一次ナルシシズムと呼んだ。

　このような一次ナルシシズムの状態から人間は成長して外界に対象を発見し，その対象にリビードを向けることになる。しかし対象との関係に問題が生じたとき，愛する対象からすべてのリビードが自我へ引き戻されるケースがある。フロイトによってこの状態は「二次ナルシシズム」と名付けられ，一次ナルシシズムを基盤にして構築されるものだと考えられた。

　このナルシシズム論をふまえると，先ほどの矛盾，「一方では愛の対象への強い固着があるにちがいないが，しかし他方では，それと矛盾して対象備給は抵抗力があまりないにちがいない」という矛盾を解決するための糸口がみえてくる。メランコリー患者の対象選択は，そもそもナルシシズム的な基盤の上になされており，それゆえ，対象備給に困難が生じると，容易に一次ナルシシズ

ムへの「退行〔Regression〕」がなされ，二次ナルシシズムの状態に陥るのである。

このように二次ナルシシズムの状態において，逆説的に達成される同一化を，フロイトは「ナルシシズム的同一化〔narzisstische Identifizierung〕」と呼んだ。この同一化は，対象から自我へ引き戻されたリビードを使用することによって可能となり，同一化した対象は愛の備給の代理物となる。すなわち，メランコリー患者は対象を同一化することによって，その対象の代理物を自我のうちに作り上げ，自我は対象との関係を断念せずにすむのである。こうしたことからフロイトは同一化による対象愛の代理物がメランコリーにとって重要であることを示した。

ナルシシズム的疾患であるメランコリーにおいては，患者は対象のなかにみた自分自身を愛しているのであって，極論すれば，対象との関係が現実において破綻しても，もともと自分自身であったものを自我のなかに戻してくるだけなのである。フロイトが論じているメランコリーの病は，もともと自分と重ね合わせて愛していた対象を同一化により自我に取り込んで，自己充足的状態を作り出すナルシシズムの病なのだといえるであろう。

さて，メランコリー患者が自らの自我に対象を取り込むナルシシズム的同一化の過程を説明してきたが，フロイトの理論はここでまた難問に突き当たる。というのも，ナルシシズム的同一化が達成されると，取り込んだ対象との関係が自我のなかで成り立ち，一見幸福な自己充足的状態が作り出されるが，このような状態からは，メランコリー患者にみられる自虐的傾向や自殺念慮を説明できなくなってしまうからだ。つまり，メランコリー患者のこのような攻撃性はいったいどこから来るものなのかという問題が新たに浮上してしまう。これについてフロイトは，「喪とメランコリー」で考察されたメランコリー患者の自己に対する攻撃性（自虐や自殺）には，「サディズム〔Sadismus〕」が深く関係していると考えた。しかし，他者の苦痛を喜ぶというサディズムの通例の意味からすれば，ここでのフロイトの用例は特異なものではないだろうか。いかにしてサディズムが自己への攻撃性へと転化するのか，このことを以下では，

彼の欲動論を参照しつつ説明していきたい。

　ここで取り上げられているメランコリーのサディズム的傾向には，フロイト独自のサディズム論が内包されており，これは「喪とメランコリー」と同時期に執筆された論稿「欲動と欲動運命」(1915)において展開されている。この論稿でフロイトは，サディズムがマゾヒズムと密接に結び付いていると明らかにした。欲動の運命は４通りの道に分かれている。対立物への反転・自分自身への向き直り・抑圧・昇華である。そのうち最初の２つがサディズムとマゾヒズムに関わる。「対立物への反転」の場合，性欲動の方向は能動性から受動性へと転換される。苦痛を与えるというサディズムの能動的目標は，苦痛を受けるというマゾヒズムの受動的目標に転換されるのである。「自分自身への向き直り」というもう１つの場合，マゾヒズムは自我そのものに向けられたサディズムであると捉えられる。マゾヒストは自分自身に対する怒りを自ら享受するのである。マゾヒズムにおいては，苦痛を与えるという行為は他の主体に委ねられてしまっているのだが，この主体の位置に，つまりもともとは自我が占めていた「暴力行為の主体」としての位置に，苦痛を受ける受動的な自我が空想的に置き換えられる。サディズムからマゾヒズムへの変換の過程は，「欲動と欲動運命」においてこのように説明されている。

　「喪とメランコリー」ではサディズムとマゾヒズムとの関係にはまったく触れられていないが，「欲動と欲動運命」の議論を参照することで，メランコリー患者にみられるサディズム的傾向がどの段階に当てはまるかが明らかになる。それは，サディズムからマゾヒズムへ移り変わる途上の段階に当てはまるものだと考えられる。つまり，暴力行為を受ける他なる対象が放棄され，自分自身に置き換えられる段階である。メランコリー患者においては，外界の他者によって苦痛を享受するマゾヒズムへの移行は見受けられず，加虐欲から自虐と自己懲罰が生まれるのである。ただし，内界の他者である批判的審級からの暴力を享受するという意味でのマゾヒズムは成立しているようにも思われる。その場合，批判的審級のサディズムを，対象と同一化した自我がマゾヒスティックに受け止めていることになる。

　メランコリー患者の自己に対する攻撃性の機制は，「欲動と欲動運命」を参照することで上記のように理解できるが，なぜ対象への愛が憎しみに変わってしまうのかという根本的な問題がまだ残っている。フロイトの性理論において，「愛する」という概念は，性的編成の発達の最終段階，いわゆる思春期に相当する性器期の段階に表れる異性との性器的結合への努力を意味している。ここに至るまでに愛は，性器期以前のいくつかの段階を経ておらねばならず，その最初の段階（口唇期）においては対象を体内化すること，つまり貪り食うことが欲される。これは，対象の独立した存在を破棄してしまうことと両立し得るアンビヴァレントな段階である。さらに次の段階（肛門期）では，サディズムが顕著になり，対象を破壊しようがお構いなしに占有しようとする行動がなされ，このような愛は憎しみと区別することがほとんどできない。

　性器期の段階で，対象との関係が断ち切られたとき，愛が憎しみへ転化するのも，上述したことから説明がつく。このような場合には，現実の出来事に動機づけられた憎しみは，愛がサディズム的な前段階へと退行することによって強められるのである。

　以上のようにフロイトのメランコリー論を，それと同時期の諸論稿を参照しつつまとめ直すことにより，そこでの強調点が明らかになったと思われる。フロイトは，メランコリーという疾患の本質を「ナルシシズム的同一化」と「サディズム」にみている。すなわち，メランコリー患者は，ナルシシズム型対象選択によって，自分自身と重ね合わせられる対象を愛する。そしてその愛情関係が破綻したとき，ナルシシズム的同一化によって対象を自我に取り込み，自己充足的状態を作り出す。しかし，愛はアンビヴァレントな葛藤のもとでサディズムの段階へも退行し，自我に取り込まれた対象は責めさいなまれることになるのである。

　メランコリーにおける同一化の機制の考察は，フロイト自身によってさらなる発展をみる。「喪とメランコリー」が発表された6年後の1923年，『自我とエス』においてフロイトは，メランコリーにおける同一化と同様の過程が自我の性格形成に非常に深く関わっていること，そして超自我（批判的審級）の形成

において父との最初の同一化がきわめて重要であるということを明らかにする。

　このようにフロイトが展開したメランコリーおよび対象との同一化の研究は，アーブラハム，ラドー，クラインたちによってさらに進められていくことになる。この「対象」という概念は，メランコリー（うつ病）および躁うつ病の研究を契機にその重要性を増していき，クラインの対象関係論へと発展していった。

（2）アーブラハム（Abraham, K.）

　フロイトの高弟として知られるアーブラハムは，ブレーメン出身のユダヤ人医師である。精神分裂病（Schizophrenie）という病名を提唱したスイスの医師オイゲン・ブロイラー（1857〜1939）が運営していた精神病院ブルクヘルツリに1904年に着任し，そこでカール・グスタフ・ユング（1875〜1961）らと出会い，フロイトの論に親しむようになった。そして1907年からフロイトとの文通が始まり，このやり取りはアーブラハムが亡くなるまで続いた。アーブラハムは，ブルクヘルツリで助手を務めた後，ベルリンで開業し，精神分析に専念する。1910年に，国際精神分析協会の最初の支部になるベルリン精神分析協会も設立した（この協会は国際精神分析協会よりも2年先んじて彼が発足させたものである）。この頃からメランコリー（うつ病・躁うつ病）の課題に深く携わるようになり，彼の考えはフロイトのメランコリー概念に多大な影響を及ぼすことになった。それでは，次にアーブラハムのメランコリー論をみていくことにしよう。

　フロイトの論稿「喪とメランコリー」の発表に先立つこと5年，1912年にアーブラハムは自身のメランコリー論（「躁うつ病およびその類似状態の精神分析的研究と治療のための端緒」）をすでに発表していた。この論稿では，それまでの精神分析研究においてはほとんど注目されていなかった精神病圏の抑うつ状態（メランコリー）について考察がなされた。アーブラハムは，抑うつ精神病と強迫神経症の類似点から出発しており，両疾病には抑圧されたサディズムが罪責観念としてマゾヒズム的な形で現れると主張した。また，抑うつ状態における貧困妄想も指摘している。これらは先にみてきたフロイトの「喪とメランコリ

表 12 - 1　リビードの編成と対象愛の発達段階

リビードの編成段階	対象愛の発達段階	
6．性器期の最終期	対象愛	アンビヴァレント（両 価 性 以後）
5．性器期前期（男根期）	性器を除外した対象愛	
4．肛門サディズム期後期	部分〔対象〕愛	アンビヴァレント 両 価 的
3．肛門サディズム期前期	体内化を伴う部分〔対象〕愛	
2．口唇期後期（食人期）	ナルシシズム　対象の全面的体内化	アンビヴァレント（両 価 性 以前）
1．口唇期前期（吸乳期）	自体性愛（対象なし）	

注：〔　〕は著者による補足
出所：Abraham, 1924 より作成

ー」およびその後のメランコリー論に大きく寄与したものである。

　さらにアーブラハムは，1916年の論稿「性器期以前のリビードの最初期発達段階に関する諸研究」で，抑うつ障害にしばしばみられる拒食と飢えへの不安という二つの症状を考察し，口唇ないし食人段階への退行によって生じる「罪責感」を問題にした。彼はこのことに関して次のように述べている。「メランコリー性の気分変調を被る者は無意識において体内化の願望を性的対象に向けている。その無意識の奥深くには，対象を飲み込み，壊滅させんとする傾向がある」（Abraham, 1916）。この引用から明らかなように，アーブラハムは口唇期ないし食人期の対象壊滅傾向に伴う罪責感がメランコリーの一因であることを示したのである。この対象壊滅的な「口唇（食人）サディズム」の「発見」が，後のクラインによる乳児のサディズムと罪責感の理論につながっていく。

　この「口唇サディズム」について，アーブラハムは 6 年後の1924年に「精神障害の精神分析に基づくリビード発達史試論」において詳細に論じることになる。そこでは，サディズムを肛門期の特徴とみなしていたフロイトのリビード発達論が補足修正されることになった。また，リビード発達に伴う対象愛の発達段階も論じられ，メランコリー患者のリビードと対象愛がその発達のどの段階に退行しているのかが明らかにされている。

　まずは，アーブラハムが図式化したリビードの編成と対象愛の発達段階を表12-1でみてみよう。

　発達段階が第 6 段階から表示されているのは，第 1 段階がリビードおよび対

象愛の個人の太古的状態，すなわち古層に当たり，そこから発達していく様子をわかりやすくみて取れるようにするためだと思われる。この図式が示しているように，アーブラハムは，フロイトの論じた3つのリビード編成段階（口唇期，肛門期，性器期）のそれぞれを前期と後期に分割し，また，フロイトがそれまで明示していなかった対象愛の発達段階も細分化した。この新たな区分により，「対象」に対するリビードのアンビヴァレントな態勢が強調され，「部分〔対象〕愛〔Partialliebe〕」という新たな概念が提出された。以下では，この6つの区分を少し詳しく説明する。

　リビード編成の第1段階である「口唇期前期（吸乳期）」は，性的な快が主として口唇域に結びついている段階である。すなわち，乳児は乳房を吸うことによって快を得る。この段階は，乳児は自らと対象との区別がつかない状態であり，そこにアンビヴァレンツは生じない。対象愛の発達段階としては，外界に対象のない「自体性愛」の段階にほぼ一致する。そして第2段階の「口唇期後期（食人期）」も性的な快は口唇領域と結びついているのだが，この時期には乳児の歯が発育し，噛む活動が特徴的になる。吸う活動においては，対象はなくならないが，噛む活動は対象を破壊して全面的に体内化する（「対象の全面的体内化」）。対象を食べたくとも食べるとなくなってしまうというアンビヴァレンツを乳児は体験することになる。しかしながら，この段階は自分自身を愛する「ナルシシズム」の時期にほぼ重なり，いまだ自他の区別ははっきりつかない状態でもあるので，アーブラハム自身は明言していないが，対象を食べることは自分自身を食べることになるとも考えられる。フロイトの言う「一次ナルシシズム」では，アンビヴァレンツがまだ存在せず，対象が問題とならない。それに対し，アーブラハムは，「ナルシシズム」の状態には，すでにアンビヴァレンツがみられると主張している。アーブラハムの「ナルシシズム」に対する見方は，対象にアクセントが置かれたものだといえる。

　第3段階の「肛門サディズム期前期」は，肛門領域が性源域となる。この時期では糞便と対象が象徴的に同一視され，排泄が対象の破壊と結びつく。この段階とほぼ同じ時期に「体内化を伴う部分〔対象〕愛」が現れる。第4段階の

「肛門サディズム期後期」では，対象は保持される。対象保持は便秘と同一視され，所有欲と結びつく。これとほぼ同時期に「部分〔対象〕愛」がみられる。第 3 段階と第 4 段階の「部分〔対象〕愛」の諸段階では，対象は外界に存在する一個人としての全体的な対象としては認識されず，乳房などの身体部位（糞便も含む）によって代表される。

　第 5 段階の「性器期前期（男根期）」においてリビードは性器に集中するが，男児も女児も突起物として目につく男性性器しか知らず，両性の対立は男根所有者と被去勢者の対立に等しい。この時期と同じ頃に性器を除外した対象愛がみられる。第 6 段階の「性器期の最終期」は，リビードが性器に集中して異性との性器の結合を目指した生殖機能に奉仕する段階である。これは思春期に相当し，「対象愛」は異性間の性的な営みと一致するようになる。

　アーブラハムは，フロイトの論じた各段階にこのように前期と後期を設け，それまでの精神分析理論では漠然としか述べられてこられなかった個人と対象世界との関係，つまり対象関係の意義を明示したのである。「自体性愛」から「ナルシシズム」への移行，すなわち，「口唇期前期（吸乳期）」から「後期（食人期）」への移行の際に，乳児の葛藤のない態勢は，対象敵対的でアンビヴァレントな態勢に移行し，そして「肛門サディズム期の前期」から「後期」へと向かう歩みは，「対象の破壊」から「愛護〔Schonung〕」への移行を意味する。性器期の最終期には，ついにアンビヴァレンツが克服され，全体的な人物としての対象との性的な営みが可能となるのである。「部分対象愛」から「全体対象愛」への発達という見解は，アーブラハムから分析を受けたラドーやクラインの対象概念に大きな影響を及ぼしたと考えられる。

　アーブラハムがこのように発達段階を細分化したのは，フロイトにおいても問題となるメランコリー患者の同一化の機制，つまり対象の体内化の過程を観察した結果であるが，それによると，患者のリビードはまず肛門期前期へと退行し，糞便と同一視された対象を破壊して排泄する。そしてさらにリビードはそこにとどまらず，口唇期後期まで退行し，排泄した対象を再び体内化する。

　彼はまた当該論文の別の箇所でメランコリーの過程の 2 つの局面を「愛の対

象の喪失」と「再体内化〔Wiedereinverleibung〕」と言い表している（Abraham, 1924）。「再体内化」とは，フロイトの言う「ナルシシズム的同一化」を言い換えたものであるが，この語によって，メランコリー論執筆時のフロイトには度外視されていたもの，すなわち，自我がもともと愛を傾けて体内化していた対象の存在が際立ったといえるだろう。

　また，フロイトはメランコリーの原因を①対象喪失，②愛と憎しみのアンビヴァレンツ，③対象備給からナルシシズムへの退行という3つの点に焦点を絞ったが，それに対し，アーブラハムは次の5つの要因が協働することによってメランコリー性抑うつが生じると考察した。①口唇性愛の体質的な強さ，②口唇発達段階へのリビードの特別な固着（母親の乳房に対する切望・憧憬〔Sehnsucht〕），③愛の幻滅に遭遇することによる幼年期のナルシシズムの傷つき，④エディプス願望の克服以前の大きな愛の幻滅，⑤原初の幻滅の反復。

　これら5つの要因がどのように協働するか具体的に示すと以下のようになる。メランコリーに罹る素質がある人，すなわち口唇性愛が体質的に強い人が，幼児期に母親から深い愛の幻滅をもたらされ，そのナルシシズムが傷つけられる。すると，幼児は父親へリビードを向け変えようとするが，それも挫折に終わる。このことにより，実際はどうであれ，幼児は両親から完全に見捨てられたという印象をもち抑うつ的になる。これはエディプス願望を克服する前の最初の大きな愛の幻滅であり，成長してからもこれと同じ幻滅を対象関係において繰り返すことになる。幻滅させられると，対象への敵意が生まれるが，それは，根源的には患者を幼児期に見捨てたとされる母親に向けられたものである。

　さらに，アーブラハムは，メランコリーの心の過程が主として母親を中心として動いていると考え，厳格な母親から形成される自我理想について示唆した。また，彼はこのことをその次の章において男性患者の症例をあげながら論じ直し，幼児期の最初のメランコリー性抑うつに「原気分変調〔Urverstimmung〕」という名称を与えている。原気分変調の反復こそがメランコリーと呼ばれる状態だとアーブラハムは断言したのである。

　アーブラハムのメランコリーに対するこのような見解は，フロイトのメラン

コリー論にみられる患者と対象との愛情関係の根源を，母子関係を軸にして明らかにしたものだといえる。アーブラハムの言うような，母親から深い愛の幻滅をもたらされたことによる幼児期のナルシシズムの傷つきを原型とした対象関係の問題にフロイトは立ち入らず，最後まで父との葛藤を重視した。アーブラハムが抑うつの問題系において父子関係から母子関係に重点を移していったことに関しては，彼自身の母親が流産後にうつ病を患ったことに関係するのではないかと推察される。また，彼は自己分析において母への愛と憎しみのアンビヴァレンツを見出していたので，父子関係よりも母子関係のほうが彼のなかで問題となったのかもしれない。アーブラハムのセガンティーニについての芸術論は，母に対する息子の敵意から生じる抑うつと芸術創造による抑うつからの回復を描き出している。次節でアーブラハムのこの芸術論を紹介したい。

3　メランコリーと創造性——芸術創造による回復

　アーブラハムがメランコリーないし抑うつ，あるいは躁うつ病をテーマに扱っている論稿は，1912年の「躁うつ病およびその類似状態の精神分析的研究と治療のための端緒」および1916年の「性器期以前のリビードの最初期発達段階に関する諸研究」と1924年の「精神障害の精神分析に基づくリビード発達史試論」である。そしてこれらのメランコリー論の基盤になっていると考えられる論文が1911年の「ジョヴァンニ・セガンティーニ——精神分析的試論」である。ここでは，画家ジョヴァンニ・セガンティーニ（1858～1899）について，その芸術創作の源流に幼年期における母への強い固着が存在することが論述されている。つまり，母の記憶に囚われたメランコリー的状態から絵画制作という創造行為へ向かう道筋が示されている。その際，アーブラハムは，セガンティーニが幾度も芸術の力を借りて亡き母を蘇らせていることを指摘し，このことを「贖罪行為〔ein Akt der Buße〕」だと言い表した（Abraham, 1911, 1925）。この行為は，強迫神経症患者によくみられるものであり，大人がその幼年期の罪のために自らに課すものであるということが説明されている。

　アーブラハムがセガンティーニの絵画のなかでもとりわけ興味を抱き，分析したのが「良い母」を描いた二つの作品,《愛の果実——アルプスの一輪の花における〔Il frutto dell' amore. Da un fiore delle Alpi〕》(1889) と《母と母〔Le due madri (ふたりの母)〕》(1889)，および「悪い母」を描いた《ニルヴァーナ連作》と呼ばれる一対の作品,《淫蕩な女たちへの懲罰〔Il castigo delle lussuriose (淫蕩の懲罰)〕》(1891) と《悪しき母たち〔Le cattive madri〕》(1894) である。ここで「良い母」と呼ばれているのは，セガンティーニにとっての「良い母」であり，それは，健全な子どもを産み育て，自らも健康である女性のことを意味している。逆に「悪い母」とは，子どもの面倒をみずに性的快楽にふける女性であり，また「女性の自立を求めるあまりに母としての本分を忘れた女性」も含むものである。

　「良い母」を描いた《愛の果実》では，裸の子どもを抱いた金髪の乙女がとても優美に枝に腰かけている。この乙女は桃色の肌をしていてとても健康的に見え，その腕に抱かれた子どもも快活さを表している。セガンティーニはこの乙女を聖母とみなし，聖母と子どもを自分の母親と子ども時代の自分自身の理想像として描いているとアーブラハムは指摘する。セガンティーニ自身の言によれば，彼は虚弱な子どもに生まれ，母親も彼を出産したことにより衰弱していき，彼が 5 歳のときに亡くなった。それゆえ，この健康な母子像はセガンティーニの理想であったといえる。また,《母と母》では，人間の母子と牛の母仔がランタンの温かい光に包まれて居眠りをしている場面が描かれており，この絵をアーブラハムは「母性の理想を具現した」傑作であると評した (Abraham, 1911, 1925)。この母子も馬小屋の聖母子と重ね合わせることができる。

　それに対し「悪い母」の対作品には，セガンティーニ自身の母への復讐が読み取られる。《淫蕩な女たちへの懲罰》についてのアーブラハムの詳細な分析によると，「セガンティーニの考えでは，悪い母たちは高次の自然の原理に反していたので，彼は，自らも後に書いているように,《淫蕩の地獄》〔淫蕩な女たちへの懲罰〕によって悪い母たちを罰したかった」のである (Abraham, 1911, 1925)。セガンティーニにとって「高次の自然の原理」とは子を産んで育

てる「母性」をさしており，彼は，このような「母性」が欠如した，性的な快楽のみを欲する「淫蕩な女たち」にこの絵を通じて「懲罰」を与えたかったと，アーブラハムは解釈したのである。

　また，雪原で木に絡まっている裸の冷たい母と，その母の乳房に吸い付く乳児，その後方に贖罪者たちの行列が描かれている《悪しき母たち》では，幼い自分を置いて死んでしまった母親への彼の無意識の復讐願望が描写されているとアーブラハムは指摘する。

　さらにアーブラハムは《悪しき母たち》についてこう述べている。「セガンティーニは，見捨てられたという感情そのもののなかであらゆる不安と憂うつ〔Schwermut〕を耐え忍んできたが，それらを自分自身から贖罪の母〔die büßende Mutter〕へと投射した」（Abraham, 1911, 1925）と。これは1924年にアーブラハムがリビード発達史試論で提唱した概念「原気分変調」の最初の考察といえるものである。アーブラハムはまさにこの年に，セガンティーニ論の第2版（補遺が加えられたもの）を発表しており，その新たな序文でこう述べている。「ここ数年間，とくに精神抑うつ状態の研究に専念してきたが，いまや，セガンティーニのメランコリー的傾向が一段と理解できるようになったと思われる」（Abraham, 1911, 1925）と。さらに決定的なことに，補遺では「原気分変調」を反復するメランコリーの状態と思わしき事象について述べている。このことからも両者（セガンティーニ論補遺とリビード発達史試論）の結びつきは明白だと考えられる。この補遺では，メランコリー性抑うつとそれに類似した諸状態を引き起こすショック体験をした人は，幼児期に似たような体験をしており，男性の場合，幻滅は常に母親からもたらされる，と叙述されている。これは，リビード発達史試論の症例にあげられるメランコリー患者の状態と合致するものであり，アーブラハムはこの考えをセガンティーニの生い立ちに当てはめ，以下のように論じ直した。

　　　我々は次のような仮定にたどり着いた。セガンティーニの人生においては，幸福な幼年期早期に引き続いて，見捨てられたと感じた時期があり，さら

にはその報復への衝迫がなんとか抑制されていた。しかし彼のその後の人生でもこれと同じような心の状態の交代とわれわれは出くわすことになる。［……］芸術家自身が選び取った孤独は，われわれが述べてきた，あの見捨てられた状態を反復している。いや，それどころかその孤独は，陰うつで悲しい気分に完全に包まれようとする激しい衝迫のようにみえる。そして一連の絵が生まれる。セガンティーニ自身の証言によれば，それらの絵によって悪い母たちは罰せられるべきなのである。それはまるで無意識が芸術家に，幸福，幻滅，執拗な敵意〔nachtragende Feindseligkeit〕，その最終的な克服を，いつも新たに幼年期のモデルに倣って反復するように強いるかのようである。(Abraham, 1911, 1925)

　1911年の段階では，アーブラハムはセガンティーニを神経症患者，とりわけ強迫神経症患者と重ね合わせて考察していたが，1924年のリビード発達史試論と同じ時期に執筆された補遺では，この引用箇所からも明らかなように，原気分変調を反復するメランコリーの状態にセガンティーニが陥っていたと考えている。しかし，メランコリーの攻撃的・破壊的衝動によって悪い母の対作品（《淫蕩な女たちへの懲罰》と《悪しき母たち》）が生み出されたことは，ここに一つの攻撃性の部分的昇華が達成されたという証でもある。アーブラハムのこの芸術論に鑑みれば，芸術創造がセガンティーニにメランコリーからの回復への道を照らしていたと考えられるだろう。

4　喪失から創造へ

　本章では，精神分析理論におけるうつ病（メランコリー）の捉え方，すなわち「対象喪失」を中心にした見解を紹介してきたが，そこで確認したように，フロイトはうつ病の誘因の一つとして対象喪失を指摘した。それに対し，弟子のアーブラハムは対象喪失から芸術創造へ至る道筋を論じた。彼がセガンティーニの絵画に見たその道筋は，他のうつ病（メランコリー）患者が抱えている

原初的な攻撃性の昇華への道を示すものでもあると考えられる。つまり，現実の父母がどのようであったかは別として，幼年期に感じ取ってしまった「見捨てられ感」を，青年期を過ぎても無意識に抱え続けており，そのせいで抑うつ的心性に近づいてしまう人にとっては，「見捨てられ感」の克服こそが課題になるということである。「見捨てられた」と感じ，怒りをあらわにしたくとも無力さゆえにそれができない乳幼児は，その攻撃性を自らのうちにため込むしかないが，この攻撃性は，無関係な他者やあるいは自分自身を傷つけずとも，何かを創造することによって部分的であれ昇華することができる。アーブラハムはセガンティーニの作品にその印を見たのである。

　もちろん，すばらしい作品を生み出せるからうつ病がよいものだ，などと言っているのではない。本章でアーブラハムのセガンティーニ論を取り上げたのは，うつ病における攻撃性に，負の連鎖を生み出すような暴力とは別のかたちで向き合うことができれば，その苦しみを少しずつでも受け入れられるのではないかと考えたからである。フロイトは，リビードを外界の対象に向けることのないメランコリー（うつ病）患者には精神分析療法は効力がないと述べていた。しかし，それに対してアーブラハムは，メランコリー患者の病間期（外界の対象にリビードを向けられる時期）に精神分析を行うなら，回復への道筋が見出されると主張した。フロイトとは違うかたちで，攻撃性が芸術創造へと昇華されることを示したアーブラハムのセガンティーニ論は，のちの精神分析に大きな潮流を生み出した。彼の影響を受けたクラインが築き上げた学派およびポスト・クライン派の分析家たちのあいだでは，もはや精神分析そのものが一つのアート（それは技術も芸術も含む）であると見なされている。アーブラハムの理論は，抑うつの苦しみが生みの苦しみに変わる可能性を，われわれに見せてくれているのではないだろうか。

引 用 文 献

第 1 章

American Psychiatric Association (2013) *Diagnostic and Statistical Manual of Mental Disorders. 5th ed.* (*DSM-5*). Arlington, VA: American Psychiatric Publishing. (日本精神神経学会 (監修) 髙橋三郎ほか (訳) (2014) DSM-5 精神疾患の診断・統計マニュアル. 医学書院.)

Freud, S. (1917) Vorlesungen zur Einführung in die Psychoanalyse 1916-1917. *Gesammelte Werke* (Vol 11), Fischer Verlag. (フロイト, S. 新宮一成・高田珠樹・須藤訓任・道籏泰三 (訳) (2012) 精神分析入門講義 フロイト全集第15巻. 岩波書店.)

Jaspers, K. (1965) *Allgemeine Psychopathologie* (*9 Auflage*). Berlin Heidelberg: Springer. (ヤスパース, K. 内村祐之・西丸四方・島崎敏樹・岡田敬蔵 (訳) (1953-56) 精神病理学総論 (上・中・下). 岩波書店.)

木村敏 (2005) あいだ. 筑摩書房.

Klein, M. (1952) Some theoretical conclusions regarding the emotional life of the infant. In *Developments in Psycho-Analysis* (pp. 198-236). London: Hogarth Press. (クライン, M. 佐藤五十男 (訳) (1985) 幼児情緒生活についての二, 三の理論的結論. 小此木啓吾・岩崎徹也 (編訳) 妄想的・分裂的世界 メラニー・クライン著作集 第4巻. 誠信書房.)

Lacan, J. (1966) *Écrits*. Paris: Seuil. (ラカン, J. 佐々木孝次ほか (訳) (1972-1981) エクリ〈1・2・3〉. 弘文堂.)

Strachey, J. (1934) The Nature of the Therapeutic Action of Psycho-Analysis. *International Journal of Psycho-Analysis,* **15**, 127-159. (ストレイチー, J. (2003) 精神分析の治療作用の本質. 松木邦裕 (監訳) 対象関係論の基礎. 新曜社.)

第 2 章

Arnone, D., McIntosh, A. M., Ebmeier, K. P., Munafò, M. R., & Anderson, I. M. (2012) Magnetic resonance imaging studies in unipolar depression: systematic review and meta-regression analyses. *European Neuropsychopharmacology,* **22**(1), 1-16.

Bremner, J. D., Krystal, J. H., Southwick, S. M., & Charney, D. S. (1995) Functional neuroanatomical correlates of the effects of stress on memory. *Journal of Traumatic Stress,* **8**(4), 527-553.

Carlsson, A., Lindqvist, M., Magnusson, T., & Waldeck, B. (1958) On the presence of 3-hydroxytyramine in brain. *Science,* **127**(3296), 471.

Coppen, A. (1967) The biochemistry of affective disorders. *The British Journal of Psychiatry,* **113**(504), 1237-1264.

de Maat, S. M., Dekker, J., Schoevers, R. A., & de Jonghe, F. (2007) Relative efficacy of psychotherapy and combined therapy in the treatment of depression: a meta-analysis. *European Psychiatry,* **22**(1), 1-8.

Elkes, J., & Elkes, C. (1954) Effect of Chlorpromazine on the Behaviour of Chronically Overactive Psychotic Patients. *British Medical Journal,* **2**(4887), 560-565.

Ellenberger, H. (1970) *The Discovery of the Unconscious: The History and Evolution of Dynamic Psychiatry.* New York: Basic Books. (エレンベルガー, H. 木村敏・中井久夫(訳)(1980)無意識の発見——力動精神医学発達史. 弘文堂.)

Fink, M., & Taylor, M. A. (2003) *Catatonia.* Cambridge University Press. (フィンク, M., & テイラー, M. A. 鈴木一正(訳)(2007)カタトニア——臨床医のための診断・治療ガイド. 星和書店.)

Fisher, R. A. (1926) The Arrangement of Field Experiments. *Journal of the Ministry of Agriculture of Great Britain,* **33**, 503-513.

Frances, A. (2013) *Saving Normal: An Insider's Revolt against Out-of-Control Psychiatric Diagnosis, DSM-5, Big Pharma, and the Medicalization of Ordinary Life.* New York: William Morrow. (フランセス, A. 大野裕(監修)青木創(訳)(2013)〈正常〉を救え——精神医学を混乱させる DSM-5への警告. 講談社.)

Freeman, W., & Watts, J. M. (1950) *Psychosurgery: in the treatment of mental disorders and intractable pain second edition.* Springfield.

Fromm-Reichmann, F. (1948) Notes on the development of treatment of schizophrenics by psychoanalytic psychotherapy. *Psychiatry,* **11**(3), 263-273.

Hamilton, M. (1960) A rating scale for depression. *Journal of Neurology, Neurosurgery, and Psychiatry,* **23**, 56-62.

Healy, D. (2008) *Mania: A Short History of Bipolar Disorder.* Johns Hopkins University Press. (ヒーリー, D. 江口重幸(監訳)(2012)双極性障害の時代——マニーからバイポーラーへ. みすず書房.)

Healy, D. (1999) *The Antidepressant Era.* Harvard University Press. (ヒーリー, D. 林建郎・田島治(訳)(2004)抗うつ薬の時代——うつ病治療薬の光と影. 星和書店.)

Hecker, E. (1871) Die Hebephrenie: Ein Britrag zur Klinischen Psychiatrie. *Virchow's Archiv,* **52**, 394-429. (ヘッカー, E. 赤田豊治(翻訳・解説)(2009)破

瓜病——臨床精神医学への一寄与〔1871〕. 松下正明・影山任佐（編）現代精神医学の礎　第Ⅱ巻　統合失調症・妄想. 時空出版.）

Herman, J. L.（1992）*Trauma And Recovery: The Aftermath Of Violence-From Domestic Abuse To Political Terror.* New York: Basic Books.（ハーマン，J. L. 中井久夫（訳）（1996）心的外傷と回復. みすず書房.）

Heston, L. L.（1966）Psychiatric Disorders in Foster Home Reared Children of Schizophrenic Mothers. *The British Journal of Psychiatry,* 112(489), 819-825.

Insel, T.（2013）Post by Former NIMH Director Thomas Insel: Transforming Diagnosis. April 29: https://www.nimh.nih.gov/about/directors/thomas-insel/blog/2013/transforming-diagnosis.shtml（最終アクセス日：2020年8月9日）

Kahlbaum, K. L.（1874）*Die Katatonie oder das pannungsirresein: Eine klinische Form psychischer Krankheit.* Berlin: August Hirschwald.（カールバウム，K. L. 迎豊・市川潤・佐藤時治郎（翻訳・解説）（2009）緊張病——精神疾患の一臨床類型〔1874〕. 松下正明・影山任佐（編）現代精神医学の礎　第Ⅱ巻　統合失調症・妄想. 時空出版.）

Kendell, R. E., Cooper, J. E., Gourlay, A. J., Copeland, J. R., Sharpe, L., & Gurland, B. J.（1971）Diagnostic criteria of American and British psychiatrists. *Archives Of General Psychiatry,* 25(2), 123-130.

Klerman, G. L., Dimascio, A., Weissman, M., Prusoff, B., & Paykel, E. S.（1974）Treatment of depression by drugs and psychotherapy. *The American Journal of Psychiatry,* 131(2), 186-191.

Krafft-Ebing, R. V.（1886）*Psychopathia Sexualis.* Verlag von Ferdinand Enke.（クラフト＝エビング，R. V. 黒沢良臣（訳）（2006）変態性欲心理. 斎藤光（編・解説）第二巻　変態性欲と近代社会Ⅰ（近代日本のセクシュアリティ　第1回〈性〉をめぐる言説の変遷）. ゆまに書房.）

Loftus, E. F.（1997）Repressed memory accusations: Devastated families and devastated patients. *Applied Cognitive Psychology,* 11(1), 25-30.

Medicalbag https://www.medicalbag.com/home/features/despicable-doctors/walter-freeman-the-father-of-the-lobotomy/（最終アクセス日：2020年9月4日）

Meyer-Lindenberg, J.（1991）The Holocaust and German Psychiatry. *British Journal of Psychiatry,* 159, 7-12.

Müller-Hill, B.（1984）*Tödliche Wissenschaft.* Die Aussonderung von Juden, Zigeunern und Geisteskranken 1933-1945. Reinbek: Rowohlt Verlag.（ミュラー・ヒル，B. 南光進一郎（監訳）（1993）ホロコーストの科学——ナチの精神科医たち. 岩波書店.）

中谷陽二（1999）ファルレ vs バイヤルジェ——躁うつ病論の源流．藤縄昭・大東祥孝・新宮一成（編著）精神医学群像．アカデミア出版会，pp. 13-34.

南光進一郎（2012）ヤウレックとフロイト．日本評論社．

橳島次郎（2012）精神を切る手術——脳に分け入る科学の歴史．岩波書店．

大東祥孝（1999）モレルとマニャン——変質論の行方．藤縄昭・大東祥孝・新宮一成（編著）精神医学群像．アカデミア出版会，pp. 125-144.

小俣和一郎（2002）近代精神医学の成立．人文書院．

小俣和一郎（2005）精神医学の歴史．レグルス文庫．

小俣和一郎（2013）精神医学史人名辞典．論創社．

Ostwald, P. (1991) *A Leap into Madness*. New Jersey: Lyle Stuart.

Rees, L. (1949) Electronarcosis in the treatment of schizophrenia. *The Journal of mental science,* **95**(400), 625-637.

Schildkraut, J. (1965) The catecholamine hypothesis of affective disorders: a review of supporting evidence. *The American Journal of Psychiatry,* **122**(5), 509-522.

Schou, M., Juel-Nielsen, N., Strömgren, E., & Voldby, H. (1954) The treatment of manic psychoses by the administration of lithium salts. *Journal of Neurology, Neurosurgery & Psychiatry,* **17**(4), 250-260.

Schwartz, J. M., Stoessel, P. W., Baxter Jr, L. R., Martin, K. M., & Phelps, M. E. (1996) Systematic changes in cerebral glucose metabolic rate after successful behavior modification treatment of obsessive-compulsive disorder. *Archives Of General Psychiatry,* **53**(2), 109-113.

Scull, A. (2015) *Madness in Civilization: A Cultural History of Insanity, from the Bible to Freud, from the Madhouse to Modern Medicine.* Thames & Hudson.（スカル，A. 三谷武司（訳）（2019）狂気——文明の中の系譜．東洋書林．）

Shorter, E. (1996) *A History of Psychiatry from the era of asylum to the age of Prozac.* New York: Wiley.（ショーター，E. 木村定（訳）（1999）精神医学の歴史．青土社．）

Shorter, E. (2005) *A Historical Dictionary of Psychiatry.* Oxford Press.（ショーター，E. 江口重幸・大前晋（監訳）（2016）精神医学歴史事典．みすず書房．）

Shorter, E., & Healy, D. (2007) *Shock Therapy: A history of Electroconvulsive Treatment in Mental Illness.* New Brunswick: Rutgers University Press.（ショーター，E., & ヒーリー，D. 川島啓嗣・青木宣篤・植野仙経・諏訪太朗・嶽北佳輝（訳）（2018）〈電気ショック〉の時代——ニューロモデュレーションの系譜．みすず書房．）

Slater, E. (1953) Psychotic and neurotic illnesses in twins. *Medical Research Council, Special Report Series,* 278, 1-385.

Snyder, S. H. (1976) The dopamine hypothesis of schizophrenia: focus on the dopamine receptor. *The American Journal of Psychiatry,* 133(2), 197-202.

鈴木道雄・高橋努 (2013) 統合失調症と脳の形態変化（特集　統合失調症：病態解明と治療最前線）――（統合失調症の基礎）Structural brain changes in schizophrenia. 日本臨床, 71(4), 619-623.

Trillat, E. (1986) *História da Histeria.* Seghers.（トリヤ, E 安田一郎・横倉れい（訳）(1998) ヒステリーの歴史. 青土社.）

Young, A. (1995) *The Harmony of Illusions Inventing Post-Traumatic Stress Disorder.* New Jersey: Princeton University Press.

Watters, E. (2011) *Crazy Like Us: The Globalization of the American Psyche.* New York: Free Press.（ウォッターズ, E. 阿部宏美（訳）(2013) クレイジー・ライク・アメリカ――心の病はいかに輸出されたか. 紀伊國屋書店.）

Wing, L. (1981) Asperger's syndrome: a clinical account. *Psychological Medicine,* 11(1), 115-129.

第3章

Almerie, M. Q., et al. (2015) Social skills programmes for schizophrenia. *Cochrane Database of Systematic Reviews,* (6): CD009006.

American Psychiatric Association (2013) *Diagnostic and Statistical Manual of Mental Disorders. 5th ed. (DSM-5).* Arlington, VA: American Psychiatric Publishing.（日本精神神経学会（監修）髙橋三郎ほか（訳）(2014) DSM-5 精神疾患の診断・統計マニュアル. 医学書院.）

安藤俊太郎 (2013) 疫学. 日本統合失調症学会（監修）統合失調症. 医学書院, pp. 115-127.

Cella, M., et al. (2017) Cognitive remediation for negative symptoms of schizophrenia: A network meta-analysis. *Clinical Psychology Review,* 52, 43-51.

Crow, T. J. (1980) Positive and negative schizophrenic symptoms and the role of dopamine. *The British Journal of Psychiatry,* 137, 383-386.

Davis, J. O., et al. (1995) Twins with schizophrenia: genes or germs ?. *Schizophrenia Bulletin,* 21(1), 13-18.

Eichner, C., & Berna, F. (2016) Acceptance and Efficacy of Metacognitive Training (MCT) on Positive Symptoms and Delusions in Patients With Schizophrenia: A Meta-analysis Taking Into Account Important Moderators. *Schizophrenia Bulle-*

tin, **42**(4), 952-962.

Fink, M., & Taylor, M. A. (2003) *Catatonia.* Cambridge University Press.（フィンク，M., & テイラー，M. A. 鈴木一正（訳）(2007) カタトニア——臨床医のための診断・治療ガイド. 星和書店.）

Fusar-Poli, P., et al. (2012) Predicting psychosis: meta-analysis of transition outcomes in individuals at high clinical risk. *Archives of General Psychiatry,* **69**(3), 220-229.

Gaebel, W., et al. (2014) Rates and predictors of remission in first-episode schizophrenia within 1 year of antipsychotic maintenance treatment. Results of a randomized controlled trial within the German Research Network on Schizophrenia. *Schizophrenia Research,* **152**(2-3), 478-486.

Goghari, V. M., et al. (2013) A 20-year multi-follow-up of hallucinations in schizophrenia, other psychotic, and mood disorders. *Psychological Medicine,* **43**(6), 1151-1160.

Green, M. F., et al. (2000) Neurocognitive deficits and functional outcome in schizophrenia: are we measuring the "right stuff"?. *Schizophrenia Bulletin,* **26**(1), 119-136.

Häfner, H., & an der Heiden, W. (1999) The course of schizophrenia in the light of modern follow-up studies: the ABC and WHO studies. *European Archives of Psychiatry and Clinical Neuroscience,* **249**(Suppl 4), 14-26.

針間博彦（2018）概念と疫学　症候学. 村井俊哉（企画）最新醫學別冊　診断と治療のABC136 統合失調症. 最新医学社, pp. 23-30.

Hasan, A., et al. (2012) World Federation of Societies of Biological Psychiatry (WFSBP) Guidelines for Biological Treatment of Schizophrenia, part 1: update 2012 on the acute treatment of schizophrenia and the management of treatment resistance. *The World Journal of Biological Psychiatry,* **13**(5), 318-378.

ハウス加賀谷・松本キック（2013）統合失調症がやってきた. イースト・プレス.

Hjorthøj, C., et al. (2017) Years of potential life lost and life expectancy in schizophrenia: a systematic review and meta-analysis. *Lancet Psychiatry,* **4**(4), 295-301.

堀越勝・野村俊明（2012）精神療法の基本——支持から認知行動療法まで. 医学書院.

Howes, O. D., & Kapur, S. (2009) The dopamine hypothesis of schizophrenia: version III-the final common pathway. *Schizophrenia Bulletin,* **35**(3), 549-562.

稲富宏之（2018）治療・支援　認知機能リハビリテーション，ソーシャルスキルトレー

ニング（SST）．村井俊哉（企画）最新醫學別冊　診断と治療の ABC136 統合失調症．最新医学社，pp. 140-147.

Khashan, A. S., et al. (2007) Higher risk of offspring schizophrenia following antenatal maternal exposure to severe adverse life events. *Archives of General Psychiatry,* **65**(2), 146-152.

木村きこり（2018）統合失調症日記．ぶんか社.

Kopelowicz, A., et al. (2006) Recent advances in social skills training for schizophrenia. *Schizophrenia Bulletin,* **32**（Suppl 1），S12-23.

Leucht, S., et al. (2009) Second-generation versus first-generation antipsychotic drugs for schizophrenia: a meta-analysis. *Lancet,* **373**(9657), 31-41.

Lin, A., et al. (2015) Outcomes of nontransitioned cases in a sample at ultra-high risk for psychosis. *The American Journal of Psychiatry,* **172**(3), 249-258.

Meier, M. H., et al. (2014) Neuropsychological decline in schizophrenia from the premorbid to the postonset period: evidence from a population-representative longitudinal study. *The American Journal of Psychiatry,* **171**(1), 91-101.

みえっち（2016）統合失調症だけど，がんばって生きています．文芸社.

中根允文（2007）長崎医専教授　石田昇と精神病学．医学書院.

根本清貴（2017）統合失調症における VBM 研究．BRAIN and NERVE──神経研究の進歩，**69**(5)，513-518.

Nijinsky, R. (1952) *The last years of Nijinsky.* London: Victor Gollancz.（ニジンスキー，R. 市川雅（訳）（1977）その後のニジンスキー．現代思潮社.）

Ochoa, S., et al. (2012) Gender Differences in Schizophrenia and First-Episode Psychosis: A Comprehensive Literature Review. *Schizophrenia Research and Treatment,* 2012: 916198.

Ostwald, P. (1991) *Vaslav Nijinsky: A Leap into Madness.* New Jersey: Lyle Stuart.

Owen, M. J., Sawa, A., & Mortensen, P. B. (2016) Schizophrenia. *Lancet,* **388**, 86-97.

Palaniyappan, L., et al. (2015) Voxel-based morphometry for separation of schizophrenia from other types of psychosis in first episode psychosis. *The Cochrane Database of Systematic Reviews,* (8): CD011021.

Penttilä, M., et al. (2016) Duration of untreated psychosis as predictor of long-term outcome in schizophrenia: systematic review and meta-analysis. *The British Journal of Psychiatry,* **205**(2), 88-94.

Penn, D. L., et al. (2008) Social cognition in schizophrenia: an overview. *Schizophrenia Bulletin,* **34**(3), 408-411.

Pillinger, T., et al. (2018) Is psychosis a multisystem disorder？ A meta-review of central nervous system, immune, cardiometabolic, and endocrine alterations in first-episode psychosis and perspective on potential models. *Molecular Psychiatry,* May 9.

佐藤光源（監修）（2015）呼称変更の経緯．日本精神神経学会ホームページ https://www.jspn.or.jp/modules/advocacy/index.php?content_id=58（最終アクセス日：2020年8月31日）

Schizophrenia Working Group of the Psychiatric Genomics Consortium (2014) Biological insights from 108 schizophrenia-associated genetic loci. *Nature,* **511** (7510), 421-427.

Slater, E. (1953) Psychotic and neurotic illnesses in twins. *Medical Research Council, Special Report Series,* 278, 1-385.

Snyder, S. H. (1976) The dopamine hypothesis of schizophrenia: focus on the dopamine receptor. *The American Journal of Psychiatry,* **133**(2), 197-202.

Sullivan, P. F., et al. (2003) Schizophrenia as a complex trait: evidence from a meta-analysis of twin studies. *Archives Of General Psychiatry,* **60**(12), 1187-1192.

Susser, E., et al. (1996) Schizophrenia after prenatal famine: Further evidence. *Archives Of General Psychiatry,* **53**(1), 25-31.

鈴木道雄（2017）脳画像の発展は統合失調症の理解に何をもたらしたのか？．精神医学, **59**, 1101-1106.

鈴木道雄（2018）概念と疫学　統合失調症の経過と予後．村井俊哉（企画）最新醫學別冊　診断と治療のABC136統合失調症．最新医学社，pp. 31-37.

Tandon, R., et al. (2008) Schizophrenia, "just the facts" what we know in 2008. 2. Epidemiology and etiology. *Schizophrenia Research,* **102**(1-3), 1-18.

Tanskanen, A. (2018) Mortality in schizophrenia: 30-year nationwide follow-up study. *Acta Psychiatrica Scandinavica,* **138**(6), 492-499.

Torniainen, M., et al. (2015) Antipsychotic treatment and mortality in schizophrenia. *Schizophrenia Bulletin,* **41**(3), 656-663.

van Os, J., & Kapur, S. (2009) Schizophrenia. *Lancet,* **374**, 635-645.

Venables, P. H. (2007) Prenatal influenza exposure and delivery complications: implications for the development of schizophrenia. *Family and Community Health,* **30**(2), 151-159.

Wiersma, D., et al. (1998) Natural course of schizophrenic disorders: a 15-year followup of a Dutch incidence cohort. *Schizophrenia Bulletin,* **24**(1), 75-85.

Wykes, T., et al.（2011）A meta-analysis of cognitive remediation for schizophrenia: methodology and effect sizes. *The American Journal of Psychiatry,* **168**(5), 472-485.

Zubin, J., Magaziner, J., & Steinhauer S. R.（1983）The metamorphosis of schizophrenia: From chronicity to vulnerability. *Psychological Medicine,* **13**, 551-571.

第 4 章

American Psychiatric Association（2013）*Diagnostic and Statistical Manual of Mental Disorders. 5th ed.（DSM-5）.* Arlington, VA: American Psychiatric Publishing.（日本精神神経学会（監修）髙橋三郎ほか（訳）（2014）DSM-5 精神疾患の診断・統計マニュアル. 医学書院.）

Barbini, B., Colombo, C., Benedetti, F., et al.（1998）The unipolar-bipolar dichotomy and the response to sleep deprivation. *Psychiatry Research,* **79**, 43-50.

Blackburn, I. M., Eunson, K. M., & Bishop, S.（1986）A two-year naturalistic follow-up of depressed patients treated with cognitive therapy, pharmacotherapy and a combination of both. *Journal of Affective Disorders,* **10**, 67-75.

Eaton, W. W., Shao, H., & Nestadt, G.（2008）Population-based study of first onset and chronicity in major depressive disorder. *Archives of General Psychiatry,* **65**(5), 513-520.

Fava, G. A., Park, S. K., & Sonino, N.（2006）Treatment of recurrent depression. *Expert Review of Neurotherapeutics,* **6**(11), 1735-1740.

Ghaemi, S. N., et al.（2000）Diagnosing bipolar disorder and the effect of antidepressants: A naturalistic study. *The Journal of Clinical Psychiatry,* **61**(10), 804-808.

一般社団法人うつ病の予防・治療日本委員会（2008）http://www.jcptd.jp/ 一般社団法人 日本うつ病センター.

ナシア・ガミー, S. 松崎朝樹（監訳）（2013）気分障害ハンドブック. メディカル・サイエンス・インターナショナル.

西島英利（監修）日本医師会（編）（2004）自殺予防マニュアル――一般医療機関におけるうつ状態・うつ病の早期発見とその対応. 明石書店.

Pompili, M., & Tatarelli, R.（2011）*Evidence Based Practice in Suicidology: A Source Book.* Göttingen: Hogrefe & Huber Publishers.

Sachs, G. S., et al.（2007）Effectiveness of adjunctive antidepressant treatment for bipolar depression. *The New England Journal of Medicine,* **356**(17), 1711-1722.

更井啓介（1990）躁うつ病の身体症状. 大熊輝雄（編）躁うつ病の臨床と理論. 医学書院, p. 99.

Surtees, P. G., & Kendell, R. E. (1979) The Hierarchy Model of Psychiatric Symptomatology: An Investigation Based on Present State Examination Ratings. *The British Journal of Psychiatry,* **135**, 438-443.

These, M. E., & Sullivan, L. R. (1955) Relapse and Recurrence of Depression. A pratical approach for prevention. *CNS Drugs* **4**, 261-277.

Tondo, L., et al. (2001) Lower suicide risk with long-term lithium treatment in major affective illness: A meta-analysis. *Acta Psychiatrica Scandinavica,* **104**(3), 163-172.

渡辺昌拓・光信克甫 (1997) プライマリケアのためのうつ病診断Q&A 改訂第2版. 金原出版.

WMH 日本調査 (2002-2003) 岡山市，長崎市および鹿児島県 (2市町) の20歳以上住民に対する精神保健疫学調査 https://med.m-review.co.jp/article_detail?article_id=J0001_3003_0009-0013 (最終アクセス日：2020年7月20日)

Wu, J. C., & Burney, W. E. (1990) The biological basis of an antidepressant response to sleep depreivation and replase: review and hypothesis. *American Journal of Psychiatry,* **147**, 14-21.

第5章

American Psychiatric Association (2013) *Diagnostic and Statistical Manual of Mental Disorders. 5th ed.* (*DSM-5*). Arlington, VA: American Psychiatric Publishing. (日本精神神経学会 (監修) 髙橋三郎ほか (訳) (2014) DSM-5 精神疾患の分類と診断の手引. 医学書院.)

Bonhöffer, K. (1909) Zur Frage der exogenen Psychosen. *Zentralblatt fur Nervenheilkunde und Psychiatrie,* **32**, 499-505. (『現代精神医学の礎Ⅲ　神経心理学／脳器質性疾患・外因精神病』所収)

Breuer, J., & Freud, S. (1895) *Studien über Hysterie.* Deuticke. (ブロイアー, J., & フロイト, S. 芝伸太郎 (訳) (2008) フロイト全集〈2〉1895年　ヒステリー研究. 岩波書店.)

Kernberg, O. F. (1984) *Severe personality disorders.* New Haven: Yale University Press. (カーンバーグ, O. F. 西園昌久 (監訳) (1996) 重症パーソナリティ障害──精神療法的方略. 岩崎学術出版社.)

McWilliams, N. (1994) *Psychoanalytic disgnosis: understanding personality structure in the clinical process.* New York: Guilford Pubn. (マックウィリアムズ, N. 成田義弘 (監訳) (2005) パーソナリティ障害の診断と治療. 創元社.)

日本摂食障害学会 (2012) 摂食障害治療ガイドライン. 医学書院.

野間俊一（2018）摂食障害の精神病理．精神療法，**44**, 54-60.

Schneider, K.（1950）*Klinische Psychopathologie,* 15 Aufl. 2007. Stuttgart: Georg Thieme Verlag.（シュナイダー，K. 針間博彦（訳）（2007）新版 臨床精神病理学. 文光堂.）

Skodol, A. E., Gundeerson, J. G., & Shea, M. T.（2005）The collaborative longitudinal personality disorders study（CLPS）: overview and implications. *The Journal of Personality Disorders,* **19**(5), 487-504.

Zilboorg, G.（1941）*A history of medical psychology.* New York: W. W. Norton Company.（ジルボーグ，G. 神谷美恵子（訳）（1958）医学的心理学史．みすず書房.）

第6章

American Psychiatric Association（2013）*Diagnostic and statistical manual of mental disorders. 5th ed.*（*DSM-5*）. Arlington, VA: American Psychiatric Publishing.（日本精神神経学会（監修）髙橋三郎ほか（訳）（2014）DSM-5 精神疾患の診断・統計マニュアル．医学書院.）

Herman, J. L.（1992）*Trauma and recovery.* New York: HarperCollins Publishers.（ハーマン，J. L. 中井久夫（訳）（1996）心的外傷と回復．みすず書房.）

加藤敏・神庭重信・中谷陽二ほか（編）（2011）現代精神医学事典．弘文堂，pp. 774-775.

金吉春（編）（2006）心的トラウマの理解とケア．じほう.

Laplanche, J., & Pontalis, J-B.（1967）*Vocabulaire de la psychanalyse.* Paris: Presses Universitaires de France.（ラプランシュ，J., & ポンタリス，J-B. 村上仁（監訳）（1977）精神分析用語辞典．みすず書房，pp. 47-51.）

岡野憲一郎（2007）解離性障害——多重人格の理解と治療．岩崎学術出版社.

Putnam, F. W.（1997）*Dissociation in children and adolescents: A developmental perspective.* New York, London: The Guilford Press.（パトナム，F. W. 中井久夫（訳）（2001）解離——若年期における病理と治療．みすず書房.）

柴山雅俊（2007）解離性障害——「うしろに誰かいる」の精神病理．筑摩書房.

van der Hart, O., Nijenhuis, E. R. S., & Steele, K.（2006）*The haunted self: Structural dissociation and the treatment of chronic traumatization.* New York: W. W. Norton & Company.（野間俊一・岡野憲一郎（監訳）（2011）構造的解離：慢性外傷の理解と治療　上巻（基本概念編）．星和書店.）

第7章

American Psychiatric Association（2013）*Diagnostic and Statistical Manual of Mental Disorders. 5th ed.*（*DSM-5*）. Arlington, VA: American Psychiatric Publishing.（日本精神神経学会（監修）高橋三郎ほか（訳）(2014) DSM-5 精神疾患の診断・統計マニュアル．医学書院.）

ICD-11　https://icd.who.int/browse11/l-m/en（最終アクセス日：2020年9月8日）

池田学・一美奈緒子・橋本衛 (2013) 進行性失語の概念と診断．高次脳機能研究，**33**(3)，304-309.

高次脳機能障害者支援の手引き（改定第 2 版）　http://www.rehab.go.jp/brain_fukyu/data/（国立障害者リハビリテーションセンター HP 内）（最終アクセス日：2020年9月8日）

McKeith, I. G., Dickson, D. W., Lowe, J., et al. (2017) Diagnosis and management of dementia with Lewy bodies: Fourth consensus report of DLB Consortium. *Neurology*, **89**(1), 88-100.

日本神経学会（監修）「認知症疾患診療ガイドライン」作成委員会（編）(2017) 認知症疾患診療ガイドライン2017．医学書院.

Román, G. C., Tatemichi, T. K., Erkinjuntti, T. et al. (1993) Vascular dementia: diagnostic criteria for research studies. Report of the NINDS-AIREN International Workshop. *Neurology*, **43**(2), 250-260.

World Health Organization（編）融道男・中根允文・小見山実・岡崎祐士・大久保善朗（監訳）(2005) ICD-10 精神および行動の障害——臨床記述と診断ガイドライン（新訂版）．医学書院.

第 8 章

Agrawal, S., Rao, S. C., et al. (2018) Prevalence of Autism Spectrum Disorder in Preterm Infants: A Meta-analysis. *Pediatrics*, **142**(3), e20180134.

American Psychiatric Association (2013) *Diagnostic and Statistical Manual of Mental Disorders. 5th ed. (DSM-5)*. Arlington, VA: American Psychiatric Publishing.（日本精神神経学会（監修）高橋三郎ほか（訳）(2014) DSM-5 精神疾患の診断・統計マニュアル．医学書院.）

Asperger, H. (1944) Die 'Autistischen Psychopathen' im Kindesalter. *Archiv fur Psychiatrie und Nervenkrankheiten*, **117**, 76-136.

Danielson, M. L., Bitsko, R. H., et al. (2018) Prevalence of Parent-Reported ADHD Diagnosis and Associated Treatment Among U. S. Children and Adolescents, 2016. *Journal of clinical child and adolescent psychology: the official journal for the Society of Clinical Child and Adolescent Psychology, American Psychological Association, Division 53*, **47**(2), 199-212.

Elsabbagh, M., Divan, G., et al. (2012) Global prevalence of autism and other pervasive developmental disorders. *Autism Research,* **5**(3), 160-179.

Gnanavel, S., Sharma, P., et al. (2019) Attention deficit hyperactivity disorder and comorbidity: A review of literature. *World journal of clinical cases,* **7**(17), 2420-2426.

Howlin, P. (2005) The effectiveness of interventions for children with autism. In W. W. Fleischhacker & D. J. Brooks (eds.) *Neurodevelopmental Disorders.* Vienna: Springer, pp.101-119.

Joshi, G., Wozniak, J., et al. (2013) Psychiatric Comorbidity and Functioning in a Clinically Referred Population of Adults with Autism Spectrum Disorders: A Comparative Study. *Journal of Autism and Developmental Disorders,* **43**(6), 1314-1325.

Kanner, L. (1943) Autistic disturbances of affective contact. *Nervous Child,* **2**, 217-250.

Lai, M.-C., Lombardo, M. V., et al. (2014) Autism. *The Lancet,* **383**(9920), 896-910.

Leitner, Y. (2014) The co-occurrence of autism and attention deficit hyperactivity disorder in children-what do we know? *Frontiers in human neuroscience,* **8**, 268.

Maenner, M. J., Shaw, K. A., et al. (2020) Prevalence of Autism Spectrum Disorder Among Children Aged 8 Years: Autism and Developmental Disabilities Monitoring Network, 11 Sites, United States, 2016. *Morbidity and Mortality Weekly Report,* **69**(4), 1-12.

Murphy, C., Wilson, C. E., et al. (2016) Autism spectrum disorder in adults: diagnosis, management, and health services development. *Neuropsychiatric Disease and Treatment,* **12**, 1669-1686.

Reale, L., Bartoli, B., et al. (2017) Comorbidity prevalence and treatment outcome in children and adolescents with ADHD. *European Child & Adolescent Psychiatry,* **26**(12), 1443-1457.

Sandin, S., Schendel, D., et al. (2016) Autism risk associated with parental age and with increasing difference in age between the parents. *Molecular psychiatry,* **21**(5), 693-700.

山末英典 (2019) 自閉スペクトラム症に対するオキシトシン投与効果の検討における進展. 医学のあゆみ, **268**(3), 204-207.

第 9 章

American Psychiatric Association (2013) *Diagnostic and Statistical Manual of Mental Disorders. 5th ed.* (*DSM-5*). Arlington, VA: American Psychiatric Publishing.（日本精神神経学会（監修）髙橋三郎ほか（訳）（2014）DSM-5 精神疾患の分類と診断の手引．医学書院．）

平井秀幸・高橋孝司・梅野充ほか（2009）薬物依存者が社会復帰するための回復支援に関する調査．特定非営利活動法人東京ダルク．

一般社団法人日本うつ病センター（JDC)®（2016）幼少期の逆境体験（虐待・不適切な養育）．ワンストップ支援における留意点（第2版）．

依存症問題の正しい報道を求めるネットワーク　http://izon-hodo.net/（最終アクセス日：2020年7月22日）

加藤武士（2013）薬物を使わないで生きていくための実践――社会は何ができるのか．石塚伸一（編著）薬物政策への新たなる挑戦――日本版ドラッグ・コートを越えて．日本評論社，pp. 20-32.

加藤武士（2018）私たちの回復とは．ダルク（編）ダルク 回復する依存者たち――その実践と多様な回復支援．明石書店，pp. 39-57.

加藤武士（印刷中）受入先の立場から――全国ダルク（DARC）調査の結果を踏まえて．刑法雑誌，**59**(3).

近藤恒夫（2009）拘置所のタンポポ――薬物依存 再起への道．双葉社．

マクミラン，S. 松本俊彦・小原圭司（監訳・解説文）井口萌娜（訳）（2019）本当の依存症の話をしよう――ラットパークと薬物戦争．星和書店．

丸山泰弘（2016）ポルトガルの薬物政策調査報告・2014-2015年．欧州薬物調査シリーズ(2). 立正法学論集，**49**(2).

McLellan, A. T., Lewis, D. C., O'Brien, C. P., & Kleber, H. D.（2000）Drug dependence, a chronic medical illness: implications for treatment, insurance, and outcomes evaluation. *JAMA*, **284**(13), 1689-1695.

宮尾恵美（2011）中国における薬物依存からの回復政策．国立国会図書館調査及び立法考査局．外国の立法，(250)，206-219.

ナルコティクス アノニマス® ジャパンセントラルオフィス（2016）NA について

ナルコティクス アノニマス®（ベーシックテキスト）日本語版．ナルコティクス アノニマス® ジャパンセントラルオフィス．

日本経済新聞社（2019）ゲーム依存は病気 WHO，国際疾病の新基準．https://www.nikkei.com/article/DGXMZO45280950V20C19A5MM8000/（2019年5月25日記事）

スレイター，L. 岩坂彰（訳）（2005）心は実験できるか――20世紀心理学実験物語．紀伊國屋書店，pp. 243-277.

染田惠・寺村堅志（2005）調査対象国における注目すべき薬物乱用防止・薬物乱用者処遇等対策の概要．法務総合研究所研究部報告27．アジア地域における薬物乱用の動

向と効果的な薬物乱用者処遇対策に関する調査研究．法務省

William, L. W.（1998）Slaying the Dragon Chestnut Health Systems.（ウィリアム，L. W. 鈴木美保子ほか（訳）（2007）米国アディクション列伝──スレイング・ザ・ドラゴン．NPO 法人ジャパンマック.）

World Health Organization（編）融道男・中根允文・小見山実・岡崎祐士・大久保善朗（監訳）（2005）ICD-10 精神および行動の障害──臨床記述と診断ガイドライン（新訂版）．医学書院.

WHO. ICD10. https://icd.who.int/browse10/2016/en（最終アクセス日：2020年7月22日）

WHO. ICD11. https://icd.who.int/browse11/l-m/en（最終アクセス日：2020年7月22日）

第10章

安彦講平（2002）自らを癒し支える営み──精神病院での創作活動．NHK 社会福祉セミナー　2002年4‐6月号，pp. 122-129.

Breton, A.（1924）*Manifeste du surréalisme/Poisson soluble.* Sagittaire.（ブルトン，A. 巖谷國士（訳）（1992）シュルレアリスム宣言・溶ける魚．岩波書店.）

Dubuffet, J.（1949）*L'art brut préféré aux arts culturels.* Galerie René Drouin.

藤澤三佳（2014）生きづらさの自己表現──アートによってよみがえる「生」．晃洋書房.

深沢七郎（1980）私の職業始末記．深沢七郎（1997）深沢七郎集　第十巻．筑摩書房，pp. 135-138.

福島章（1993）変質徴候．加藤正明・笠原嘉・小此木啓吾・保崎秀夫・宮本忠雄（編）新版精神医学事典．弘文堂.

服部正（2003）アウトサイダー・アート──現代美術が忘れた「芸術」．光文社.

服部正（2013）アウトサイダー・アート前史における創作と治癒．川田都樹子・西欣也（編）アートセラピー再考──芸術学と臨床の現場から．平凡社，pp. 50-73.

Hill, A.（1951）*Painting Out Illness.* Williams and Norgate.（式場隆三郎（訳）（1955）絵画療法．美術出版社.）

Jaspers, K.（1913）*Allgemeine Psychopathologie.* Julis Springer.（西丸四方（訳）（1971）精神病理学原論．みすず書房.）

亀井若菜（2013）『他者』の造形を『語る』ということ．保坂健二朗（監修）アサダワタル（編）アール・ブリュット アート 日本．平凡社，pp. 120-134.

草間彌生（2002）無限の網──草間彌生自伝．作品社.

v. Lüttichau, M-A. 河合哲夫（訳）（1995）『狂気の極み』《退廃美術展》に先立つ近代美術の「病理学化」について．神奈川県立近代美術館 ほか（編）芸術の危機──ヒトラーと退廃美術．アイメックス・ファインアート.

Lombroso, C. (1894) *L'Uomo di genio*. Bocca. (ロンブロオゾオ, C. 辻潤 (訳) (1930) 天才論. 改造社.)

Maclagan, D. (2009) *Outsider art: from the margins to the marketplace*. Reaction. (マクラガン, D. 松田和也 (訳) (2011) アウトサイダー・アート――芸術のはじまる場所. 青土社.)

宮本忠雄 (1997) 病跡研究集成――創造と表現の精神病理. 金剛出版.

中井久夫 (1983) 絵画活動. (中井久夫 (2012) 中井久夫コレクション「伝える」ことと「伝わる」こと. 筑摩書房, pp. 197-214.)

Naumburg, M. (1966) *Dynamically Oriented Art Therapy: Its Principles and Practice*. Grune & Stratton. (ナウムブルグ, M. 中井久夫 (監訳) 内藤あかね (訳) (1995) 力動指向的芸術療法. 金剛出版.)

西丸四方 (1991) 彷徨記. 批評社.

Rogers, N. (1993) *The Creative Connection: Expressive Arts as Healing*. Science & Behavior Books. (ロジャーズ, N. 小野京子・坂田裕子 (訳) (2000) 表現アートセラピー――創造性に開かれるプロセス. 誠信書房.)

斎藤環 (2013) アール・ブリュットは存在するのか. 保坂健二朗 (監修) アサダワタル (編) アール・ブリュット アート 日本. 平凡社, pp. 90-109.

椹木野衣 (2015) アウトサイダー・アート入門. 幻冬舎.

関則雄 (2002) アートセラピーとは何か. 関則雄・三脇康生・井上リサ (編) アート×セラピー潮流. フィルムアート社, pp. 56-81.

澁田見彰 (2004) 西丸四方との出会い. 東京国立近代美術館 ほか (編) 草間彌生2004-2005 (展覧会図録), p. 44.

嶋本昭三 (1995) 詩をかく少年. 友原康博 いざつむえ――友原康博詩集. 編集工房ノア.

末永照和 (2012) 評伝 ジャン・デュビュッフェ――アール・ブリュットの探求者. 青土社.

Thévoz, M. (1975) *L'Art brut*. Skira. (テヴォー, M. 杉村昌昭 (訳) (2017) アール・ブリュット――野生芸術の真髄. 人文書院.)

徳田良仁 (1993) 芸術療法. 加藤正明・笠原嘉・小此木啓吾・保崎秀夫・宮本忠雄 (編) 新版精神医学事典. 弘文堂.

友原康博 (1995) いざつむえ――友原康博詩集. 編集工房ノア.

都築響一 (2006) 夜露死苦現代詩. 新潮社.

都築響一 (2014) 東京では見えない, 地方では「普通」のことという真実. 鞆の津ミュージアム (監修) ヤンキー人類学――突破者たちの「アート」と表現. フィルムア

ート社，pp. 93-107.

第11章

水木しげる（1968）つげ義春氏との出会い．ガロ増刊号・つげ義春特集，**47**，28.

Takahashi, T.（1989）Social phobia syndrome in Japan. *Comprehensive Psychiatry*, **30**, 45-52.

高橋徹（2010）つげ義春作品の精神病理学的分析から見えてくること——波に揺れると
も沈まず．病跡誌，**80**，17-22.

つげ義春（1968）ねじ式．ガロ増刊号・つげ義春特集，**47**，3-25.

つげ義春（1969①）断片的回想記．つげ義春作品集．青林堂．（参照：1975年の断片的
回想記．つげ義春作品集．青林堂，pp. 453-459.）

つげ義春（1969②）犯罪・空腹・宗教．つげ義春初期短編集．幻燈社．（参照：1970年
のつげ義春の世界．青林堂，pp. 241-242.）

つげ義春・権藤晋（1993）つげ義春漫画術下巻．ワイズ出版，p. 124.

つげ義春・高野慎三・久保隆（2004）「ねじ式」から「夢の散歩」へ——北冬書房の三
十年．幻燈，**5**，126.

内沼幸雄（1977）対人恐怖の人間学．弘文堂，pp. 61-73.

第12章

Abraham, K.（1969）Untersuchungen über die früheste prägenitale Entwicklungs-
stufe der Libido（1916）: *Psychoanalytische Studien*, Bd. I, Frankfurt am Main:
S. Fischer Verlag, S. 84-112.

Abraham, K.（1969）Versuch einer Entwicklungsgeschichte der Libido auf Grund
der Psychoanalyse seelischer Störungen（1924 [1923]）: *Psychoanalytische Stud-
ien*, Bd. I, Frankfurt am Main: S. Fischer Verlag, S. 113-183.

Abraham, K.（1971）Giovanni Segantini: Ein psychoanalytischer Versuch（1911 und
1925）: *Psychoanalytische Studien*, Bd. II, Frankfurt am Main: S. Fischer Verlag,
S. 269-328.

Abraham, K.（1971）Ansätze zur psychoanalytischen Erforschung und Behandlung
des manisch-depressiven Irreseins und verwandter Zustände（1912 [1911]）:
Psychoanalytische Studien, Bd. II, Frankfurt am Main: S. Fischer Verlag, S. 146-
162.

Aristotle（1957）*Problems*. Vol. 2, Books XXII-XXXVIII, with an English translation
by W. S. Hett. The Loeb Classical Library. T. E. Page et al.（Eds.）, London:
Harvard University Press.

Burton, R.（1927）*The Anatomy of Melancholy*. In F. Dell & P. J.-Smith（Eds.）, New

York: Farrar & Rinehart.

Ficino, M.（2002）*Three Books on Life*. A critical edition and translation with introduction and notes by C. V. Kaske & J. R. Clark. Tempe, Arizona: Arizona Center for Medieval and Renaissance Studies in conjunction with the Renaissance Society of America.

Freud, S.（1940）Massenpsychologie und Ich-Analyse（1921）: *Gesammelte Werke*, Bd. XIII, A. Freud et al.（Hgg.）, London: Imago Publishing, S. 71-161.

Freud, S.（1940）Das Ich und das Es（1923）: *Gesammelte Werke*, Bd. XIII., A. Freud et al.（Hgg.）, London: Imago Publishing, S. 235-289.

Freud, S.（1942）*Drei Abhandlungen zur Sexualtheorie*（1905）: *Gesammelte Werke*, Bd. V., A. Freud et al.（Hgg.）, London: Imago Publishing, S. 27-145.

Freud, S.（1944）Vorlesungen zur Einfuhrung in die Psychoanalyse（1916-1917 [1915-1917]）: *Gesammelte Werke*, Bd. XI., A. Freud et al.（Hgg.）, London: Imago Publishing.

Freud, S.（1946）Zur Einführung des Narzissmus（1914）: *Gesammelte Werke*, Bd. X., A. Freud et al.（Hgg.）, London: Imago Publishing, S. 137-170.

Freud, S.（1946）Triebe und Triebschicksale（1915）: *Gesammelte Werke*, Bd. X., A. Freud et al.（Hgg.）, London: Imago Publishing, S. 209-232.

Freud, S.（1946）Trauer und Melancholie（1917 [1915]）: *Gesammelte Werke*, Bd. X., A. Freud et al.（Hgg.）, London: Imago Publishing, S. 427-446.

Freud, S.（1986）*Briefe an Willhelm Fliess 1887-1904*. J. M. Masson（Hgg.）, Frankfurt am Main.

Freud, S., & Abraham, K.（1965）*Sigmund Freud/Karl Abraham Briefe 1907-1926*. H. C. Abraham & E. L. Freud（Hgg.）, Frankfurt am Main.

Hippocrates（1923）*Hippocrates*. Vol. I., with an English translation by W. H. S. Jones et al. The Loeb Classical Library. In E. Capps & T. E. Page（Eds.）, New York: W. H. D. Rouse.

Jacobson, E.（1971）*Depression: Comparative studies of normal, neurotic, and psychotic conditions*. Madison: International Universities Press.

Klibansky, R., Panofsky, E., & Saxl, F.（1979）*Saturn and Melancholy: Studies in the History of Natural Philosophy Religion and Art*, Nendeln: Kraus Reprint.

Kraepelin, E.（1913）*Psychiatrie. Ein Lehrbuch für Studierende und Ärzte*. 3. Band. Klinische Psychiatrie. 2. Teil.（8. Aufl.）, Leipzig: J. A. Barth.

大橋博司（1984）メランコリーの系譜. 歴史と社会, **5**, 44-72.

Radó, S.（1927）Das Problem der Melancholie: *Internationale Zeitschrift für Psycho-analyse,* 13, S. 439‒455.

あ と が き

　本書が世に出る2020年は，戦後最も困難な年だったのではないだろうか。全世界にわたる新型コロナウイルス感染拡大により，人々は自宅での自粛生活を強いられ，学生も勤労者もリモートでの活動に慣らされた。「ソーシャル・ディスタンス」という名の新たな対人関係様式は，互いの信頼を意味する握手という基本的な挨拶のスタイルを拒み，マスクやアクリル板を挟まずに人と出会うことを許さない。私たちの生活は一変した。

　生活の変化は，当然ながらこころの変化を余儀なくさせる。一日自室に座ってリモート講義を聴き続けることで抑うつ的になる大学生，自宅での会議参加によって仕事上の苦悩と私生活の切り替えの難しさに悩む会社員，IT習得を避けられず労働意欲を失う古き良き教育者，のどの違和感に動揺して心気的になる医療従事者，などなど。私たちはもうしばらくの間，これまで誰も経験してこなかった様々な心理的ストレスを生きることになる。

　このような多様なこころの変化を前にして，たんに診断基準に当てはめて既成の病名をつけ，その病名に対して推奨される治療ガイドラインに沿って機械的に治療を行うことで良しとするようなマニュアル主義的精神医学は，まったく無力である。一人ひとりが今置かれている状況をいかに受け止め，いかに乗り越えようとしているのかという，その人の生きる姿に近づかない限り，そこでの苦悩は見えてこないだろう。生まれながらのものの見え方や感じ方と，養育環境を背景に紡がれてきた個人史と，現在置かれた状況とを広く見据えて，細やかに理解していくことが，本当の心理支援につながるはずである。こころとは，それほど複雑で，繊細で，謎に満ち，そして豊かなものなのである。

　この『メンタルヘルス時代の精神医学入門』には，現代の複雑なこころの苦悩に対する細やかな理解のためのエッセンスが詰まっている。本書は，京都大学の全ての学部の学生を対象とした教養科目「行動病理学Ⅱ」の講師を中心に，

精神医学のそれぞれの領域の最前線で活躍する先生方に執筆をお願いした。こ
こでは，変転する現代に求められている，多様さに対応する柔軟性と本質を見
抜く直観力の重要性が，それぞれの執筆者のスタイルで説かれている。この小
書にざっと目を通していただくだけで，現代の精神医学を概観できるだけでな
く，不可思議な私たちのこころに近づくヒントを手にすることができるはずで
ある。ぜひ，こころに関心のある多くの方々に本書を手に取っていただきたい。
　類書とは一線を画した広がりと深みを持つ本書が世に出ることができるのは，
日々の臨床で忙しくされているにもかかわらず，本書の原稿執筆に快諾いただ
いたそれぞれの著者の先生方のお陰である。心より感謝の意を表したい。最後
に，編者の作業を見守り，そのつど適切なアドバイスを投げていただいた，ミ
ネルヴァ書房の丸山碧さんへの謝意も添えさせていただく。

　2020年9月

編者　野間俊一

索　引

(＊は人名)

あ 行

＊アーブラハム（Abraham, K.）　246-248, 254-
　　263
アール・ブリュット　212, 214, 215, 218
アウトサイダー・アート　203, 212, 214, 215,
　　217-219, 221
アサイラム　24, 25, 48
＊アスペルガー（Asperger, H.）　41, 166
アスペルガー障害　41, 166
アタッチメント障害　107
　　→反応性アタッチメント障害
　　→脱抑制型対人交流障害
アダルト・チルドレン　→AC
アディクション　179, 182
　　→依存症
アトモキセチン　173
＊アリストテレス（Aristoteles）　78
アリピプラゾール　169
アルコール依存　187
アルコール依存症　195
＊アルツハイマー（Alzheimer, A.）　30
アルツハイマー病　139, 143
＊アレクサンダー（Alexander, B. K.）　188
＊アンナ・フロイト（Freud, A.）　40
アンビヴァレント（アンビヴァレンツ）　253,
　　256, 257
　　→両価性
アンヘドニア　83
安楽死計画　37
＊石田昇　63
異常体験反応　106
依存　181
　　→アルコール――
　　→ギャンブル――
　　→薬物――

依存症　179, 183, 185, 187
　　→アルコール――
　　→セックス――
　　→薬物――
違法薬物　181
意欲低下　66
インスリン昏睡療法　34
陰性気分　129
陰性症状　64, 66, 68, 74
＊ヴァンデアハート（van der Hart, O.）　135
＊ウィリアム・メニンガー（Menninger, W.）　40
＊ウェルニッケ（Wernicke, C.）　30
うつ病　52, 143, 241, 247
　　→気分障害
＊ウリ（Oury, J.）　48
＊エスキロール（Esquirol, J.-E.-D.）　26, 245
オキシトシン　169

か 行

＊カール・シュナイダー（Schneider, C.）　38
＊カール・メニンガー（Menninger, K.）　40
＊カールソン（Carlsson, A.）　44
＊カールバウム（Kahlbaum, K. L.）　28, 61
＊カーンバーグ（Kernberg, O. F.）　110, 111
外因性精神疾患　103
回避症状　129
回避・制限性食物摂取症　117
解離症　111, 131, 133, 136
解離性同一性症　135
過覚醒　129
核磁気共鳴画像法　→MRI
過食性障害　117
仮性認知症　87
＊ガタリ（Guattari, F.）　48
「価値のない生命の安楽死の解放」　38
＊カナー（Kanner, L.）　41, 166

287

《執筆者紹介》（執筆順，＊は編著者）

＊松 本 卓 也（まつもと　たくや）　まえがき・第1章第1〜3節・第5章第3，4節
　京都大学大学院人間・環境学研究科准教授

　武 本 一 美（たけもと　かずみ）　第1章第4〜6節・第11章
　京都大学非常勤講師，元京都大学健康科学センター准教授

　諏 訪 太 朗（すわ　たろう）　第2章・第3章
　京都大学医学部附属病院精神科神経科助教

　杉 田 尚 子（すぎた　なおこ）　第4章
　京都大学医学研究科精神医学教室助教

＊野 間 俊 一（のま　しゅんいち）　第5章第1，2，5，6節・第6章・あとがき
　のまこころクリニック院長

　上 田 敬 太（うえだ　けいた）　第7章
　京都大学医学部附属病院精神科神経科講師

　上 床 輝 久（うわとこ　てるひさ）　第8章
　京都大学医学部附属病院精神科神経科特定病院助教

　加 藤 武 士（かとう　たけし）　第9章
　木津川ダルク代表，龍谷大学アディクション・トランス・アドヴォカシー・ネットワーク研究センター招聘研究員，保護司

　村 田 智 子（むらた　さとこ）　第10章
　京都大学国際高等教育院非常勤講師，名古屋芸術大学デザイン領域非常勤講師

　藤井あゆみ（ふじい　あゆみ）　第12章
　京都大学国際高等教育院非常勤講師

《編著者紹介》

松 本 卓 也（まつもと　たくや）

1983年生まれ。自治医科大学大学院医学研究科修了
現　在　京都大学大学院人間・環境学研究科准教授
主　著　『症例でわかる精神病理学』（誠信書房，2018年）
　　　　『心の病気ってなんだろう？』（平凡社，2019年）
　　　　『創造と狂気の歴史──プラトンからドゥルーズまで』（講談社，2019年）

野 間 俊 一（のま　しゅんいち）

1965年生まれ。京都大学医学部卒業
現　在　のまこころクリニック院長
主　著　『解離する生命』（みすず書房，2012年）
　　　　『身体の時間』（筑摩書房，2012年）

メンタルヘルス時代の精神医学入門
──こころの病の理解と支援──

| 2020年11月1日　初版第1刷発行 | 〈検印省略〉 |
| 2022年1月30日　初版第2刷発行 | |

定価はカバーに
表示しています

編 著 者	松　本　卓　也
	野　間　俊　一
発 行 者	杉　田　啓　三
印 刷 者	江　戸　孝　典

発行所　株式会社　ミネルヴァ書房
607-8494 京都市山科区日ノ岡堤谷町1
電話代表 075-581-5191
振替口座 01020-0-8076

Ⓒ 松本・野間ほか, 2020　　　　共同印刷工業・新生製本
ISBN978-4-623-09056-3
Printed in Japan

メンタルヘルスの理解のために
　　──こころの健康への多面的アプローチ
松本卓也・武本一美 編著

A 5 判／300頁
本体　2800円

メンタルヘルスを学ぶ
　　──精神医学・内科学・心理学の視点から
村井俊哉・森本恵子・石井信子 編著

A 5 判／234頁
本体　2400円

職場のメンタルヘルス
　　──こころの病気の理解・対応・復職支援
藤本　修 著

四六判／208頁
本体　2400円

◇思春期のこころと身体Q&A（全5巻）◇

各巻A 5 判／232〜288頁　本体　2200円

①思春期
　　──少年・少女の不思議のこころ
深尾憲二朗 著

②いじめ
　　──10歳からの「法の人」への旅立ち
村瀬　学 著

③摂食障害
　　──身体にすり替えられたこころの痛み
深井善光 著

④心身症
　　──身体の病からみたこころの病
高尾龍雄 編著

⑤発達障害
　　──精神科医が語る病とともに生きる法
十一元三 監修　崎濱盛三 著

──────── ミネルヴァ書房 ────────

https://www.minervashobo.co.jp/